安徽省学生体质健康调研报告(2010)

主　编　江　春
副主编　陶芳标　宣　进

合肥工业大学出版社

图书在版编目(CIP)数据

安徽省学生体质健康调研报告.2010/江春主编.—合肥:合肥工业大学出版社,2011.12

ISBN 978-7-5650-0617-3

Ⅰ.①安… Ⅱ.①江… Ⅲ.①学生—人体测量—调查报告—安徽省—2010 ②学生—体格检查—调查报告—安徽省—2010 Ⅳ.①R194.3②G804.49

中国版本图书馆CIP数据核字(2011)第228000号

安徽省学生体质健康调研报告(2010)

主编 江 春　　责任编辑 陆向军

出 版	合肥工业大学出版社	版 次	2011年12月第1版
地 址	合肥市屯溪路193号	印 次	2011年12月第1次印刷
邮 编	230009	开 本	710毫米×1010毫米 1/16
电 话	总编室:0551-2903038	印 张	18
	发行部:0551-2903198	字 数	332千字
网 址	www.hfutpress.com.cn	印 刷	中国科学技术大学印刷厂
E-mail	hfutpress@163.com	发 行	全国新华书店

ISBN 978-7-5650-0617-3　　定价:45.00元

如果有影响阅读的印装质量问题,请与出版社发行部联系调换。

安徽省学生体质健康调研报告(2010)

编写委员会

主　编　江　春

副主编　陶芳标　宣　进

编　委　江　春　陶芳标　宣　进　汪家军　朱　鹏　王淑芬　王利森　赵玉秋　王法艳　刘　瑞　王　磊　唐　玲　祖　萍　孙　蕾　周　露　张　悦　江　澜　吴皖珂

秘　书　朱　鹏　赵玉秋

前　言

2010 年安徽省学生体质健康调研工作是继 1985 年以来由安徽省教育厅、体育局、卫生厅、科技厅、财政厅、省民委共同组织的第 6 次学生体质健康状况调查。本次调查在合肥市、宿州市、池州市的教育卫生行政部门以及安徽大学、安徽医科大学等帮助与支持下，在各地学生体质健康调研检测队的无私奉献下，共检测有效样本 10 877 人，其中城市男生 2 692 人，城市女生 2 738人，乡村男生 2 734 人，乡村女生 2 713 人，圆满完成了调研任务。

国民体质状况是衡量一个国家综合国力的重要指标，学生体质健康是国民健康的重要组成部分。增强青少年体质、促进青少年健康成长，是关系国家和民族未来的大事，对培养中国特色社会主义事业的合格建设者和接班人，具有重要意义。近 25 年的学生体质健康调研资料显示，我国儿童、青少年的形态发育，如身高、体重呈现不断增长的趋势，而体能和运动素质水平则不断下滑。这一现象引起了中共中央、国务院的高度重视。2007 年 5 月，中共中央、国务院印发了《关于加强青少年体育　增强青少年体质的意见》（中发〔2007〕7 号，以下简称中央 7 号文件），对学校体育卫生工作提出明确的目标和要求。这为进一步加强青少年体育、增强青少年体质，大力推进素质教育提供了难得的机遇。

本次安徽省学生体质健康调研结果显示，安徽省中小学生耐力素质快速下滑状况得到基本遏制，运动成绩稳中略有提高，肺活量下降趋势得以扭转；学生体格发育继续保持增长，身高、体重、胸围三个反映形态发育的重要指标在各类、各年龄组学生中均呈增长趋势；学生营养状况得到进一步改善。青少年体质健康状况的改善得益于对中央 7 号文件的落实。近 3 年来，安徽省教育厅按照 7 号文件精神，结合实际情况，制定了多项学校体育卫生促进措施，全面落实“每天锻炼 1 小时”的文件要求。地方各级教育行政部门和各级各类学校积极实施《国家学生体质健康标准》，开展“阳光体育运动”，并及时进行督促检查，取得了一定的成绩。在取得可喜成绩的同时，也有令人担忧的问题：如儿童青少年中的肥胖和超重人数正在迅速增加；乳牙和恒牙龋患率均有所上升，学生口腔卫生不容忽视；学生近视发生率继续上升，特别是小学生近视检出率增幅明显。这些学生健康问题的解决仍需要社会各方面的共同努力，为青少年身心健康成长创造良好的环境和条件。

为了使社会各界及时了解安徽省儿童青少年体质健康状况，充分利用此次调研数据这一宝贵信息，继《2005年安徽学生体质健康调研报告》之后，我们亦将本次调研报告整理出版，以供广大教育、体育、卫生工作者及科研人员参考使用。安徽省学生体质健康调研专家组、安徽医科大学公共卫生学院儿少卫生与妇幼保健学系研究生和老师们不辞辛苦，对体质调研的大量数据进行了整理与分析，为本报告的出版做了大量的工作，在此向他们表示衷心的感谢。本报告的出版还得到了合肥工业大学出版社的大力支持与协助，在此一并表示感谢。

编　者

2011年12月

目　录

概　述

学生体质健康调研是保障儿童青少年健康成长的一项十分重要的科学研究工作。自1985年以来，教育部、国家体育总局、卫生部、国家民族事务委员会、科学技术部、财政部每隔5年共同组织一次全国学生体质健康调研，至今已经组织了6次。通过调研可以及时了解学生健康状况，发现学生体质健康存在的问题，据此提出干预和促进学生体质健康的政策与措施，积极促进学校全面贯彻落实党的教育方针，提高全民族的体质健康水平。

2010年，我省在教育部等六部委的统一领导下，进行了全省学生体质健康调研工作。本次调研分别选择合肥、池州、宿州3市作为我省中、南、北地区的代表，以3市34所中小学及安徽大学检测点校的在校学生为样本来源，分城市男生、城市女生、乡村男生、乡村女生四大类，对10 877名汉族7～22岁的大、中、小学生进行了检测。检测项目包括身体形态、生理功能、运动能力、健康状况等4个方面的24项指标，历时近1年。经过各级教育、体育、卫生、民委、科技、财政等相关部门和学校的共同努力，按照统一的调研方案，顺利完成了现场检测、调研数据录入及统计分析等工作。

2010年调研结果表明，我省学生体质健康状况总体有所改善：形态发育水平继续提高，营养状况继续改善，肺活量水平出现上升拐点，乡村小学生蛔虫感染率持续降低，中小学生身体素质持续下滑的趋势得到初步遏制，爆发力、柔韧性、力量、耐力等身体素质指标与2005年相比，有了不同程度的提高。具体情况如下：

一、学生的身体形态发育水平继续提高。我省城乡学生的身高、体重和胸围等生长发育指标的平均水平继续呈现增长趋势。与2005年相比，7～22岁学生身高平均增长了1.15 cm，体重平均增长1.89 kg，胸围平均增长了1.56 cm。中小学生肺活量出现上升拐点，与2005年相比，学生肺活量平均提高165 ml。

二、学生的健康状况有明显改善。学生营养状况继续得到改善，营养不良检出率进一步下降，且基本没有中重度营养不良检出。与2005年相比，我省学生营养不良检出率，由11.7%下降为7.7%；农村学生寄生虫感染得到有效控制，蛔虫感染率由3.7%下降为1.4%。

三、中小学生运动能力下滑趋势开始得到遏制。7～18岁中小学生爆发力、柔韧性、力量、耐力等身体素质指标持续下滑趋势开始得到初步控制，与2005年相比，有了不同程度提高。

我省学生的体质健康状况总体得到进一步改善，这与我省经济社会快速发展，人民生活水平不断提高，教育改革不断深化，儿童青少年学生的营养、教育与保健水平普遍提高是密切相关的。同时，也是认真贯彻中共中央、国务院《关于加强青少年体育　增强青少年体质的意见》（中发〔2007〕7号，简称中央7号文件）和省委省政府《关于加强青少年体育　增强青少年体质的意见》（皖发〔2008〕12号，简称省委12号文件）的集中体现。我省教育与财政、体育、卫生等相关部门密切配合，在"健康第一"理念树立、政策制度建设、工作机制建立、办学行为规范、教育教学改革、教学环境与条件改善、"1小时体育锻炼"时间落实、阳光体育运动推进等方面开展了大量的工作。

2010年我省学生体质与健康调研结果同时也表明，我省学生体质健康方面仍然存在一些问题：

一、视力不良检出率继续上升，并出现低龄化倾向。与2005年相比，小学生视力不良率由24.43％上升至41.33％，初中生视力不良率由55.33％上升至67.17％，高中生视力不良率由79.00％上升至79.92％，大学生视力不良率由84.69％上升至88.68％。尤其值得注意的是：低年龄组视力不良检出率增长明显，如：7岁组小学生视力不良检出率高达33.0％，比2005年增加了15.4个百分点。

二、肥胖检出率继续增加。与2005年比较，男生肥胖率从5.0％上升为10.6％，女生肥胖率从2.7％上升为5.5％。城市学生肥胖的检出率为10.4％，显著高于农村学生的5.8％。特别是城市男生，肥胖检出率为14.35％，是其他三类学生的2～3倍，肥胖已经成为城市学生的主要健康问题之一。

三、龋齿患病率出现明显反弹。与2005年相比，多数年龄组学生乳牙龋齿患病率、恒牙龋齿患病率均出现明显反弹。与2005年相比，学生乳牙龋患率由35.2％上升至46.7％，恒牙龋患率由6.9％上升至18.3％。

四、大学生运动能力继续下降。在中小学生运动能力呈现好转的情况下，大学生的运动能力素质继续呈现下降趋势，除坐位体前屈、握力指标外，爆发力、力量、耐力等运动能力水平进一步下降。

增强青少年体质、促进青少年健康成长，是关系国家和民族未来的大事，对培养中国特色社会主义事业的合格建设者和接班人，具有重要意义。因此，我省各级政府及各有关部门应充分认识学生体质健康水平的重要意义，切实关心他们的健康成长，全面实施素质教育，加强和改进学校体育卫生工作，力争使我省学生体质健康状况得到较为明显的改善。针对此次调研中存在的学生体质健康问题，省教育厅将与其他相关部门密切配合，围绕教育规划纲要以及中央7号文件和省委12号文件的贯彻落实，采取以下措施，促进学生体质与健康水平不断提高。

一、加强学校体育卫生工作专项督导，切实保证学生每天1小时校园体育活动。将学生体质健康状况和教育督导结果作为评价学校工作的重要内容，把组织开展中小学生每天1小时校园体育活动情况作为学校年度考核的重要指标，对不能落实和保证的，将在各种评先评优活动中实行“一票否决”。

二、建立和完善学校体育卫生工作保障机制。通过农村义务教育薄弱学校改造、义务教育学校标准化建设以及国培计划、特岗教师等重大项目的实施，加大学校体育场地、体育器材的改善与配备力度，加强专职体育教师配备和现有体育教师教学能力提升工作，为学校体育教学和课外体育活动有效开展提供保障。

三、建立推进学生近视眼防控的工作机制。把减负落实到教育教学各个环节，培养学生视力保护意识和科学用眼习惯，认真落实眼保健操制度和视力定期监测制度等，建立学校、家庭和社会齐抓共管的学生近视眼防控工作推进机制，并向学前教育延伸。

四、努力改善学生营养健康状况。进一步对义务教育阶段学生实施营养改善工程，全面加强对学生营养改善的宣传教育和指导工作。

第一部分　2010 年安徽省学生体质与健康现状

学生体质与健康是国民体质状况的重要组成部分，其主要指标包括：体格发育、生理功能发育、运动素质以及学生常见病。本次调研对安徽省宿州市、合肥市、池州市的在校 7～18 岁中小学生及安徽大学 19～22 岁大学生进行了分层整群抽样调查，所选学生样本能够较好地代表安徽省学生的基本状况。

一、学生身体形态发育状况

身体形态发育包括身高、体重、胸围、腰围、臀围以及一些派生指标，如体质量指数（body mass index，BMI）、腰高比等，这些指标均是从人体形态学的角度对人体发育进行评价，因此也被称为形态学指标。

（一）身高

1. 身高的城乡差异

7～22 岁各年龄组的城市男生和城市女生身高均分别高于乡村男生和乡村女生。城乡学生身高差值随年龄增长呈“U”形变化，7～12 岁年龄组城市男、女生平均身高较乡村男、女生分别高 1.6 cm 和 1.4 cm，13～18 岁年龄组城市男、女生平均身高较乡村男、女生分别高 0.8 cm 和 0.9 cm，19～22 岁年龄组城市男、女生平均身高较乡村男、女生分别高 1.8 cm 和 1.4 cm。如图 1-1～图 1-4 所示。

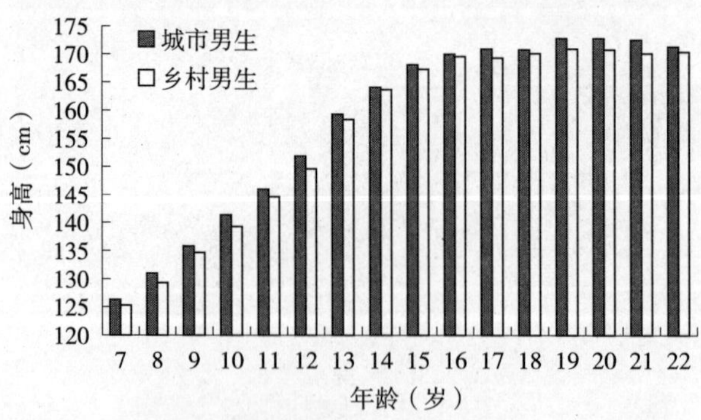

图 1-1　7～22 岁城乡男生身高

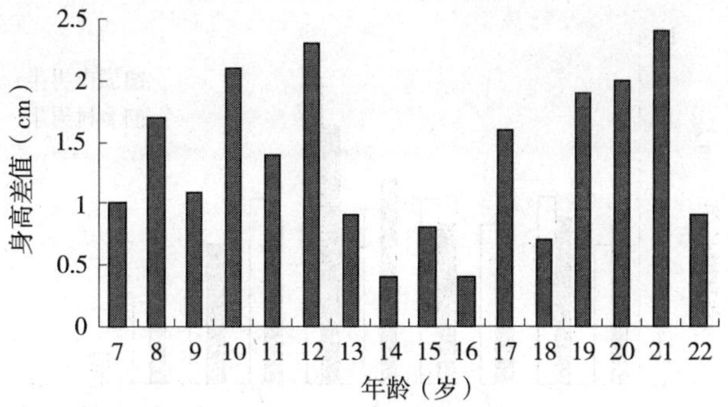

图1-2 7～22岁城乡男生身高差值

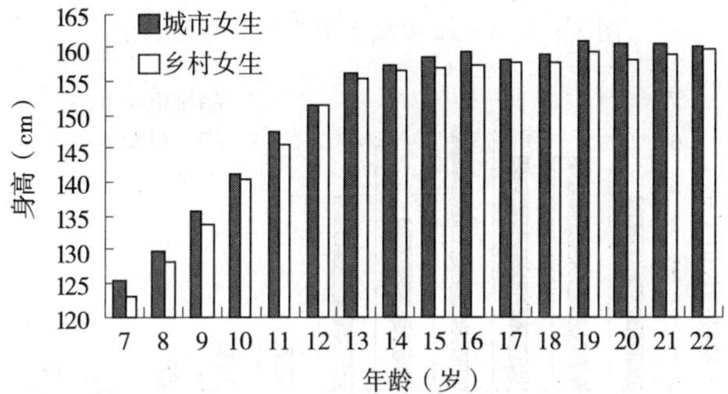

图1-3 7～22岁城乡女生身高

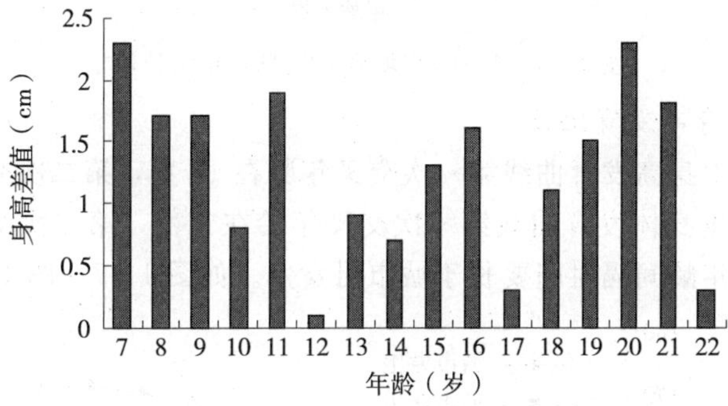

图1-4 7～22岁城乡女生身高差值

2. 身高的年增长水平与突增现象

城市男生、乡村男生、城市女生、乡村女生7～18岁身高平均年增长值分别为4.0 cm、4.1 cm、3.1 cm和3.2 cm。城乡男生身高最大突增年龄均为13岁，乡村男生最大身高增长值高于城市男生，分别为8.8 cm和7.4 cm。乡村女生的身高最大突增年龄为10岁，较城市女生提前1岁。乡村女生和城市女生最大身高增长值相似，分别为5.9 cm和6.4 cm。男生身高的突增峰值较女生更为显著。如图1-5和图1-6所示。

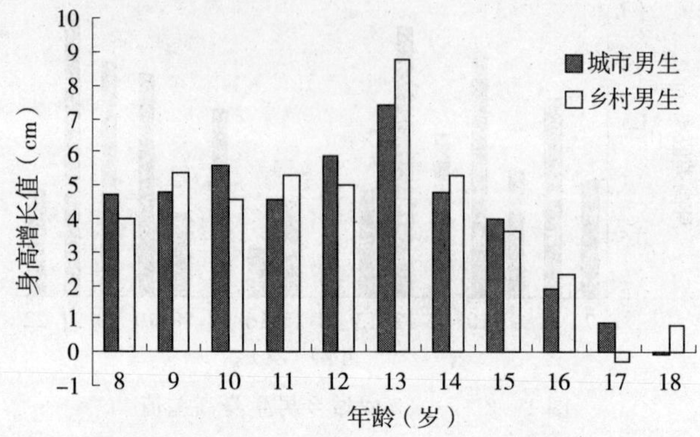

图 1-5　8～18 岁城乡男生身高年增长值

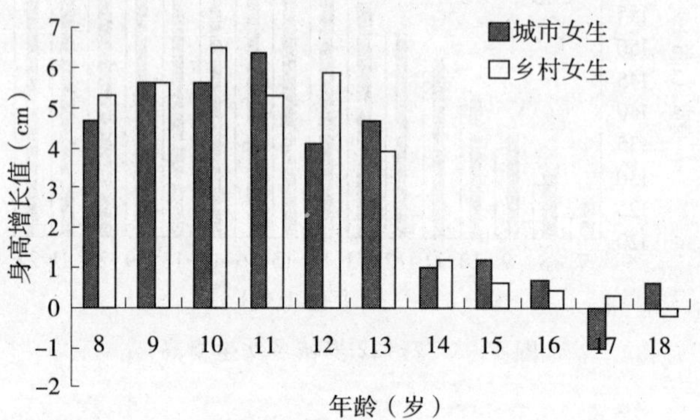

图 1-6　8～18 岁城乡女生身高年增长值

3. 男女生身高发育比较

城市男女生身高发育曲线第一次交叉年龄在 10 岁，第二次交叉年龄在 12 岁；乡村男女生身体发育曲线第一次交叉年龄在 9 岁，第二次交叉年龄在 12 岁，两次交叉年龄间隔时间要长于城市男女生。如图 1-7～图 1-9 所示。

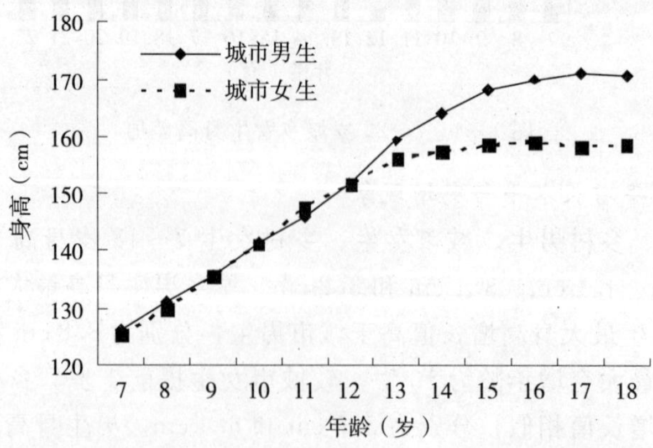

图 1-7　城市男女生身高发育曲线交叉图

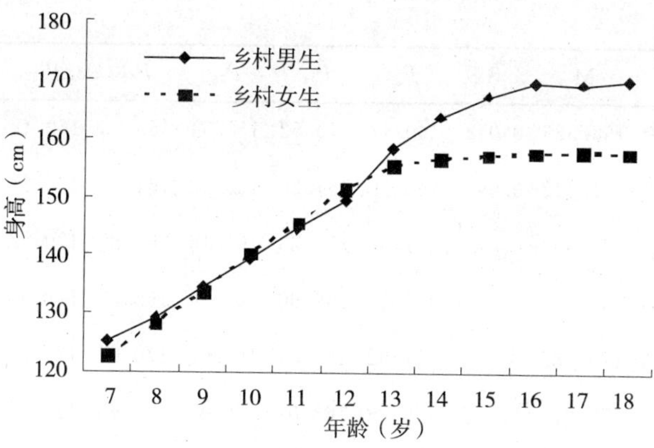

图 1-8　乡村男女生身高发育曲线交叉图

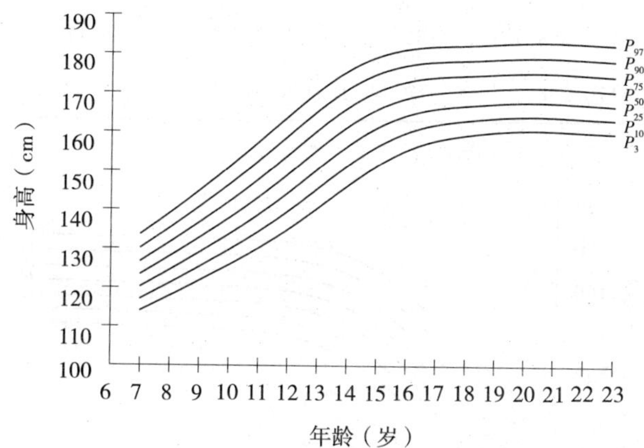

图 1-9　7～22 岁男生身高发育标准曲线

4. 身高发育的标准曲线

身高发育的标准曲线如图 1-10 所示。

表 1-1　7～22 岁男生身高发育曲线（LMS 法）参数表

年龄（岁）	L	M	S	P_3	P_{10}	P_{25}	P_{50}	P_{75}	P_{90}	P_{97}
7	0.130	123.445	0.039	114.12	117.14	120.25	123.45	126.74	130.14	133.64
8	0.098	128.042	0.041	117.94	121.21	124.57	128.04	131.62	135.30	139.10
9	0.123	132.812	0.043	121.85	125.39	129.04	132.81	136.71	140.73	144.89
10	0.093	137.841	0.045	125.91	129.75	133.73	137.84	142.09	146.48	151.02
11	0.153	143.265	0.047	130.19	134.43	138.79	143.26	147.86	152.58	157.43
12	0.595	149.204	0.049	134.99	139.66	144.40	149.20	154.07	159.00	163.99

（续表）

年龄（岁）	L	M	S	P_3	P_{10}	P_{25}	P_{50}	P_{75}	P_{90}	P_{97}
13	1.190	155.526	0.048	140.47	145.52	150.54	155.53	160.48	165.41	170.31
14	1.719	161.372	0.045	146.18	151.36	156.43	161.37	166.21	170.95	175.60
15	1.981	165.853	0.042	151.35	156.33	161.16	165.85	170.42	174.87	179.21
16	1.830	168.671	0.038	155.37	159.90	164.34	168.67	172.92	177.08	181.16
17	1.346	170.082	0.035	157.92	162.01	166.06	170.08	174.07	178.03	181.95
18	0.782	170.679	0.034	159.28	163.06	166.86	170.68	174.51	178.37	182.24
19	0.343	171.138	0.033	160.14	163.75	167.42	171.14	174.91	178.74	182.62
20	0.120	171.439	0.033	160.55	164.11	167.74	171.44	175.21	179.05	182.97
21	0.040	171.378	0.033	160.48	164.03	167.66	171.38	175.18	179.07	183.05
22	0.246	170.986	0.033	160.14	163.66	167.27	170.99	174.81	178.73	182.77

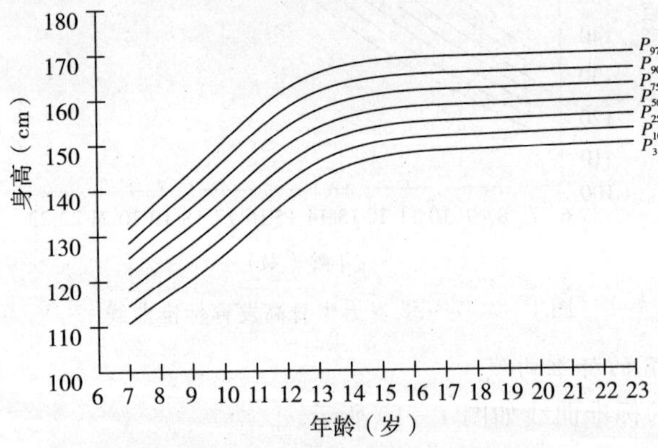

图 1-10　7～22 岁女生身高发育标准曲线

表 1-2　7～22 岁女生身高发育曲线图（LMS 法）参数表

年龄（岁）	L	M	S	P_3	P_{10}	P_{25}	P_{50}	P_{75}	P_{90}	P_{97}
7	2.204	121.801	0.043	110.78	114.59	118.26	121.80	125.22	128.53	131.74
8	1.542	127.075	0.044	115.59	119.48	123.31	127.08	130.78	134.43	138.03
9	1.033	132.281	0.045	120.32	124.31	128.30	132.28	136.26	140.23	144.20
10	0.767	138.086	0.045	125.69	129.79	133.92	138.09	142.28	146.50	150.75

（续表）

年龄（岁）	L	M	S	P_3	P_{10}	P_{25}	P_{50}	P_{75}	P_{90}	P_{97}
11	0.682	144.256	0.044	131.69	135.84	140.03	144.26	148.53	152.84	157.18
12	0.609	149.689	0.042	137.45	141.48	145.56	149.69	153.86	158.08	162.34
13	0.434	153.681	0.038	142.13	145.92	149.77	153.68	157.65	161.67	165.75
14	0.240	156.140	0.036	145.26	148.82	152.45	156.14	159.90	163.73	167.63
15	0.110	157.512	0.034	147.08	150.48	153.96	157.51	161.13	164.83	168.60
16	0.039	158.216	0.033	148.02	151.34	154.74	158.22	161.76	165.39	169.09
17	0.007	158.538	0.033	148.44	151.74	155.10	158.54	162.05	165.64	169.31
18	0.012	158.722	0.033	148.69	151.96	155.30	158.72	162.22	165.79	169.44
19	0.031	158.918	0.032	148.95	152.20	155.52	158.92	162.39	165.94	169.58
20	0.053	159.134	0.032	149.24	152.46	155.76	159.13	162.58	166.11	169.72
21	0.072	159.325	0.032	149.49	152.69	155.97	159.33	162.76	166.27	169.86
22	0.090	159.507	0.032	149.73	152.92	156.17	159.51	162.92	166.41	169.98

（二）体重

1. 体重的城乡差异

7～22岁各年龄组的城市男生和城市女生体重分别高于乡村男生和乡村女生。7～12岁年龄组城市男、女生平均体重较乡村男、女生分别高2.4 kg和1.3 kg，13～18岁年龄组城市男、女生平均体重较乡村男、女生分别高2.6 kg和1.3 kg，19～22岁年龄组城市男、女生平均体重较乡村男、女生分别高3.9 kg和1.1 kg。如图1-11～图1-14所示。

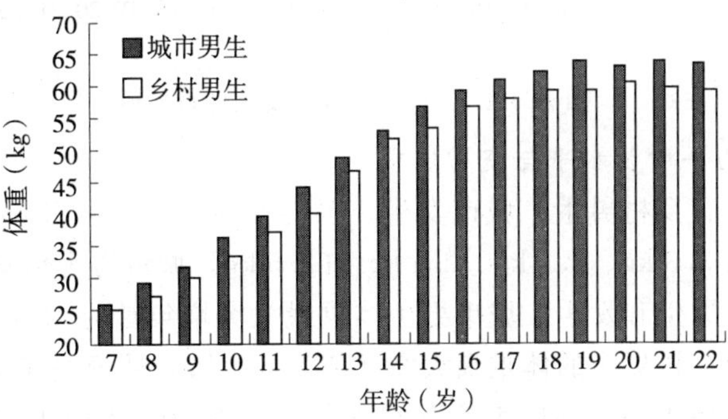

图1-11　7～22岁城乡男生体重

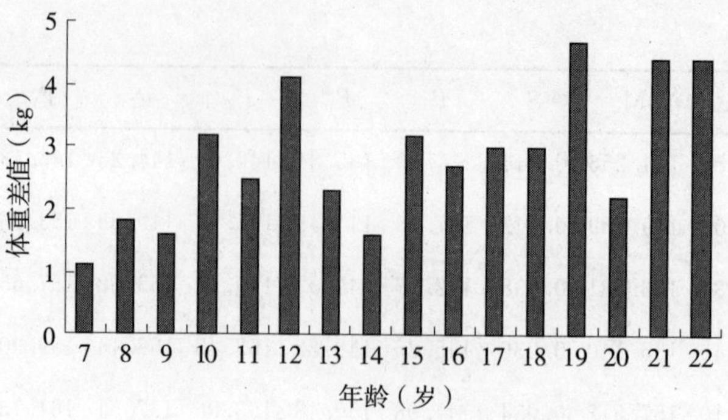

图 1－12　7～22 岁城乡男生体重

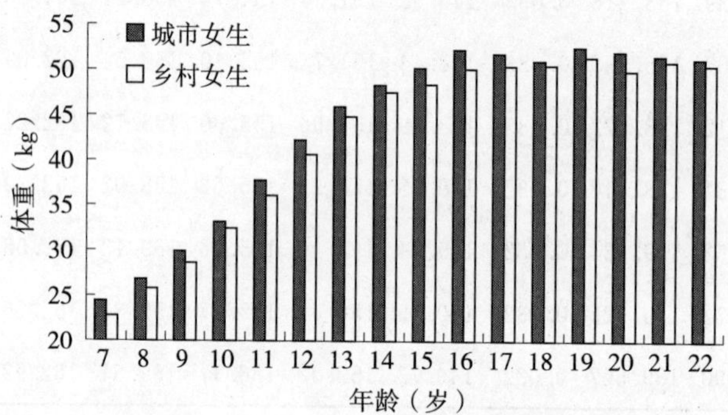

图 1－13　7～22 岁城乡女生体重

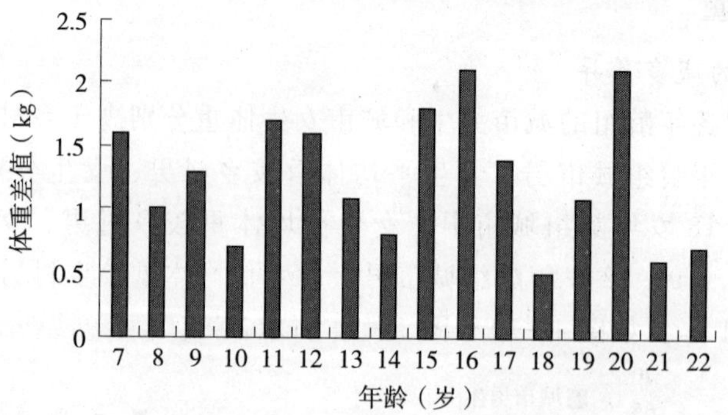

图 1－14　7～22 岁城乡女生体重差值

2. 体重的年增长水平与突增现象

城市男生、乡村男生、城市女生、乡村女生 7～18 岁年龄组体重平均年增长值分别为 3.3 kg、3.1 kg、2.4 kg 和 2.5 kg。城市男生和女生体重突增年龄均早于乡村男生和女生。城市男生体重最大突增年龄为 12 岁，较乡村男生提前 1 岁，但乡村男生的体重最大突增值为 6.4 kg，明显高于城市男生的 4.7 kg；城市女生体重最大突增年龄为 11 岁，较乡村女生提前 1 岁，城乡女生的体重最大突增值均为 4.6 kg。如图 1－15 和图 1－16 所示。

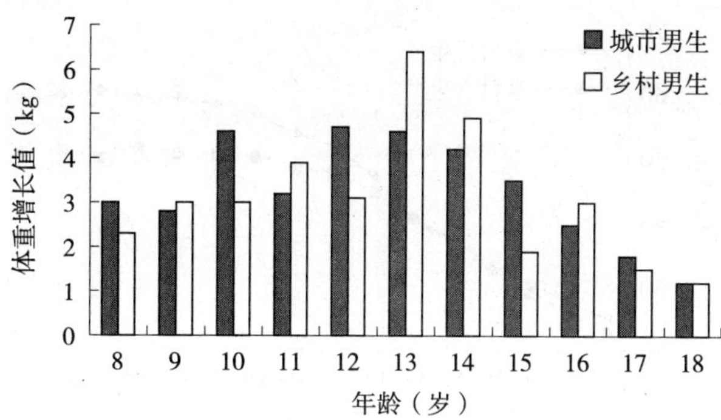

图 1 - 15　8～18 岁城乡男生体重年增长值

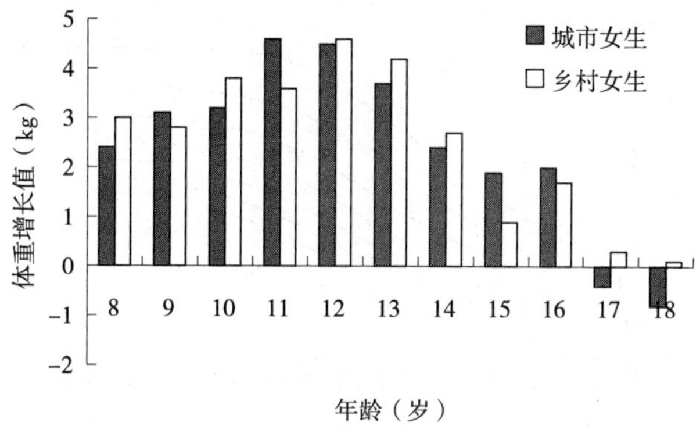

图 1 - 16　8～18 岁城乡女生体重年增长值

3. 男女生体重发育比较

7～22 岁年龄组男生体重始终高于女生，12 岁前男女生体重差异较小，12 岁后男女生体重差异逐渐增加。城市男女生体重发育曲线无交叉现象，乡村男女生交叉现象也并不明显。如图 1 - 17～图 1 - 19 所示。

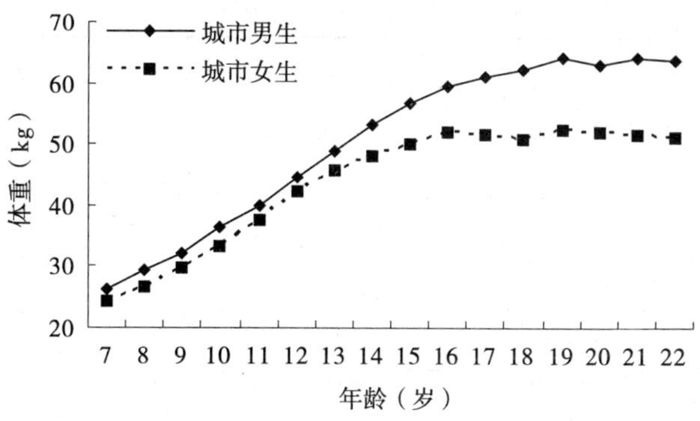

图 1 - 17　城市男女生体重发育曲线交叉图

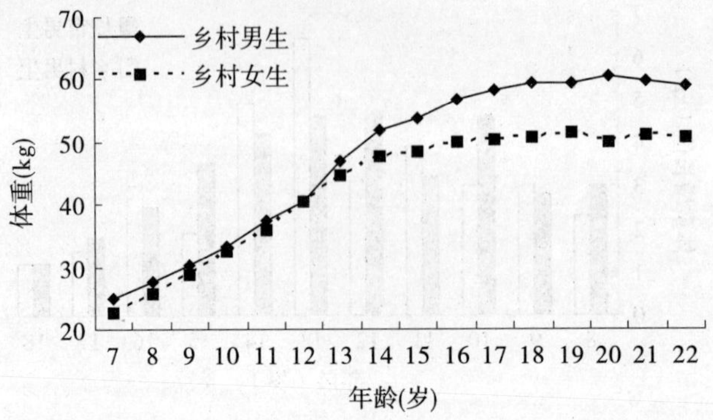

图 1-18　乡村男女生体重发育曲线交叉图

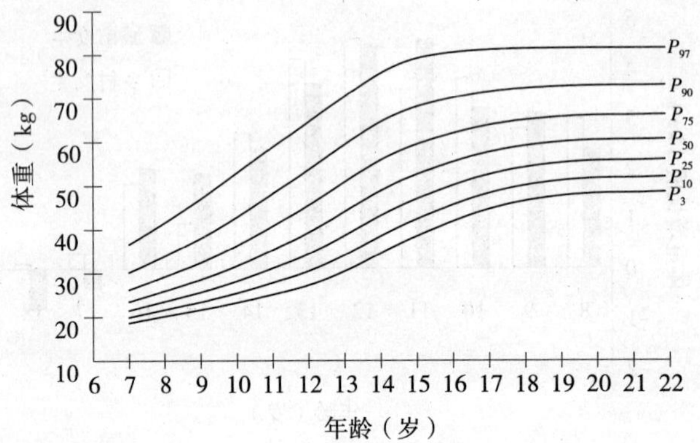

图 1-19　7～22 岁男生体重发育标准曲线

4. 体重发育的标准曲线

体重发育的标准曲线如图 1-20 所示。

表 1-3　7～22 岁男生体重发育曲线图（LMS 法）参数表

年龄（岁）	L	M	S	P_3	P_{10}	P_{25}	P_{50}	P_{75}	P_{90}	P_{97}
7	1.986	23.529	0.147	18.66	19.94	21.51	23.53	26.24	30.17	36.63
8	1.787	25.940	0.159	20.16	21.67	23.54	25.94	29.18	33.88	41.56
9	1.564	28.516	0.173	21.62	23.41	25.64	28.52	32.39	37.97	46.95
10	1.283	31.644	0.188	23.28	25.46	28.17	31.64	36.28	42.84	52.92
11	0.964	35.317	0.202	25.12	27.81	31.12	35.32	40.79	48.21	58.85
12	0.703	39.286	0.209	27.21	30.44	34.39	39.29	45.51	53.61	64.52
13	0.551	44.051	0.206	30.39	34.11	38.59	44.05	50.81	59.34	70.30

（续表）

年龄（岁）	L	M	S	P_3	P_{10}	P_{25}	P_{50}	P_{75}	P_{90}	P_{97}
14	0.602	48.865	0.193	34.56	38.49	43.18	48.86	55.85	64.58	75.72
15	0.748	52.593	0.176	38.48	42.37	47.00	52.59	59.46	68.08	79.13
16	0.877	55.433	0.159	41.87	45.63	50.09	55.43	61.96	70.10	80.50
17	0.977	57.663	0.145	44.66	48.30	52.57	57.66	63.83	71.46	81.13
18	1.043	59.126	0.136	46.54	50.08	54.22	59.13	65.03	72.28	81.39
19	1.082	59.986	0.130	47.68	51.16	55.21	59.99	65.72	72.72	81.47
20	1.102	60.412	0.128	48.25	51.69	55.70	60.41	66.05	72.93	81.50
21	1.106	60.501	0.127	48.37	51.81	55.80	60.50	66.12	72.97	81.50
22	1.113	60.672	0.126	48.60	52.02	56.00	60.67	66.26	73.05	81.51

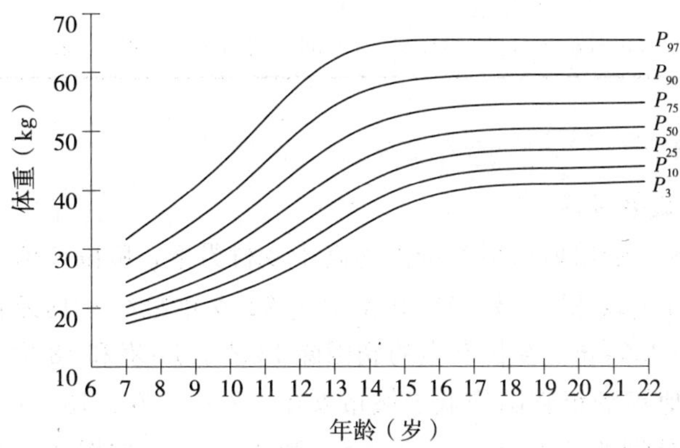

图 1－20　7～22 岁女生体重发育标准曲线

表 1－4　7～22 岁女生体重发育曲线图（LMS 法）参数表

年龄（岁）	L	M	S	P_3	P_{10}	P_{25}	P_{50}	P_{75}	P_{90}	P_{97}
7	－1.438	22.037	0.141	17.39	18.65	20.17	22.04	24.38	27.45	31.66
8	－1.229	24.468	0.154	18.85	20.38	22.22	24.47	27.30	30.98	35.99
9	－1.012	27.121	0.166	20.38	22.22	24.43	27.12	30.49	34.82	40.60
10	－0.791	30.323	0.177	22.20	24.43	27.09	30.32	34.31	39.36	45.90
11	－0.606	34.227	0.185	24.52	27.21	30.39	34.23	38.90	44.69	52.00

（续表）

年龄（岁）	L	M	S	P_3	P_{10}	P_{25}	P_{50}	P_{75}	P_{90}	P_{97}
12	−0.505	38.448	0.184	27.41	30.49	34.12	38.45	43.65	49.99	57.83
13	−0.522	42.496	0.172	30.95	34.21	38.01	42.50	47.84	54.28	62.14
14	−0.634	45.783	0.154	34.57	37.75	41.45	45.78	50.90	57.03	64.46
15	−0.765	47.973	0.137	37.41	40.43	43.92	47.97	52.74	58.41	65.25
16	−0.867	49.276	0.126	39.26	42.15	45.45	49.28	53.75	59.05	65.41
17	−0.929	49.978	0.119	40.31	43.10	46.30	49.98	54.27	59.34	65.40
18	−0.958	50.294	0.116	40.79	43.54	46.68	50.29	54.50	59.46	65.38
19	−0.966	50.384	0.115	40.93	43.66	46.79	50.38	54.57	59.49	65.37
20	−0.970	50.424	0.115	40.99	43.72	46.84	50.42	54.60	59.50	65.37
21	−0.980	50.534	0.114	41.16	43.87	46.97	50.53	54.67	59.54	65.36
22	−0.992	50.666	0.112	41.36	44.06	47.13	50.67	54.77	59.59	65.34

（三）胸围

1. 胸围的城乡差异

7～22岁各年龄组城市男生胸围均高于乡村男生，胸围差值随年龄增长呈“U”形变化，7～12岁、13～18岁和19～22岁年龄组平均差值分别为1.8 cm、1.0 cm和2.6 cm。乡村女生的胸围除14岁、17岁和18岁年龄组高于城市女生外，其他年龄组胸围均低于城市女生。7～12岁、13～18岁和19～22岁年龄组差值分别为1.4 cm、−0.2 cm和1.0 cm。如图1-21～图1-24所示。

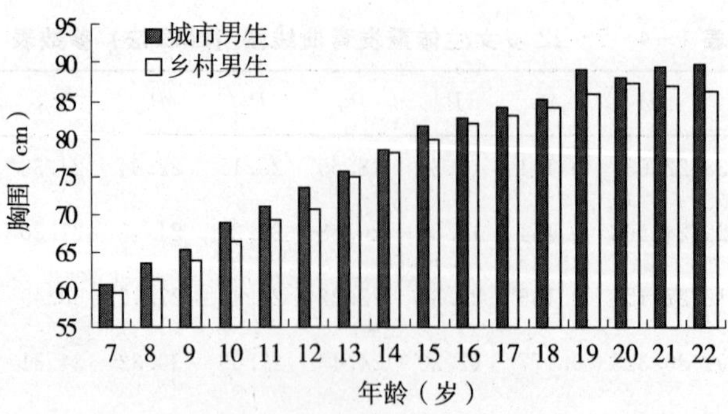

图1-21　7～22岁城乡男生胸围

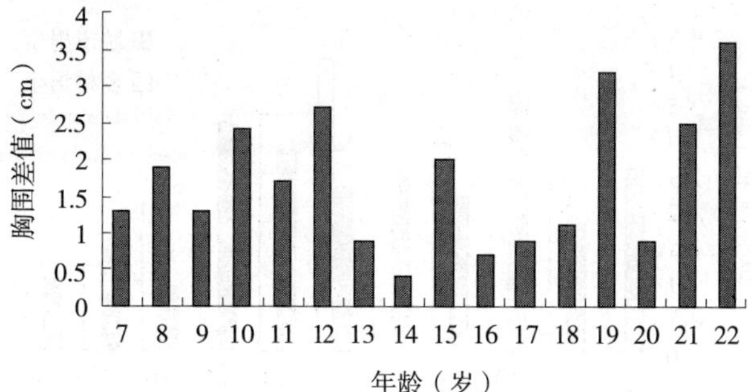

图 1-22　7～22 岁城乡男生胸围差值

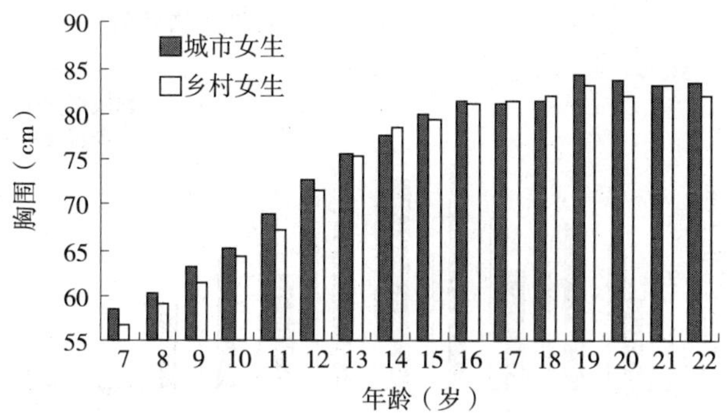

图 1-23　7～22 岁城乡女生胸围

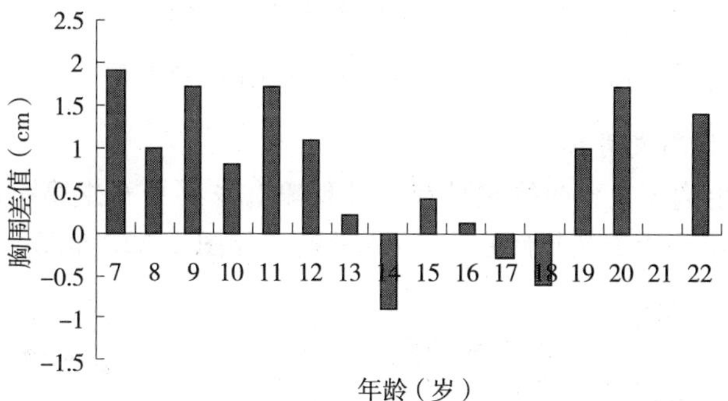

图 1-24　7～22 岁城乡女生胸围差值

2. 胸围的年增长水平与突增现象

城市男生、乡村男生、城市女生、乡村女生 7～18 岁年龄组胸围平均年增长值基本相似，分别为 2.2 cm、2.2 cm、2.1 cm 和 2.3 cm。城市男生和女生胸围突增年龄均早于乡村男生和女生，城市男生胸围最大突增年龄为 10 岁，较乡村男生提前 3 岁；城市女生胸围最大突增年龄为 11 岁，较乡村女生提前 1 岁。乡村男女生的胸围最大突增值均略高于城市男女生，城市男生、乡村男生、城市女生、乡村女生的胸围最大突增值分别为 3.2 cm、4.1 cm、3.9 cm 和 4.2 cm。如图 1-25 和图 1-26 所示。

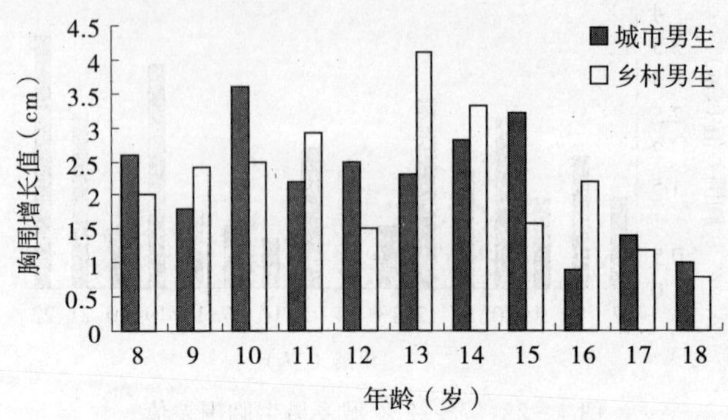

图 1-25　8～18 岁城乡男生胸围年增长值

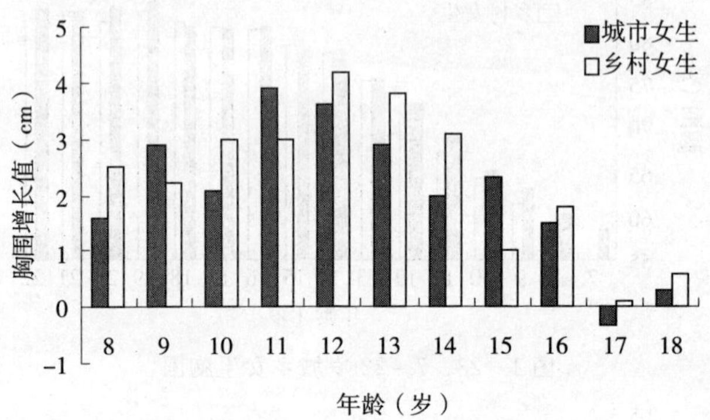

图 1-26　8～18 岁城乡女生胸围年增长值

3. 男女生胸围发育比较

城市男女生胸围发育曲线未呈现交叉现象。乡村男女生第一次交叉年龄在 11 岁年龄组，第二次交叉年龄在 14 岁年龄组。如图 1-27 和图 1-28 所示。

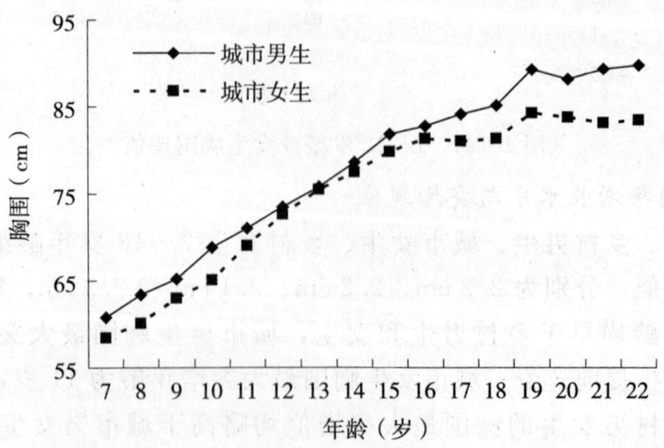

图 1-27　城市男女生胸围发育曲线

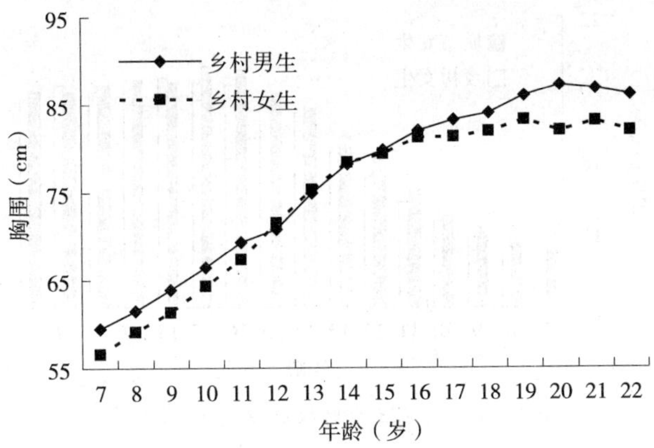

图 1-28　乡村男女生胸围发育曲线

（四）BMI

1. BMI 的城乡差异

城市学生的 BMI 水平普遍高于农村学生，男生 BMI 的城乡差值明显高于女生，最大差值男生是 22 岁年龄组，差值为 1.26 kg/m^2；女生是 12 岁年龄组，差值为 0.6 kg/m^2。如图 1-29～图 1-32 所示。

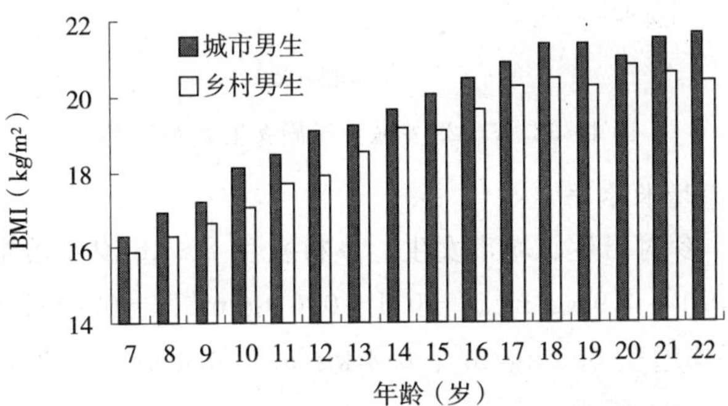

图 1-29　7～22 岁城乡汉族男生 BMI 水平

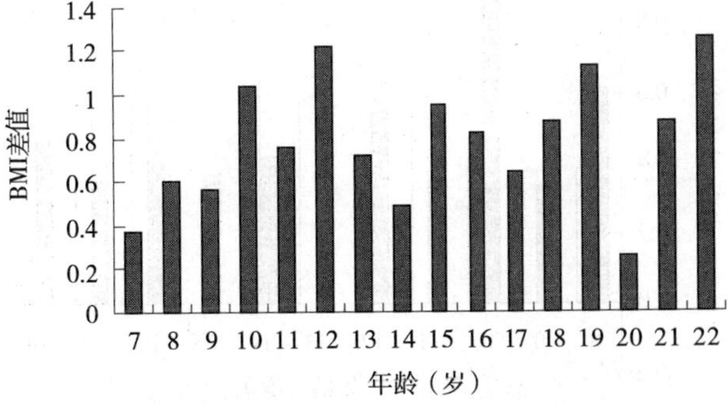

图 1-30　7～22 岁城乡汉族男生 BMI 差值

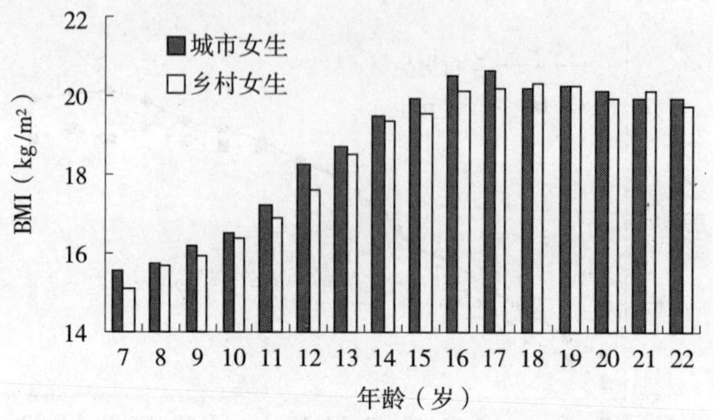

图 1-31　7～22 岁城汉族女生 BMI 水平

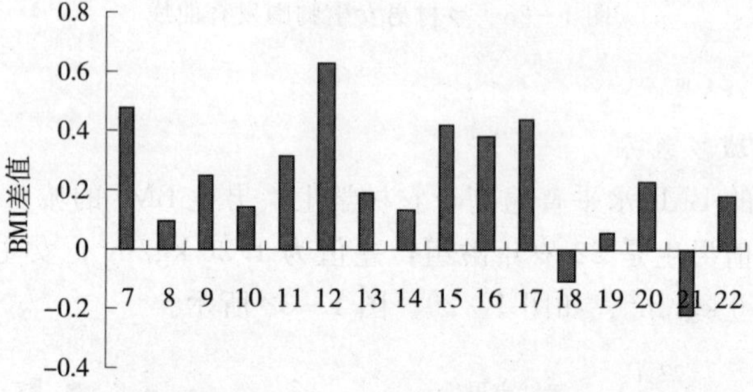

图 1-32　7～22 岁城乡汉族女生 BMI 差值

2. BMI 的年增长水平

城市男生、乡村男生、城市女生、乡村女生 8～18 岁年龄组 BMI 年增长值范围分别为 0.1～0.9 kg/m²、−0.1～0.6 kg/m²、−0.4～1.0 kg/m²、0～0.9 kg/m²，平均增长 0.5 kg/m²、0.4 kg/m²、0.4 kg/m² 和 0.5 kg/m²。如图 1-33 和图 1-34 所示。

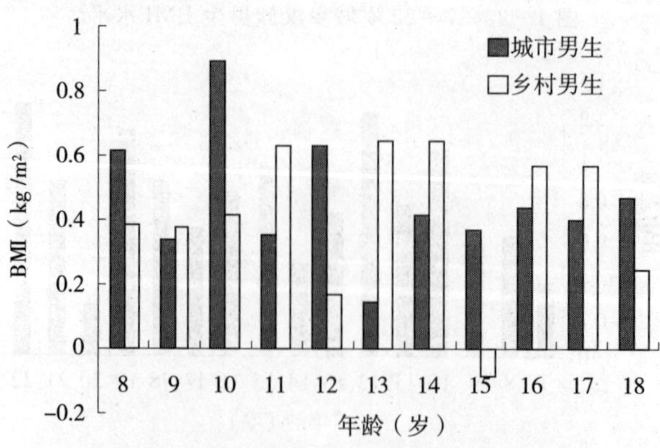

图 1-33　8～18 岁城乡汉族男生 BMI 年增长值

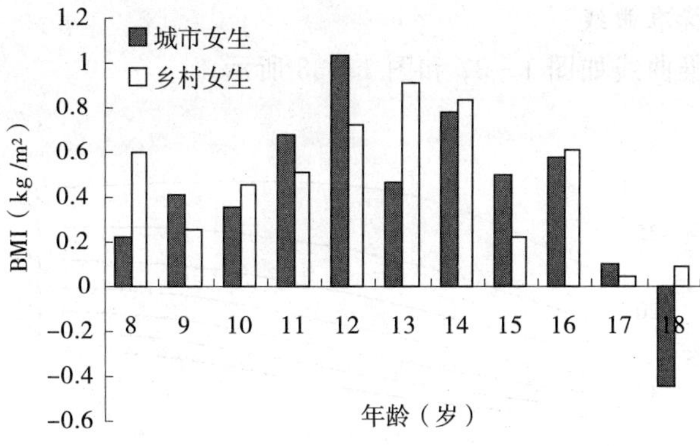

图1-34　8～18岁城乡汉族女生BMI年增长值

3. 男女生的BMI比较

城市男女生BMI在13岁之前差距较大，城市男生比城市女生BMI平均高1.0 kg/m^2；14～17岁年龄组其差距较小，城市男生比城市女生BMI平均高0.1 kg/m^2；18岁以后差距又逐渐增大。乡村男女生7～12岁、13～18岁、19～22岁年龄组的差值分别为0.6 kg/m^2、－0.2 kg/m^2和0.5 kg/m^2。如图1-35和图1-36所示。

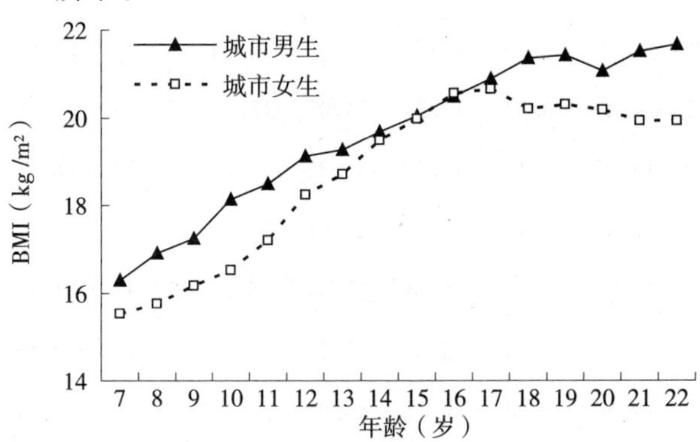

图1-35　7～22岁城市汉族男女生BMI曲线

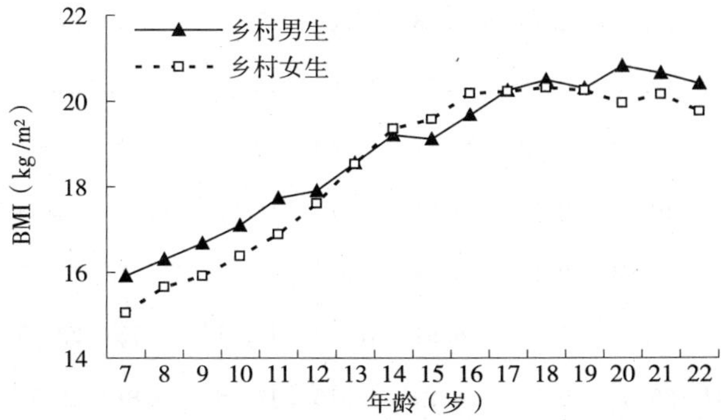

图1-36　7～22岁乡村汉族男女生BMI曲线

4. BMI 的标准曲线

BMI 的标准曲线如图 1－37 和图 1－38 所示。

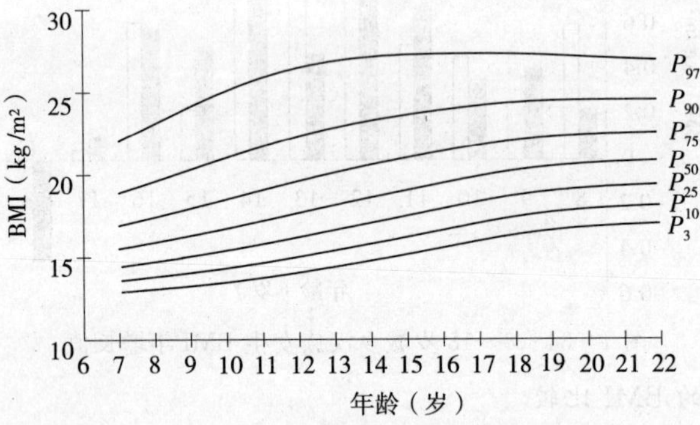

图 1－37　7～22 岁汉族男生 BMI 发育标准曲线

表 1－5　7～22 岁男生 BMI 曲线图（LMS 法）参数表

年龄（岁）	L	M	S	P_3	P_{10}	P_{25}	P_{50}	P_{75}	P_{90}	P_{97}
7	－2.52	15.51	0.12	12.91	13.61	14.45	15.51	16.91	18.88	22.02
8	－2.38	15.90	0.12	13.09	13.83	14.74	15.89	17.42	19.59	23.06
9	－2.25	16.29	0.13	13.27	14.07	15.05	16.29	17.94	20.30	24.10
10	－2.12	16.72	0.14	13.50	14.35	15.39	16.72	18.49	21.01	25.06
11	－2.00	17.19	0.14	13.77	14.68	15.79	17.19	19.05	21.69	25.86
12	－1.89	17.67	0.14	14.09	15.04	16.20	17.67	19.60	22.30	26.46
13	－1.78	18.15	0.14	14.43	15.43	16.63	18.15	20.11	22.82	26.86
14	－1.68	18.60	0.14	14.80	15.82	17.06	18.60	20.58	23.25	27.10
15	－1.59	19.04	0.14	15.18	16.23	17.49	19.04	21.01	23.61	27.24
16	－1.50	19.47	0.13	15.58	16.65	17.92	19.47	21.41	23.90	27.29
17	－1.42	19.88	0.13	15.99	17.07	18.35	19.88	21.77	24.16	27.30
18	－1.33	20.23	0.12	16.34	17.43	18.71	20.23	22.07	24.35	27.27
19	－1.25	20.47	0.12	16.61	17.70	18.97	20.47	22.26	24.45	27.19
20	－1.18	20.63	0.12	16.79	17.89	19.15	20.63	22.38	24.49	27.08
21	－1.10	20.73	0.11	16.91	18.02	19.27	20.73	22.45	24.49	26.97
22	－1.03	20.81	0.11	16.99	18.10	19.36	20.81	22.50	24.50	26.89

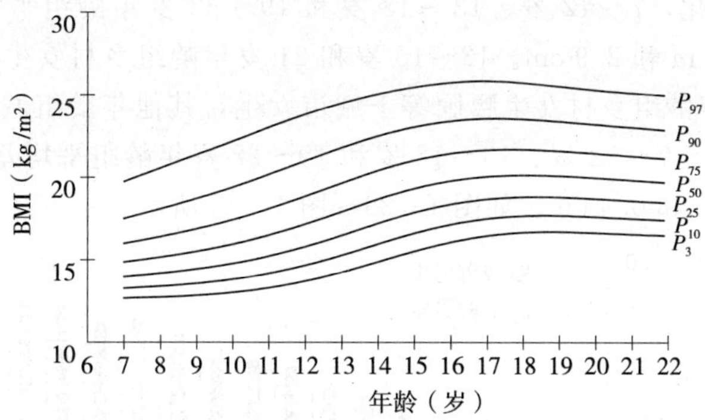

图1-38　7～22岁汉族女生BMI发育标准曲线

表1-6　7～22岁汉族女生BMI曲线图（LMS法）参数表

年龄（岁）	L	M	S	P_3	P_{10}	P_{25}	P_{50}	P_{75}	P_{90}	P_{97}
7	−2.67	14.86	0.10	12.67	13.27	13.98	14.86	15.99	17.51	19.75
8	−2.39	15.16	0.11	12.73	13.39	14.18	15.16	16.41	18.10	20.58
9	−2.12	15.51	0.12	12.83	13.56	14.43	15.51	16.89	18.73	21.39
10	−1.85	15.95	0.12	13.01	13.81	14.77	15.95	17.44	19.41	22.19
11	−1.60	16.50	0.13	13.29	14.17	15.22	16.50	18.10	20.19	23.04
12	−1.36	17.17	0.13	13.70	14.66	15.80	17.17	18.86	21.00	23.82
13	−1.14	17.92	0.13	14.24	15.27	16.48	17.92	19.65	21.79	24.50
14	−0.98	18.68	0.13	14.88	15.96	17.22	18.68	20.41	22.50	25.05
15	−0.93	19.32	0.12	15.52	16.61	17.87	19.32	21.02	23.04	25.46
16	−1.01	19.78	0.12	16.07	17.14	18.37	19.78	21.44	23.39	25.74
17	−1.13	20.05	0.11	16.46	17.49	18.68	20.05	21.65	23.55	25.84
18	−1.21	20.13	0.11	16.66	17.66	18.81	20.13	21.68	23.51	25.73
19	−1.24	20.09	0.10	16.70	17.68	18.80	20.09	21.59	23.38	25.53
20	−1.25	19.97	0.10	16.64	17.60	18.70	19.97	21.45	23.20	25.31
21	−1.31	19.83	0.10	16.55	17.50	18.58	19.83	21.29	23.03	25.14
22	−1.40	19.69	0.10	16.48	17.40	18.46	19.69	21.13	22.85	24.96

（五）腰围

1. 腰围的城乡差异

7～22岁各年龄组的城市男生腰围均高于乡村男生，腰围差值随年龄增长呈“U”形变化，7～12 岁、13～18 岁和 19～22 岁年龄组平均差值分别为 2.5 cm、1.4 cm 和 2.9 cm。13～15 岁和 21 岁年龄组乡村女生腰围高于城市女生，18 岁年龄组乡村女生腰围等于城市女生，其他年龄组城市女生胸围均高于乡村女生。7～12 岁、13～18 岁和 19～22 岁年龄组平均差值分别为 1.4 cm、－0.2 cm 和 0.4 cm。如图 1－39～图 1－42 所示。

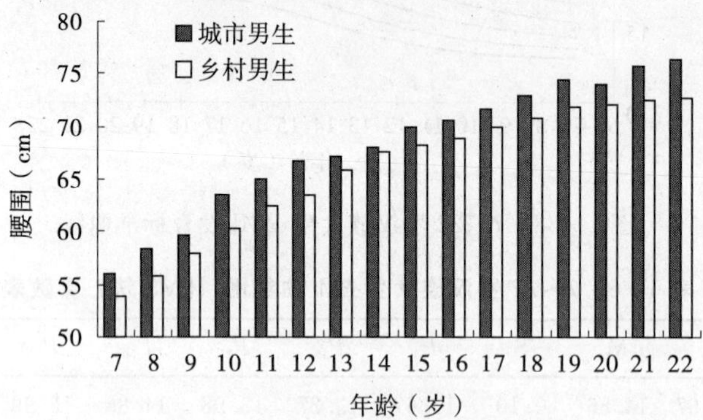

图 1－39　城乡汉族男生腰围发育水平

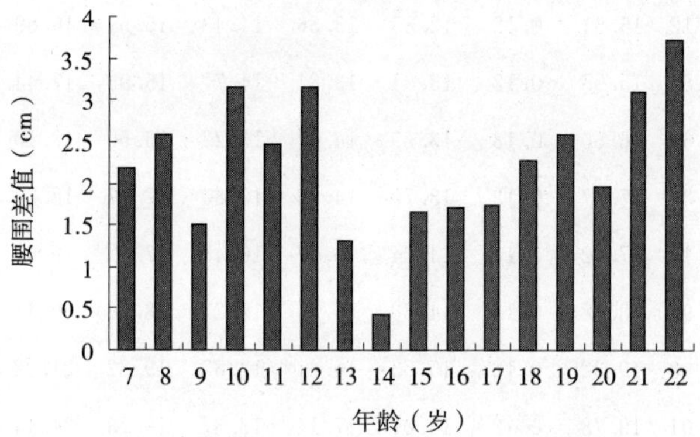

图 1－40　城乡汉族男生腰围差值

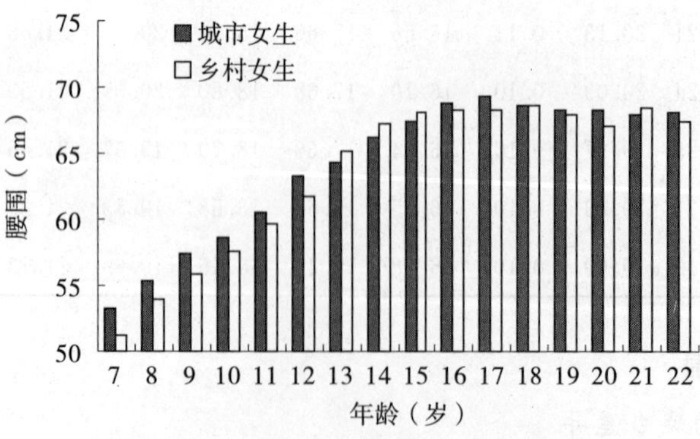

图 1－41　城乡汉族女生腰围发育水平

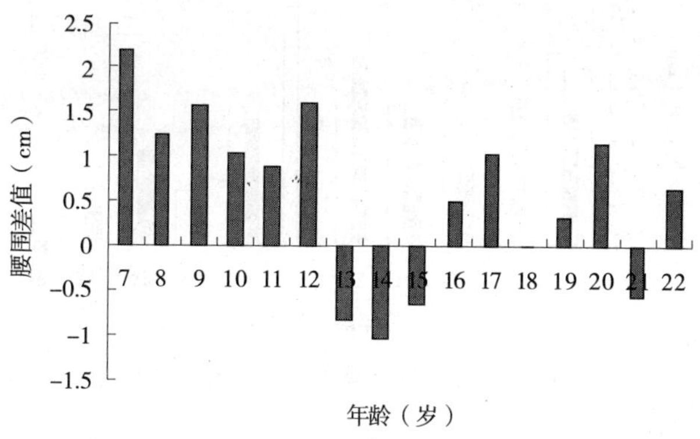

图 1-42　城乡汉族女生腰围差值

2. 腰围的年增长水平与突增现象

城市男生、乡村男生、城市女生、乡村女生 7～18 岁年龄组腰围平均年增长值基本相似，分别为 1.5 cm、1.5 cm、1.4 cm 和 1.6 cm。城市男生腰围最大突增年龄为 10 岁，突增较为显著，最大突增值为 4.0 cm，而乡村男生的突增峰值并不明显，最大突增年龄为 13 岁，最大突增值为 2.4 cm。城市女生腰围最大突增年龄为 12 岁，较乡村女生提前 1 岁，但乡村女生腰围最大突增值为 3.5 cm，高于城市女生的 2.8 cm。如图 1-43 和图 1-44 所示。

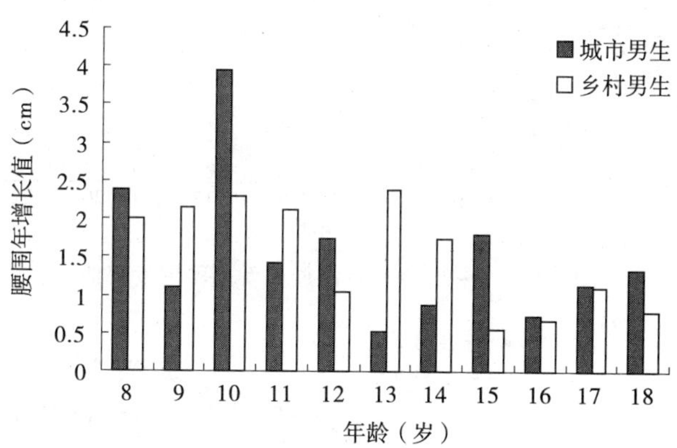

图 1-43　8～18 岁城乡男生腰围年增长值

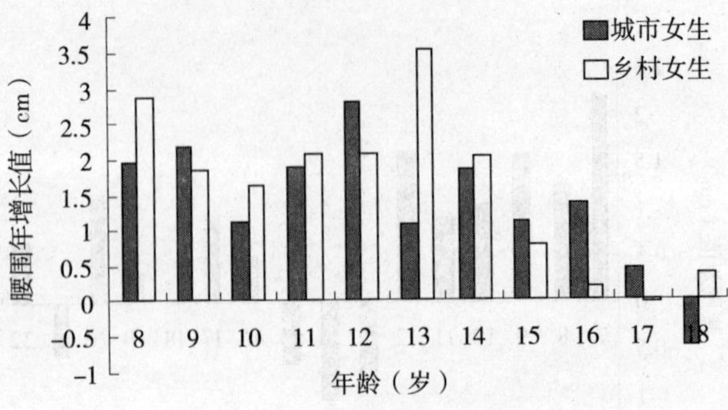

图 1-44　8～18 岁城乡女生腰围年增长值

3. 男女生腰围发育比较

各年龄组城市男生腰围均高于城市女生，其中 7～12 岁年龄组、13～17 岁年龄组平均差值分别为 3.4 cm 和 2.3 cm，18 岁以后城市男生与城市女生腰围的差值逐渐增大，18～22 岁年龄组平均差值为 6.5 cm。各年龄组乡村男生腰围也均高于乡村女生，7～12 岁年龄组平均差值为 2.4 cm；13～17 岁年龄组两者差值较小，为 0.7 cm；18 岁以后乡村男女生的腰围差值逐渐增大，18～22 岁年龄组的平均差值为 4.0 cm。如图 1-45 和图 1-46 所示。

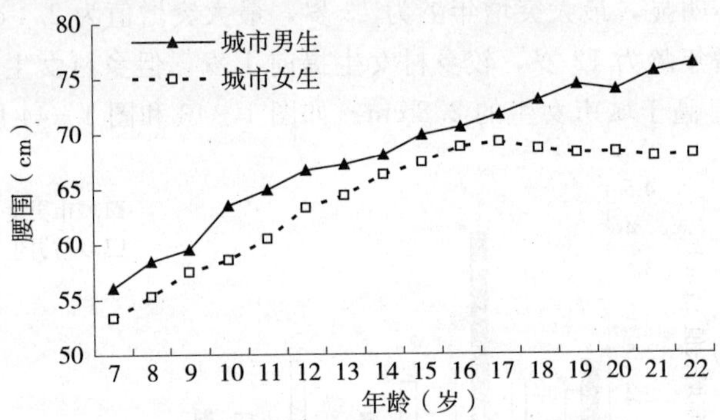

图 1-45　7～22 岁城市汉族男女生腰围发育曲线

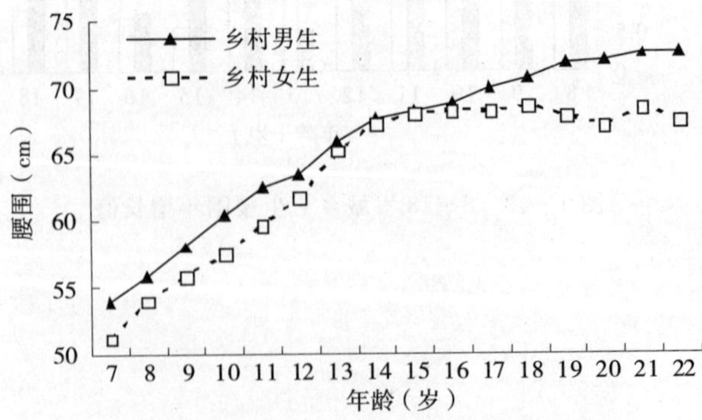

图 1-46　7～22 岁乡村汉族男女生腰围发育曲线

(六) 腰高比

1. 腰高比的城乡差异

城市男生、乡村男生的腰高比均在15岁时达到最小值，除15岁和20岁年龄组外，其他各年龄组均为城市男生腰高比大于乡村男生，城乡男生腰高比差值随年龄增长呈“U”形变化，7～12岁年龄组城市男生平均腰高比较乡村男生高0.0129，13～18岁年龄组城市男生平均腰高比较乡村男生高0.0070，19～22岁年龄组城市男生平均腰高比较乡村男生高0.0118。城市女生、乡村女生的腰高比随年龄增长的变化趋势相似，在11岁之前逐渐减小，从12岁到18岁逐渐增大，18岁之后上下波动，两者均在11岁时达到最小值。如图1-47～图1-50所示。

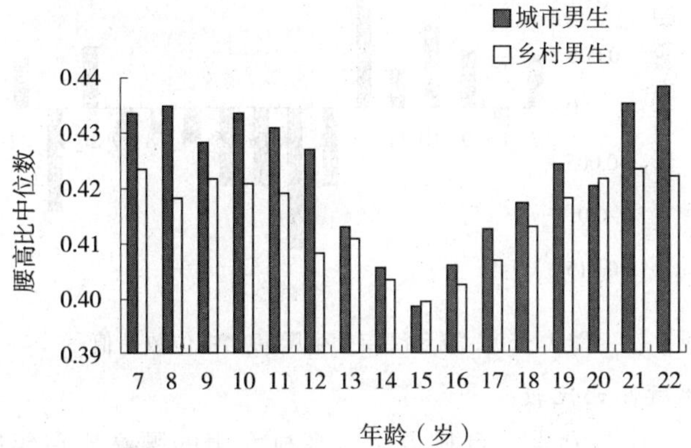

图1-47　城乡汉族男生腰高比中位数

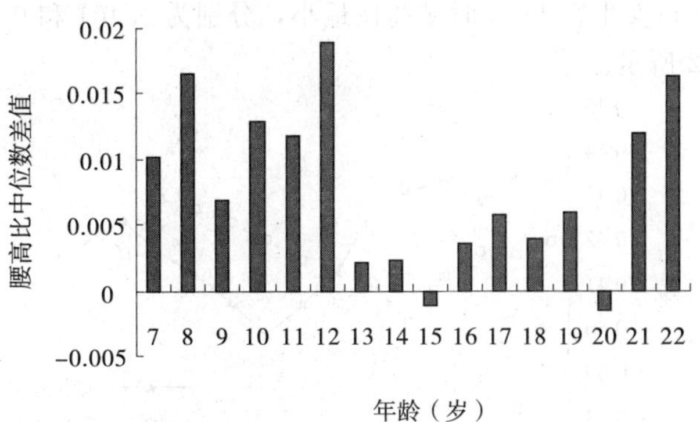

图1-48　城乡汉族男生腰高比中位数差值

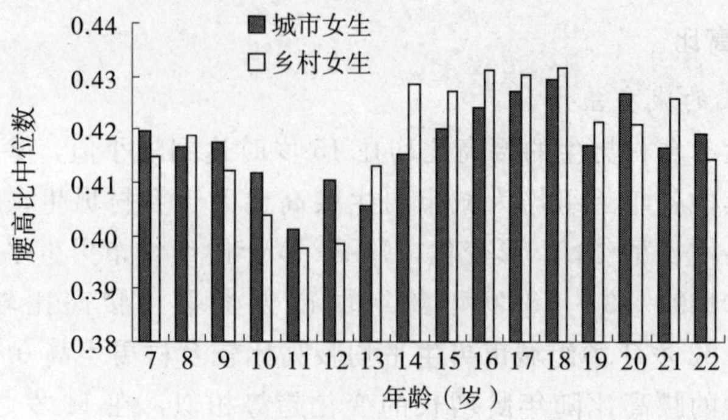

图 1-49　城乡汉族女生腰高比中位数差值

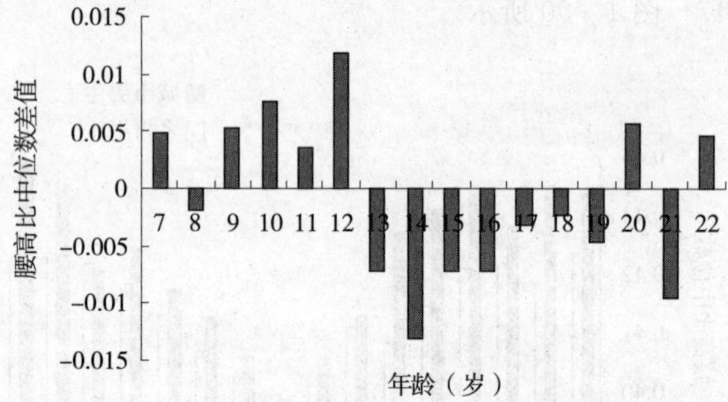

图 1-50　城乡汉族女生腰高比中位数差值

2. 男女生腰高比比较

城市男生、城市女生、乡村男生、乡村女生的腰高比在年龄组间均呈现先降低后升高的“U”形变化趋势，其中乡村女生在 14～18 岁之间有一个平台期。城市男生、乡村男生在 15 岁时腰高比最小，分别为 0.398 和 0.400，城市女生、乡村女生在 11 岁时腰高比最小，分别为 0.401 和 0.398。如图 1-51 和图 1-52 所示。

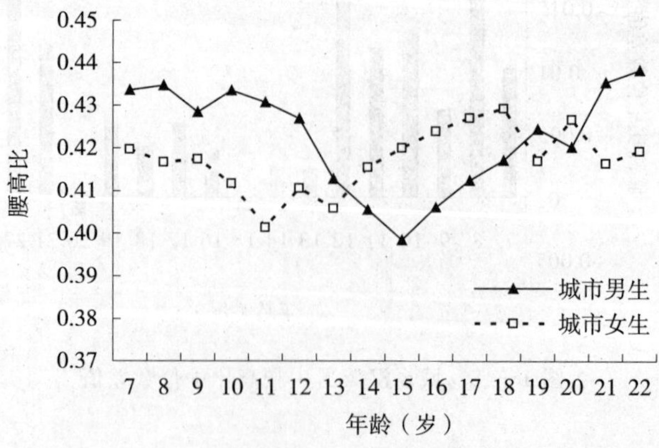

图 1-51　7～22 岁城市汉族男女生腰高比曲线

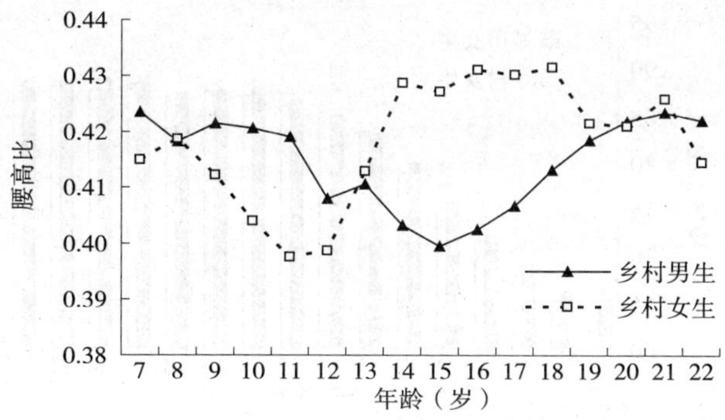

图1-52　7～22岁乡村汉族男女生腰高比曲线

（七）臀围

1. 臀围的城乡差异

7～22岁各年龄组的城市男生臀围均高于乡村男生，臀围差值随年龄增长呈"U"形变化，7～12岁、13～18岁和19～22岁年龄组平均差值分别为2.1 cm、0.9 cm和2.2 cm。乡村女生的臀围除13岁和18岁年龄组高于城市女生外，其他年龄组臀围均低于城市女生。7～12岁、13～18岁和19～22岁年龄组平均差值分别为1.4 cm、0.2 cm和0.8 cm。如图1-53～图1-56所示。

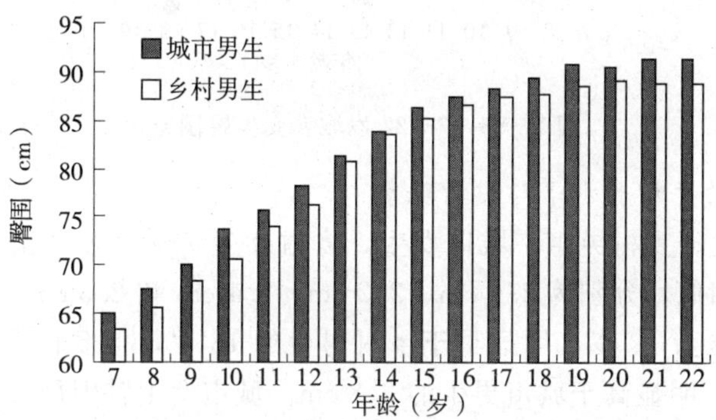

图1-53　7～22岁城乡男生臀围

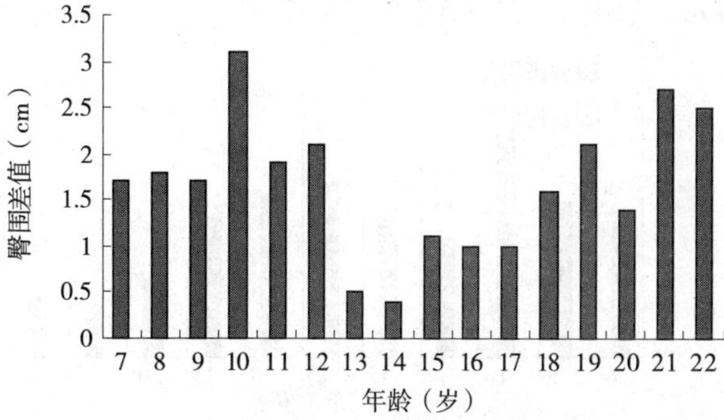

图1-54　7～22岁城乡男生臀围差值

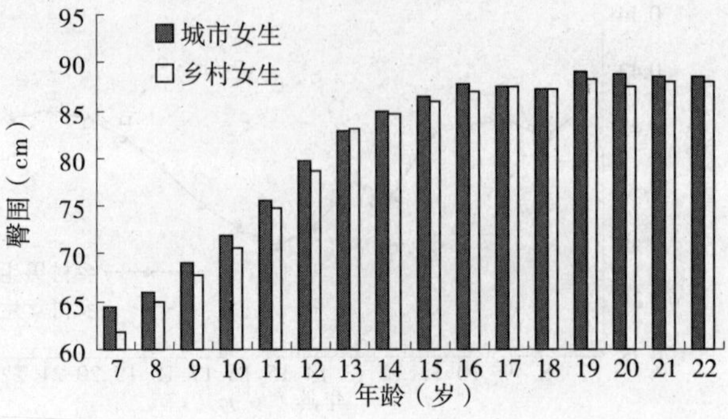

图 1－55　7～22 岁城乡女生臀围

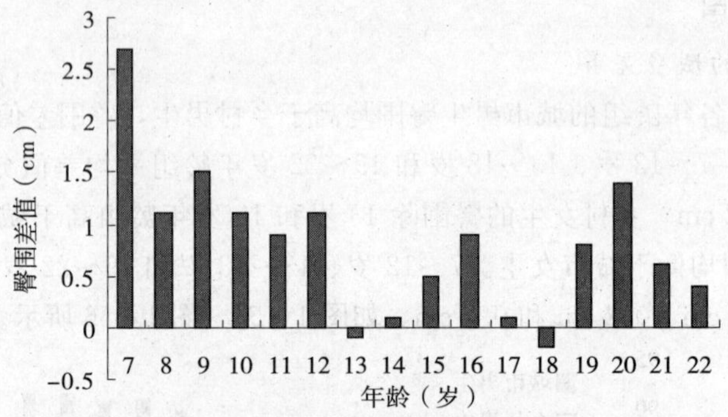

图 1－56　7～22 岁城乡女生臀围差值

2. 臀围的年增长水平与突增现象

城市男生、乡村男生、城市女生、乡村女生 7～18 岁年龄组臀围平均年增长值基本相似，分别为 2.2 cm、2.2 cm、2.1 cm 和 2.3 cm。城市男生臀围最大突增年龄为 10 岁，明显早于乡村男生的 13 岁，但乡村男生的最大突增值为 4.5 cm，明显高于城市男生的 3.8 cm。城市女生臀围最大突增年龄为 12 岁，也早于乡村女生的 13 岁，乡村女生臀围最大突增值为 4.4 cm，略高于城市女生的 4.1 cm。如图 1－57 和图 1－58 所示。

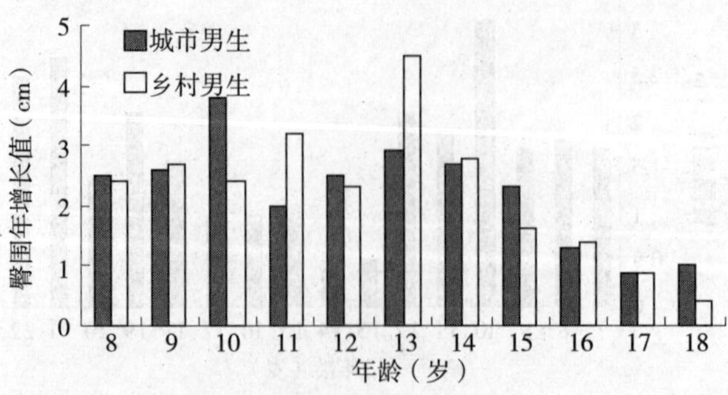

图 1－57　8～18 岁城乡男生臀围年增长值

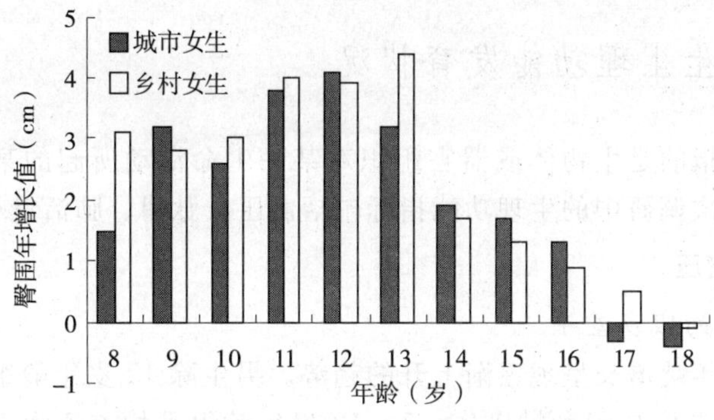

图 1-58 8~18 岁城乡女生臀围年增长值

3. 男女生臀围发育比较

城市男女生第一次交叉年龄在 11 岁，第二次交叉年龄在 16 岁。乡村男女生第一次交叉年龄在 10 岁，第二次交叉年龄在 17 岁。如图 1-59 和图 1-60 所示。

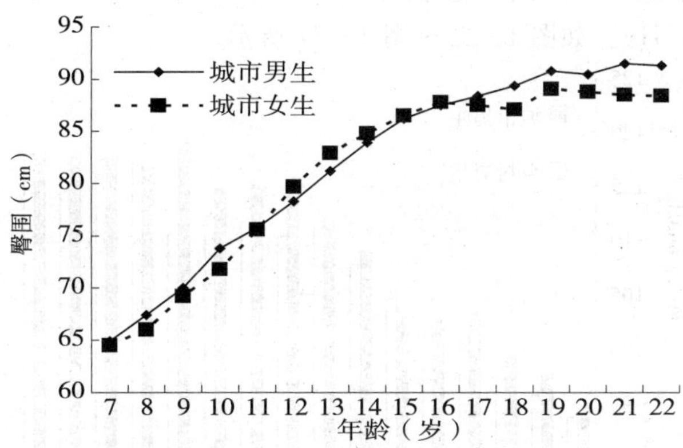

图 1-59 城市男女生臀围发育曲线

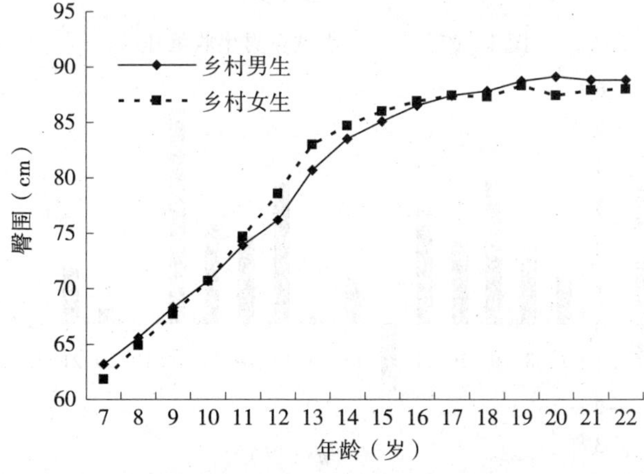

图 1-60 乡村男女生臀围发育曲线

二、学生生理功能发育状况

生理功能指的是生物体或器官组织对某一生命活动所起的某种特定生理上的作用。本次调研中的生理功能指标包括血压、脉搏、肺活量等。

(一) 收缩压

1. 收缩压的城乡差异

收缩压随年龄增长呈现逐渐上升的趋势。男生除 12 岁年龄组外，其他年龄组均为城市男生高于乡村男生，7～12 岁年龄组平均差值为 1.72 mmHg，13～18 岁年龄组平均差值为 2.52 mmHg，19～22 岁年龄组平均差值为 0.43 mmHg。女生在 7～11 岁及 14 岁年龄组表现为城市女生高于乡村女生，而其他年龄组表现为乡村女生高于城市女生，7～12 岁年龄组平均差值为 1.65 mmHg，13～18 岁年龄组平均差值为－1.02 mmHg，19～22 岁年龄组平均差值为－1.45 mmHg。如图 1－61～图 1－64 所示。

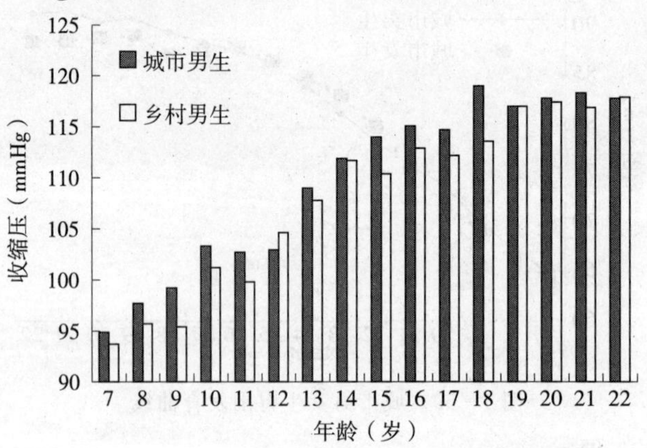

图 1－61　7～22 岁城乡男生收缩压

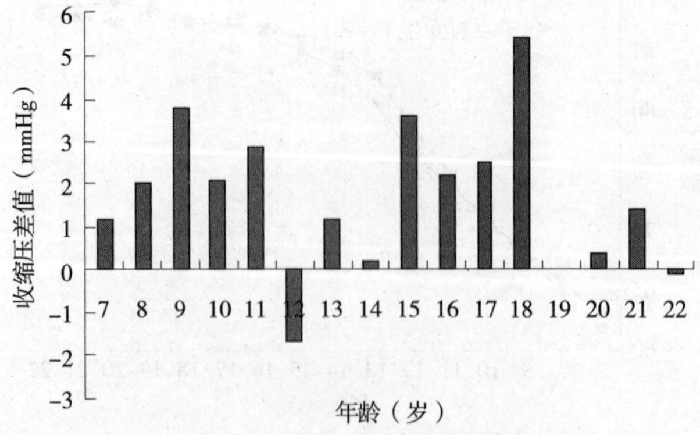

图 1－62　7～22 岁城乡男生收缩压差值

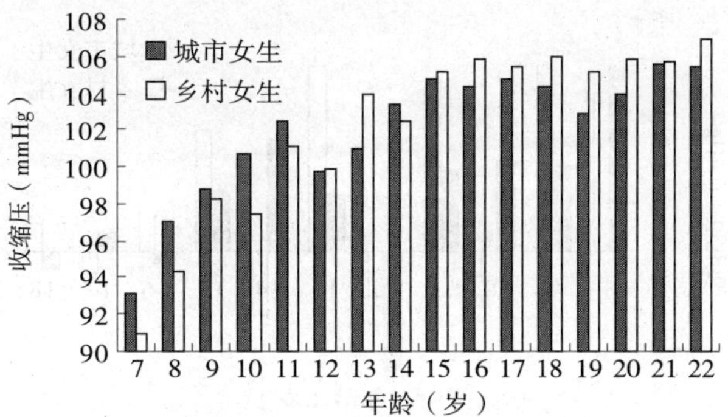

图 1 - 63 7～22 岁城乡女生收缩压

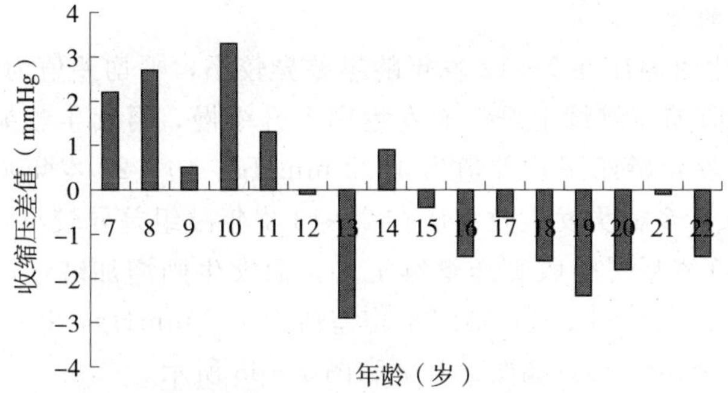

图 1 - 64 7～22 岁城乡女生收缩压差值

2. 收缩压的年变化水平

城市男生、乡村男生、城市女生、乡村女生 8～18 岁年龄组收缩压平均年增长值分别为 2.19 mmHg、1.81 mmHg、1.03 mmHg 和 1.37 mmHg。城市男生与乡村男生收缩压最大年增长值相似，分别为 6.1 mmHg 和 5.8 mmHg，但乡村男生最大突增年龄为 10 岁年龄组，要早于城市男生的 13 岁年龄组。城市女生与乡村女生收缩压最大年增长值相似，分别为 3.9 mmHg 和 4.0 mmHg，最大突增年龄分别为 8 岁和 13 岁年龄组。如图 1 - 65 和图 1 - 66 所示。

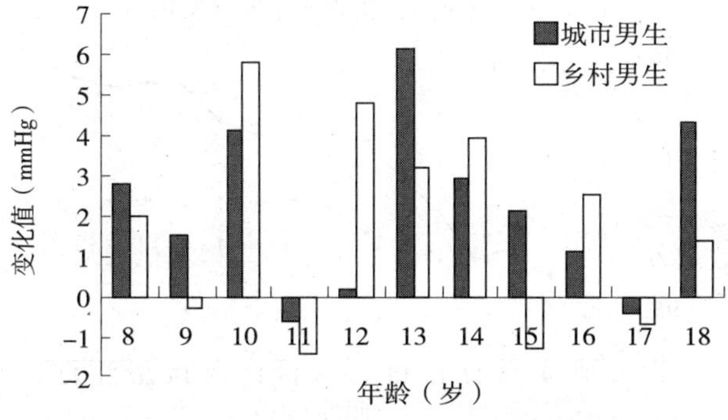

图 1 - 65 8～18 岁城乡男生收缩压年变化值

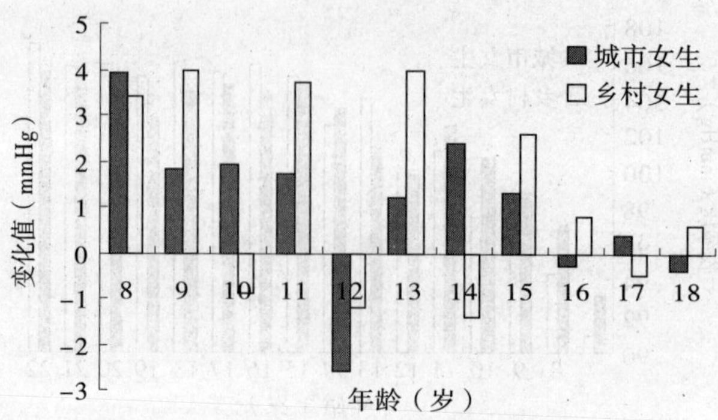

图 1-66　8～18 岁城乡女生收缩压年变化值

3. 收缩压的性别差异

城市男女生收缩压在 7～12 岁年龄组差异较小，平均差值为 1.5 mmHg，12 岁后，男生收缩压继续上升，而女生则上升缓慢，男女生收缩压差值逐渐加大，13～18 岁年龄组平均差值为 10.2 mmHg，19～22 岁年龄组平均差值为 13.3 mmHg。乡村男女生收缩压在 7～13 岁年龄组差异较小，平均差值为 1.8 mmHg，13 岁后男生收缩压继续上升，而女生则增加缓慢，男女生收缩压差值逐渐加大，14～18 岁年龄组平均差值为 7.2 mmHg，19～22 岁年龄组平均差值为 11.4 mmHg。如图 1-67 和图 1-68 所示。

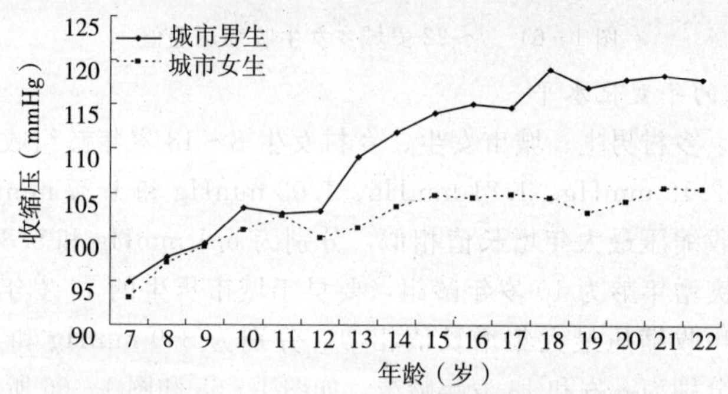

图 1-67　城市男女生收缩压发育变化图

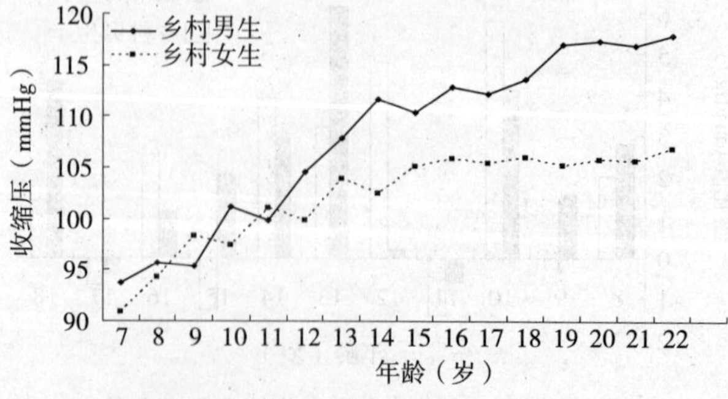

图 1-68　乡村男女生收缩压发育变化图

(二) 舒张压

1. 舒张压的城乡差异

舒张压随年龄增长呈现逐渐上升的趋势。男生除 7 岁、12 岁和 19 岁年龄组外，其他年龄组均为城市男生高于乡村男生。7～12 岁年龄组平均差值为 0.88 mmHg，13～18 岁年龄组平均差值为 1.65 mmHg，19～22 岁年龄组平均差值为－0.03 mmHg。女生在 7～10 岁年龄组、12 岁年龄组及 14～17 岁年龄组表现为城市女生高于乡村女生，而其他年龄组表现为乡村女生高于城市女生，7～12 岁年龄组平均差值为 1.03 mmHg，13～18 岁年龄组平均差值为 0.47 mmHg，19～22 岁年龄组平均差值为－0.93 mmHg。如图 1－69～图 1－72 所示。

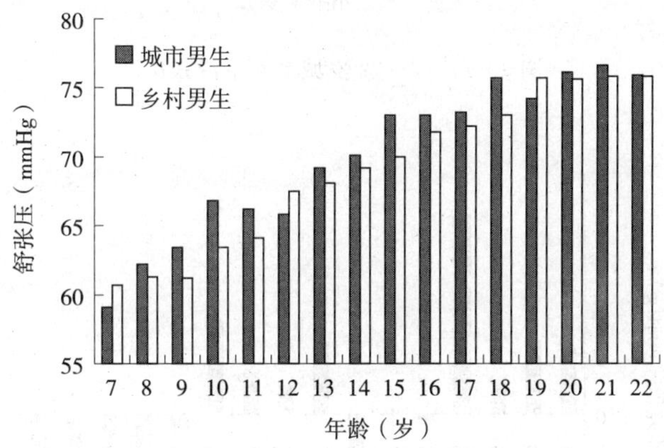

图 1－69　7～22 岁城乡男生舒张压

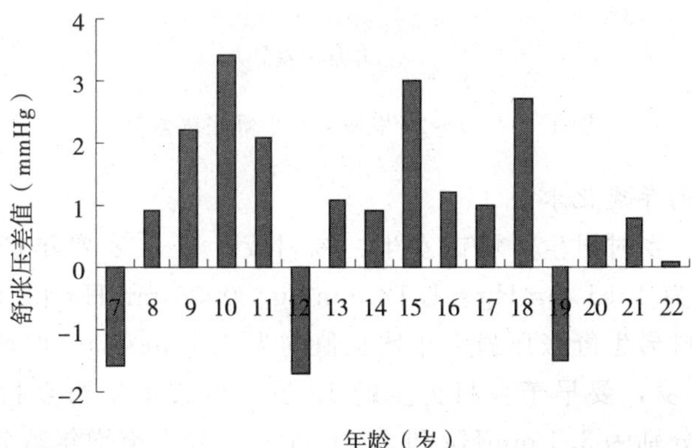

图 1－70　7～22 岁城乡男生舒张压差值

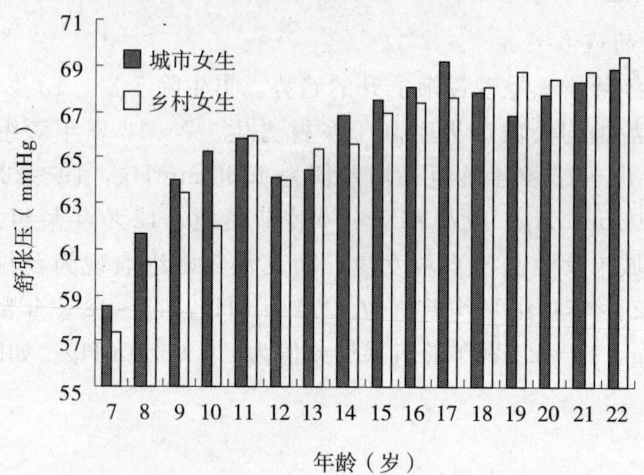

图 1-71　7～22 岁城乡女生舒张压

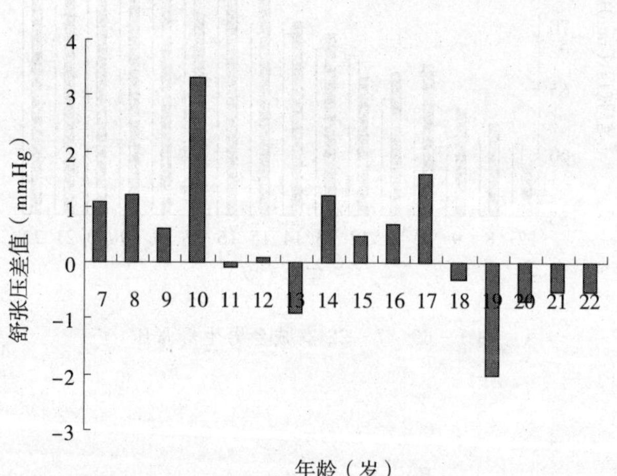

图 1-72　7～22 岁城乡女生舒张压差值

2. 舒张压的年变化水平

城市男生、乡村男生、城市女生、乡村女生 8～18 岁年龄组舒张压平均年增长分别为 1.51 mmHg、1.12 mmHg、0.85 mmHg 和 0.97 mmHg。城市男生与乡村男生舒张压最大年增长值均为 3.4 mmHg，但城市男生最大突增年龄为 10 岁，要早于乡村男生的 12 岁。城市女生与乡村女生舒张压最大年增长值分别为 3.1 mmHg 和 3.9 mmHg，最大突增年龄分别为 8 岁和 11 岁。如图 1-73 和图 1-74 所示。

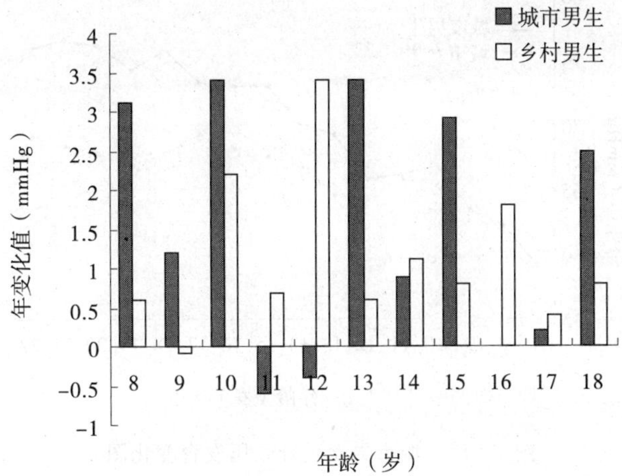

图1－73　8～18岁城乡男生舒张压年变化值

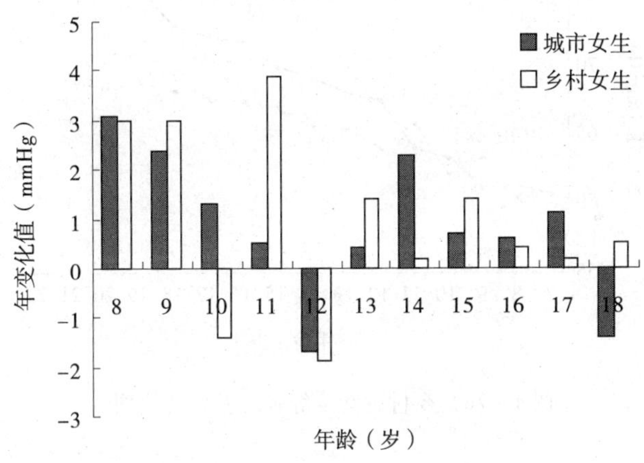

图1－74　8～18岁城乡女生舒张压年变化值

3. 舒张压发育的性别差异

城市男女生舒张压在7～12岁年龄组差异较小，平均差值为0.7 mmHg。12岁后，男生舒张压继续上升，而女生则上升缓慢。男女生舒张压差值逐渐加大，13～18岁年龄组平均差值为5.1 mmHg，19～22岁年龄组平均差值为7.8 mmHg。乡村男女生舒张压在7～11岁年龄组差异较小，平均差值为0.3 mmHg，11岁后，男生舒张压继续上升，而女生则上升缓慢。男女生舒张压差值逐渐加大，12～18岁年龄组平均差值为3.8 mmHg，19～22岁年龄组平均差值为6.9 mmHg。如图1－75和图1－76所示。

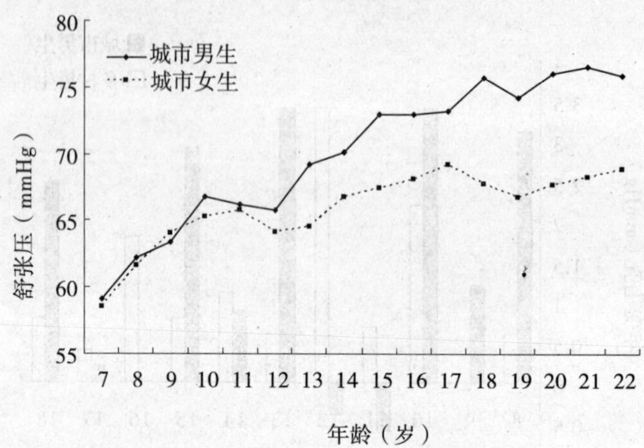

图 1-75　城市男女生舒张压发育变化图

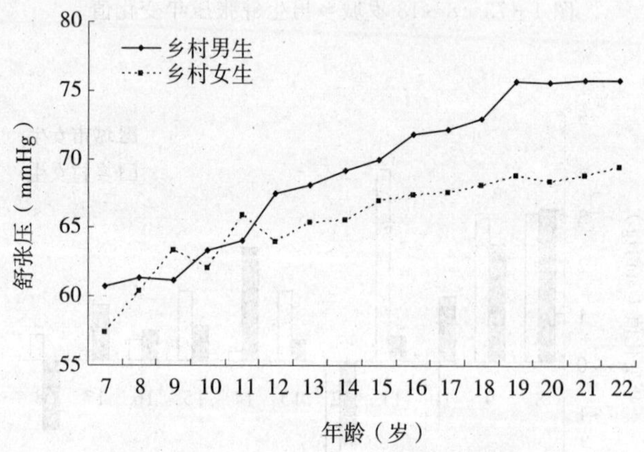

图 1-76　乡村男女生舒张压发育变化图

(三) 肺活量

1. 肺活量的城乡差异

肺活量呈现随年龄增长而逐渐增加的趋势。男生除 13 岁年龄组外，其他年龄组均为城市男生高于乡村男生，7～12 岁年龄组平均差值为 94.9 ml，13～18岁年龄组平均差值为 154.8 ml，19～22 岁年龄组平均差值为 212.6 ml。女生除 7 岁和 8 岁年龄组外，其他年龄组的肺活量均为城市女生高于乡村女生，7～12岁年龄组平均差值为 19.1 ml，13～18 岁年龄组平均差值为 114.5 ml，19～22 岁年龄组平均差值为 168.1 ml。男女生的趋势均表现出随年龄增加，城市学生与乡村学生肺活量差值逐渐增大。如图 1-77～图 1-80 所示。

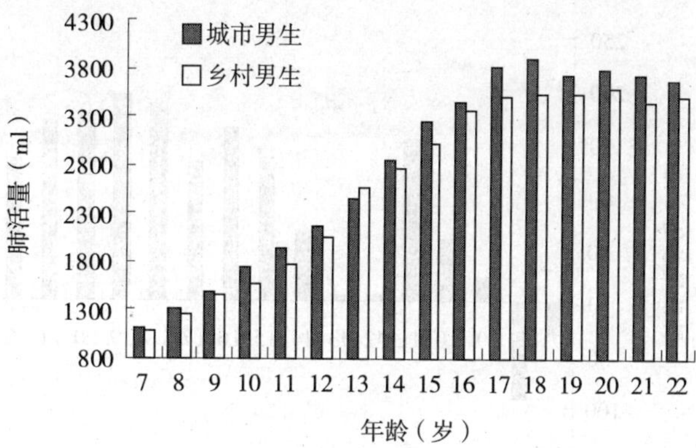

图 1－77　7～22 岁城乡男生肺活量

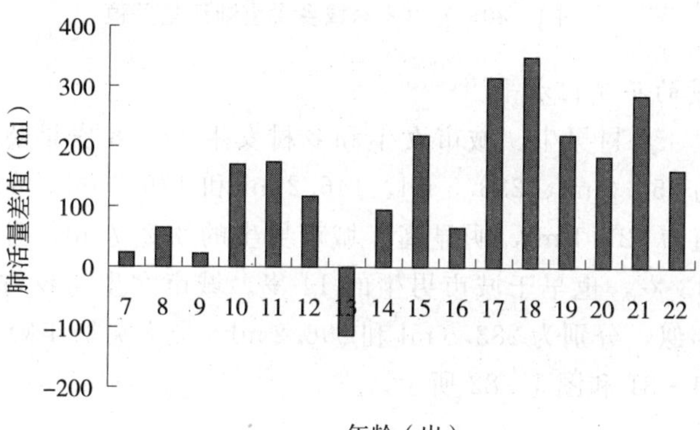

图 1－78　7～22 岁城乡男生肺活量差值

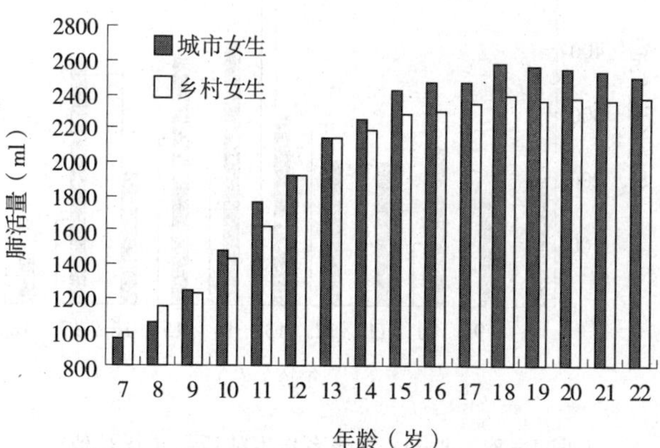

图 1－79　7～22 岁城乡女生肺活量

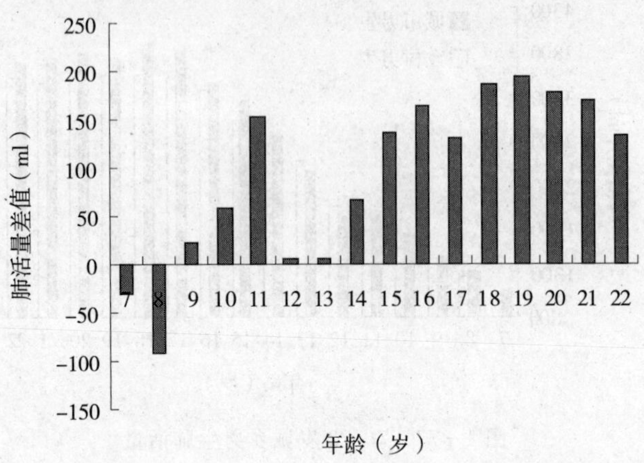

图 1-80　7～22 岁城乡女生肺活量差值

2. 肺活量的年变化水平

城市男生、乡村男生、城市女生和乡村女生 8～18 岁年龄组肺活量平均年增长分别为 253.2 ml、223.5 ml、146.2 ml 和 126.3 ml。乡村男生肺活量最大年增长值为 521.1 ml，明显高于城市男生的 402.7 ml，且乡村男生最大突增年龄为 13 岁，也早于城市男生的 14 岁。城市女生与乡村女生肺活量最大年增长值相似，分别为 283.6 ml 和 296.2 ml，最大突增年龄分别为 11 岁和 12 岁。如图 1-81 和图 1-82 所示。

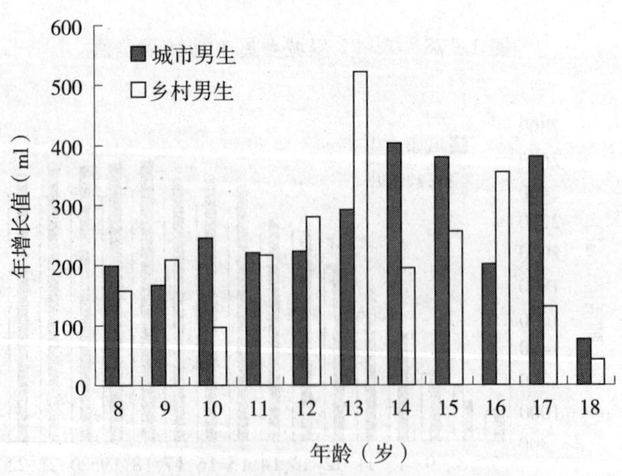

图 1-81　8～18 岁城乡男生肺活量年增长值

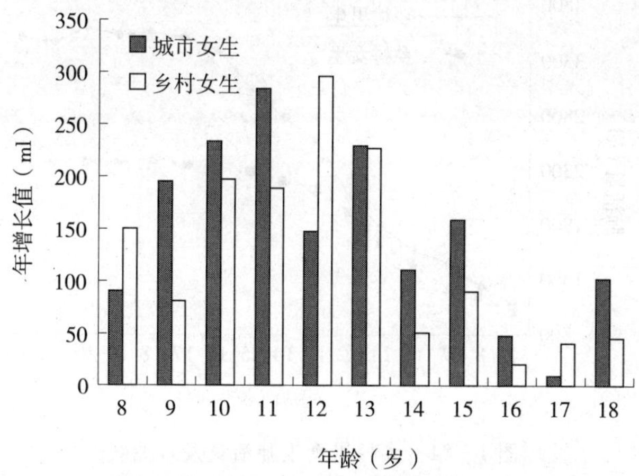

图 1－82 8～18 岁城乡女生肺活量年增长值

3. 肺活量发育曲线的性别差异

在所有年龄组中男生肺活量均高于女生。城市男女生肺活量在 7～13 岁年龄组差异较小，平均差值为 224.8 ml。13 岁后，男生肺活量快速增加，而女生则增加缓慢，男女生肺活量差值逐渐加大，14～18 岁年龄组平均差值为 1 011.9 ml，19～22 岁年龄组平均差值为 1 198.8 ml。乡村男女生肺活量在 7～12 岁年龄组差异较小，平均差值为 135.1 ml。12 岁后，男生肺活量继续快速增加，而女生则增加缓慢，男女生肺活量差值逐渐加大，13～18 岁年龄组平均差值为 854.4 ml，19～22 岁年龄组平均差值为 1 154.4 ml。如图 1－83 和图 1－84 所示。

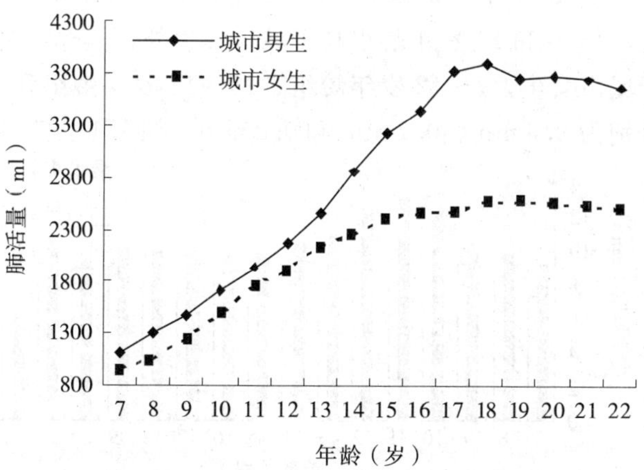

图 1－83 城市男女生肺活量发育曲线

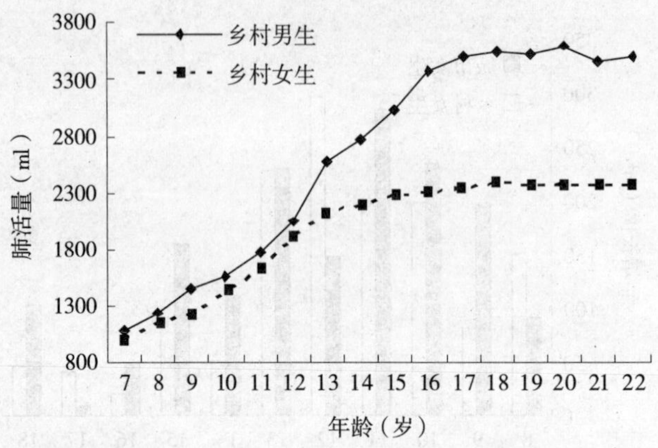

图 1－84 乡村男女生肺活量发育曲线

三、学生皮褶厚度状况

皮褶厚度可反映人体表面脂肪的分布情况，通过公式对人体的脂肪含量进行估算，可达到评价体成分的目的。皮褶厚度测量的部分主要有肱三头肌部、肩胛下部和腹部。

（一）肱三头肌皮褶厚度

1. 肱三头肌皮褶厚度的城乡差异

7～22 岁各年龄组的城市男生肱三头肌皮褶厚度均高于乡村男生，7～12 岁年龄组、13～18 岁年龄组和 19～22 岁年龄组肱三头肌皮褶厚度平均差值分别为 2.0 mm、2.0 mm 和 1.5 mm。乡村女生的肱三头肌皮褶厚度除 17 岁等同于城市女生，18 岁和 19 岁年龄组高于城市女生外，其他年龄组肱三头肌皮褶厚度均低于城市女生，7～12 岁年龄组、13～18 岁年龄组和 19～22 岁年龄组平均差值分别为 0.6 mm、0.7 mm 和 0.2 mm。如图 1－85～图 1－88 所示。

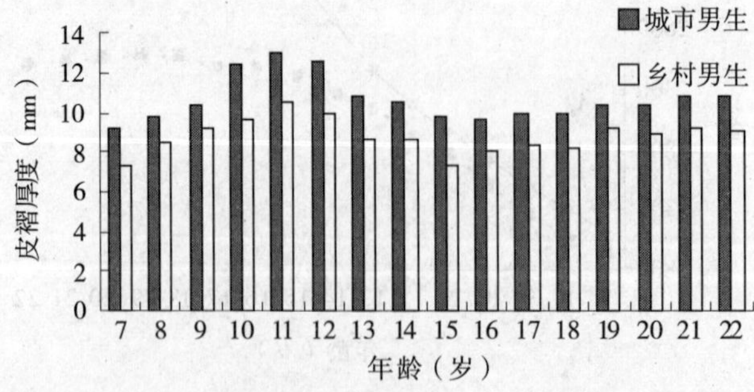

图 1－85 7～22 岁城乡男生肱三头肌皮褶厚度

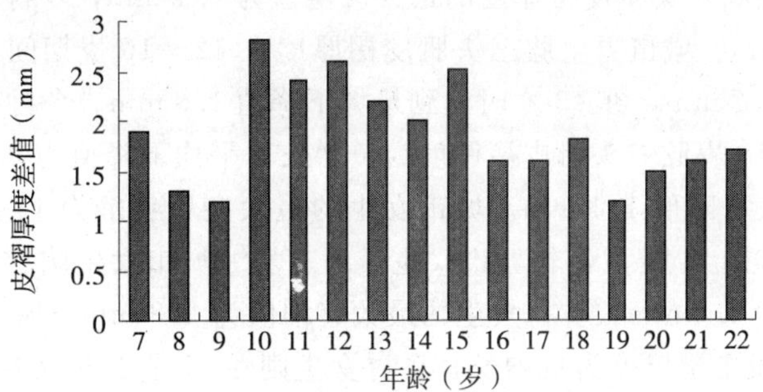

图 1－86　7～22 岁城乡男生肱三头肌皮褶厚度差值

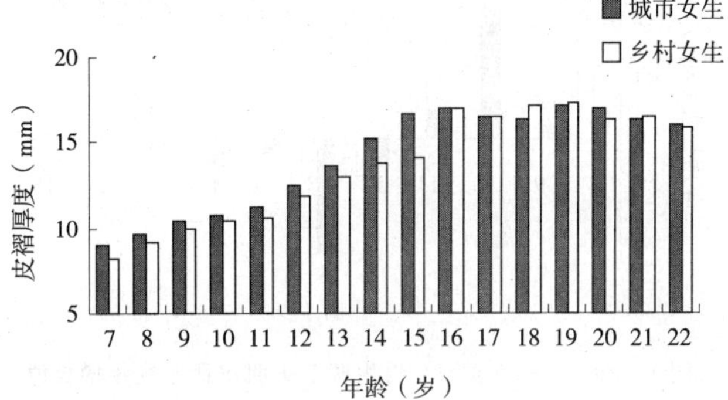

图 1－87　7～22 岁城乡女生肱三头肌皮褶厚度

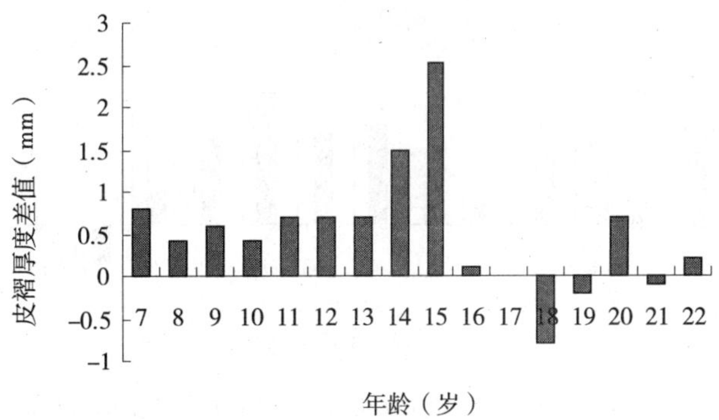

图 1－88　7～22 岁城乡女生肱三头肌皮褶厚度差值

2. 肱三头肌皮褶厚度的年变化水平

8～18 岁城市男生、乡村男生、城市女生和乡村女生肱三头肌皮褶厚度平均年增长值分别为 0.06 mm、0.07 mm、0.67 mm 和 0.82 mm。乡村男生的最大突增年龄为 8 岁，城市男生的最大突增年龄为 10 岁，比乡村男生滞后 2

岁。城市男生肱三头肌皮褶厚度的最大突增值为 2.1 mm，乡村男生的最大突增值为 1.1 mm。城市男生肱三头肌皮褶厚度在 12～16 岁期间为负增长，平均下降值为 0.7 mm，在 13 岁时达到最大下降值 1.8 mm。乡村男生在 12～13 岁、15 岁和 18 岁肱三头肌皮褶厚度为负增长，平均下降值为 0.9 mm，在 13 岁时达到最大下降值 1.4 mm。城市女生的最大突增年龄为 14 岁，乡村女生的最大突增年龄为 16 岁，较城市女生滞后 2 岁。城市女生肱三头肌皮褶厚度最大突增值为 1.6 mm，乡村女生的最大突增值为 2.8 mm。城市女生在 17～18 岁肱三头肌皮褶厚度为负增长，乡村女生则在 17 岁为负增长。如图 1－89 和图 1－90 所示。

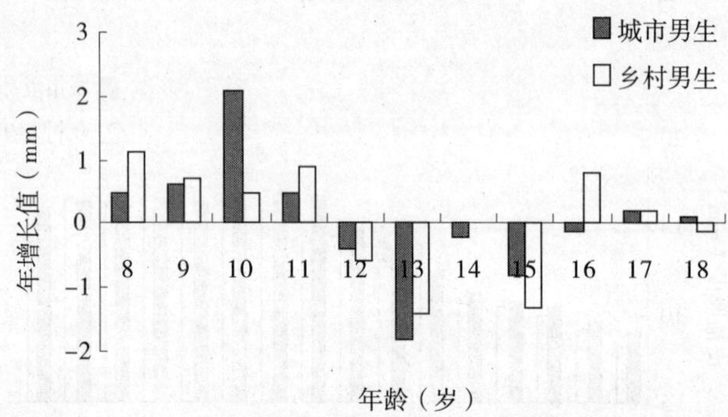

图 1－89　8～18 岁城乡男生肱三头肌皮褶厚度年增长值

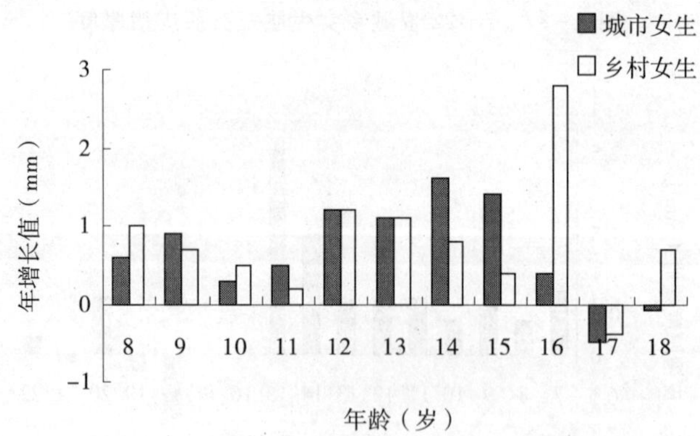

图 1－90　8～18 岁城乡女生肱三头肌皮褶厚度年增长值

3. 肱三头肌皮褶厚度变化曲线

城市男女生 7～9 岁之间肱三头肌皮褶厚度水平相近，男生皮褶厚度略高于女生，9 岁时出现曲线交叉。9～12 岁期间城市男生皮褶厚度略高于城市女生，在 12 岁出现第二次交叉，之后城市女生皮褶厚度呈上升趋势，而城市男生则为下降趋势。乡村男女生 7～10 岁之间肱三头肌皮褶厚度变化大致相近，女生皮褶厚度值略高于男生，11 岁以后两者差距逐渐增大，乡村女生明显高于乡村男生。如图 1－91 和图 1－92 所示。

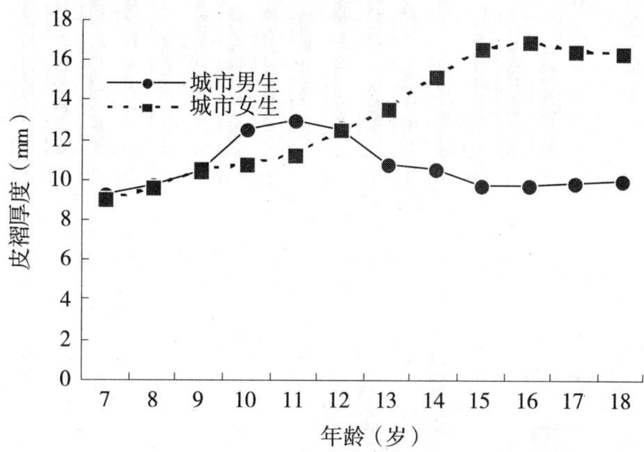

图 1－91　城市男女生肱三头肌皮褶厚度曲线图

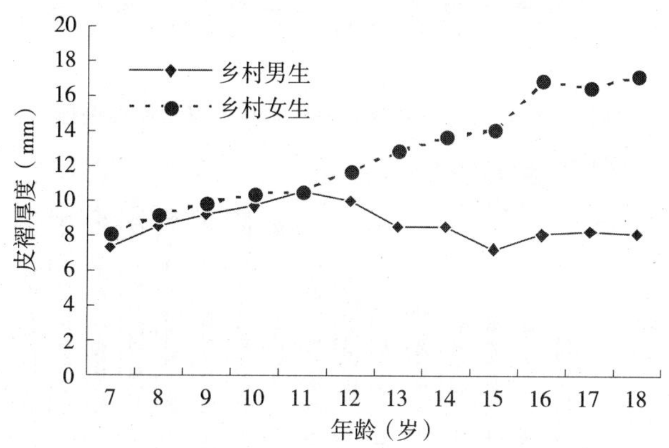

图 1－92　乡村男女生肱三头肌皮褶厚度曲线图

（二）肩胛下皮褶厚度

1. *肩胛下皮褶厚度的城乡差异*

7～22 岁各年龄组的城市男生肩胛下皮褶厚度均高于乡村男生，7～12 岁、13～18 岁和 19～22 岁年龄组肩胛下皮褶厚度平均差值分别为 2.0 mm、1.3 mm 和 1.2 mm。乡村女生的肩胛下皮褶厚度除 16 岁、18 岁和 21 岁年龄组高于城市女生外，其他年龄组肩胛下皮褶厚度均低于城市女生，7～12 岁、13～18 岁和 19～22 岁年龄组平均差值分别为 0.8 mm、0.5 mm 和 0.5 mm。如图 1－93～图 1－96 所示。

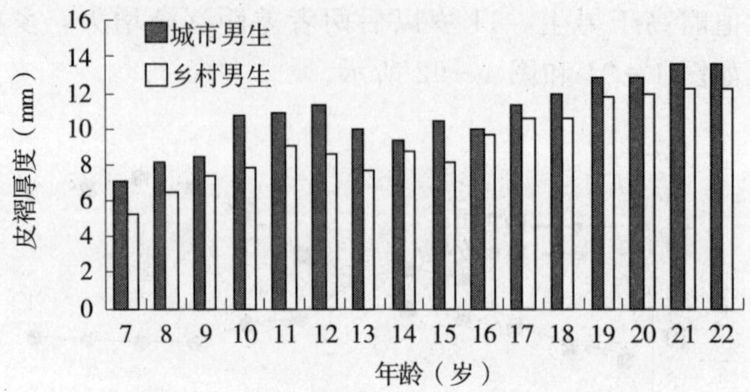

图 1-93 7～22 岁城乡男生肩胛下皮褶厚度

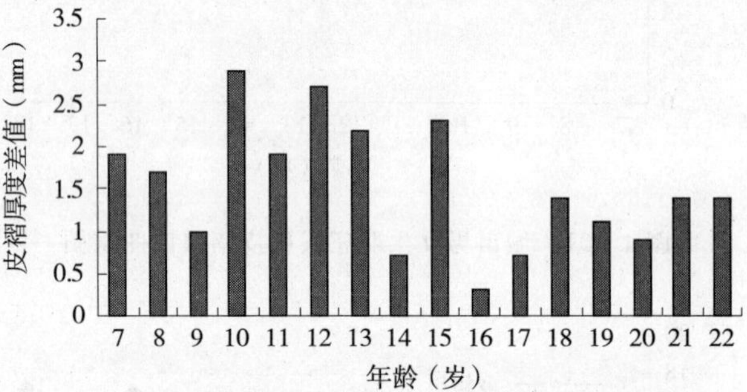

图 1-94 7～22 岁城乡男生肩胛下皮褶厚度差值

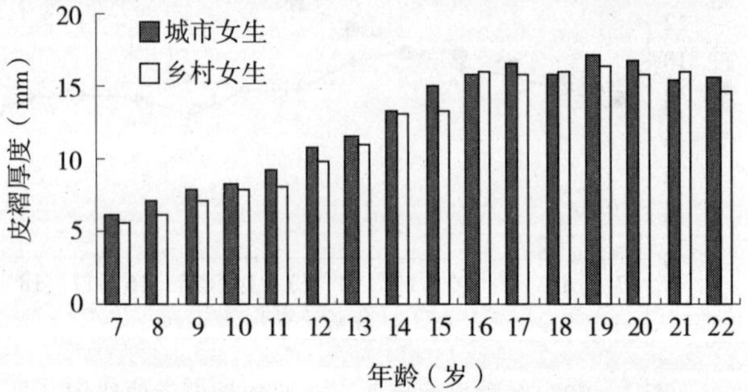

图 1-95 7～22 岁城乡女生肩胛下皮褶厚度

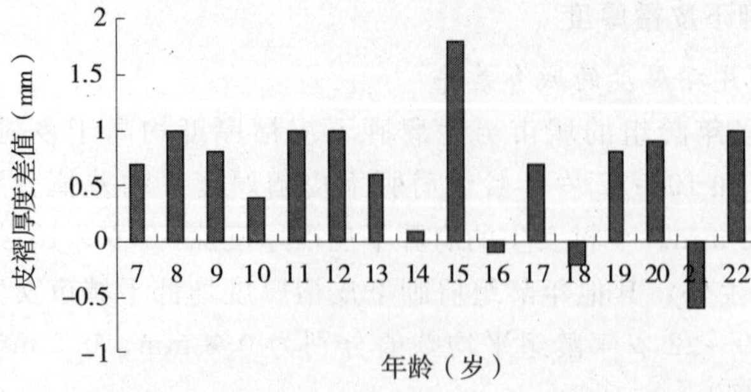

图 1-96 7～22 岁城乡女生肩胛下皮褶厚度差值

2. 肩胛下皮褶厚度的年变化水平

8～18 岁城市男生、乡村男生、城市女生和乡村女生肩胛下皮褶厚度平均年增长值分别为 0.4 mm、0.5 mm、0.9 mm 和 1.0 mm。乡村男生的最大突增年龄为 8 岁，城市男生的最大突增年龄为 10 岁，比乡村男生晚 2 岁。城市男生肩胛下皮褶厚度的最大突增值为 2.3 mm，乡村男生最大突增值为 1.2 mm，乡村男生在 8 岁和 11 岁年龄组突增值相同，均达到最大突增值。城市男生肩胛下皮褶厚度增长值在 13 岁、14 岁和 16 岁期间为负增长，平均下降值为 0.8 mm，在 13 岁达到最大下降值 1.4 mm。乡村男生在 12 岁、13 岁、15 岁和 18 岁肩胛下皮褶厚度为负增长，平均下降值为 0.5 mm，在 13 岁达到最大下降值 0.9 mm。城市女生的最大突增年龄为 15 岁，乡村女生的最大突增年龄为 16 岁，较城市女生滞后 1 岁。城市女生肩胛下皮褶厚度最大突增值为 1.8 mm，乡村女生的最大突增值为 2.7 mm。城市女生在 18 岁肩胛下皮褶厚度为负增长，乡村女生则在 17 岁为负增长。如图 1－97 和图 1－98 所示。

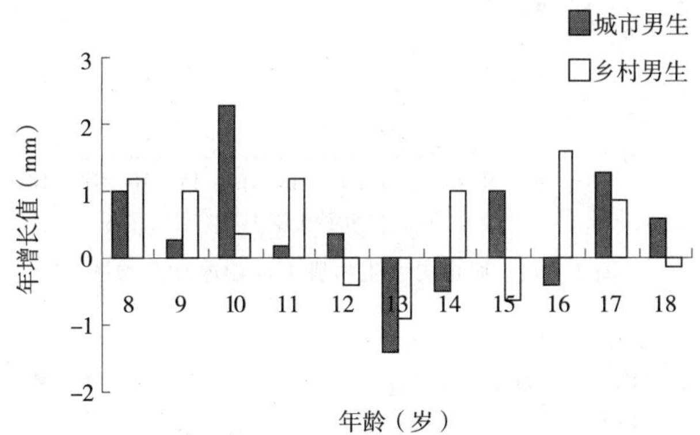

图 1－97　8～18 岁城乡男生肩胛下皮褶厚度年增长值

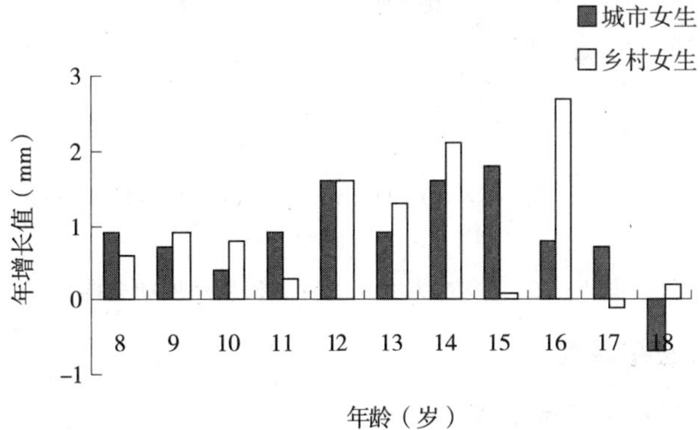

图 1－98　8～18 岁城乡女生肩胛下皮褶厚度年增长值

3. 肩胛下皮褶厚度变化曲线

城市男女生 7～8 岁之间肩胛下皮褶厚度水平相近，男生皮褶厚度值略高于女生，城市男生在 9～10 岁时皮褶厚度显著上升，11～12 岁日趋平稳，女生皮褶厚度在 9～12 岁呈平稳上升趋势，在 12 岁年龄组时两者出现交叉，之后城市女生皮褶厚度明显高于城市男生。乡村男女生 7～12 岁肩胛下皮褶厚度水平相近，在 8 岁、9～10 岁和 11 岁出现 3 次曲线交叉，11 岁以后差距逐渐增大，之后乡村女生皮褶厚度明显大于乡村男生。如图 1－99 和图 1－100 所示。

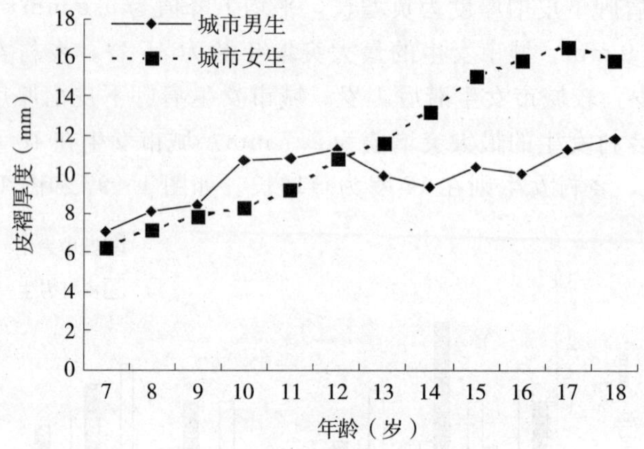

图 1－99　城市男女生肩胛下皮褶厚度曲线图

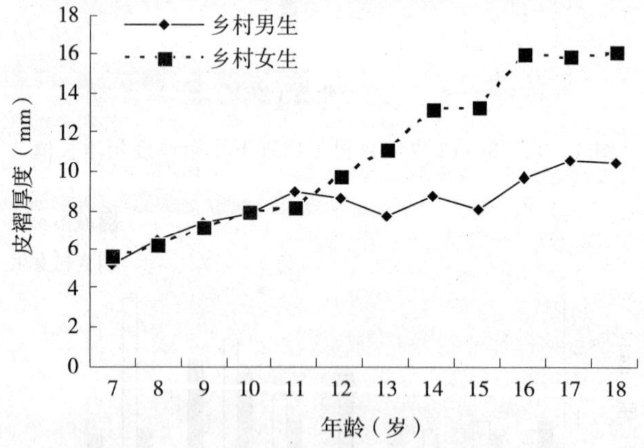

图 1－100　乡村男女生肩胛下皮褶厚度曲线图

(三) 腹部皮褶厚度

1. 腹部皮褶厚度的城乡差异

7～22 岁各年龄组的城市男生腹部皮褶厚度均高于乡村男生，7～12 岁年龄组、13～18 岁年龄组和 19～22 岁年龄组腹部皮褶厚度平均差值分别为 2.5

mm、1.4 mm和2.6 mm。乡村女生的腹部皮褶厚度在13岁年龄组与城市女生持平，在14岁、16～18岁和21岁年龄组高于城市女生，其他年龄组腹部皮褶厚度均低于城市女生。7～12岁、13～18岁和19～22岁年龄组平均差值分别为1.0 mm、－0.4 mm和0.4 mm。如图1-101～图1-104所示。

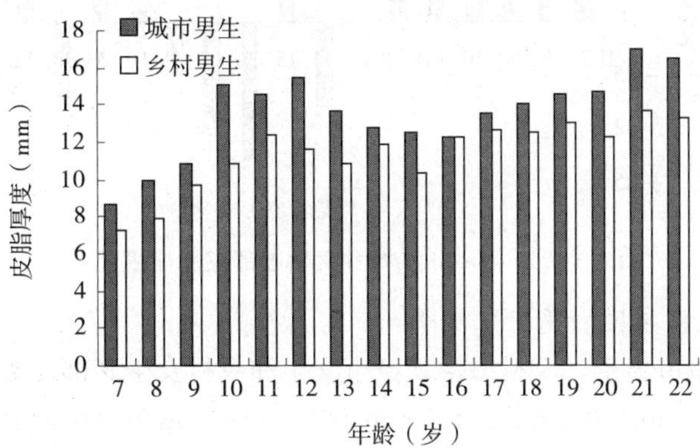

图1-101 7～22岁城乡男生腹部皮脂厚度

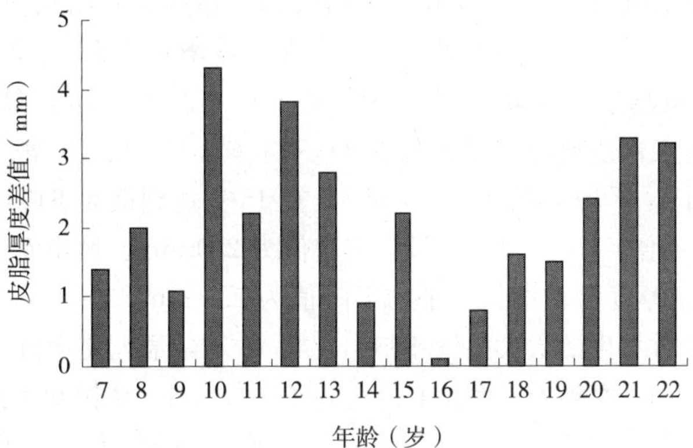

图1-102 7～22岁城乡男生腹部皮脂厚度差值

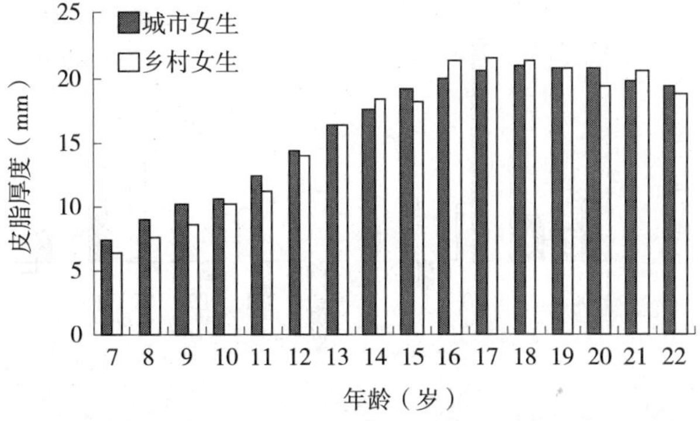

图1-103 7～22岁城乡女生腹部皮脂厚度

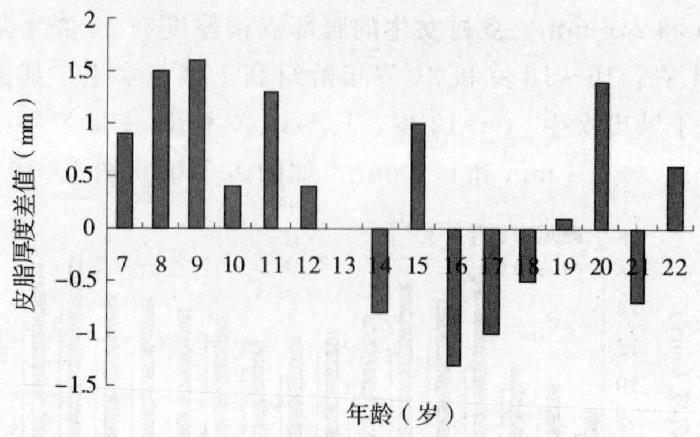

图 1－104　7～22 岁城乡女生腹部皮脂厚度差值

2. 腹部皮褶厚度的年变化水平

8～18 岁城市男生、乡村男生、城市女生和乡村女生腹部皮褶厚度平均年增长值分别为 0.5 mm、0.5 mm、1.2 mm 和 1.4 mm。城市男生的最大突增年龄为 10 岁，城市男生腹部皮褶厚度的最大突增值为 4.3 mm。乡村男生的最大突增年龄为 16 岁，突增值为 1.9 mm，在 9 岁时腹部皮褶厚度年增长值已接近最大突增值，突增值为 1.8 mm。城市男生腹部皮褶厚度增长值在 11 岁、13～16 岁和 22 岁年龄组为负增长，平均下降值为 0.7 mm，在 13 岁达到最大下降值 1.7 mm。乡村男生腹部皮褶厚度增长值在 12～13 岁、15 岁、18 岁、20 岁和 22 岁年龄组为负增长，平均下降值为 0.7 mm，在 15 岁达到最大下降值 1.6 mm。城市女生的最大突增年龄为 13 岁，最大突增值为 2.0 mm。城市女生在 19～22 岁年龄组腹部皮褶厚度为负增长，平均下降值为 0.4 mm，在 21 岁达到最大下降值 0.9 mm。乡村女生的最大突增年龄出现在 16 岁，最大突增值为 3.1 mm。此外，乡村女生在 12 岁年龄组增长值也达到了 2.8 mm。乡村女生在 15 岁、18～22 岁和 22 岁年龄组腹部皮褶厚度为负增长，平均下降值为 0.8 mm，在 22 岁达到最大下降值 1.7 mm。如图 1－105 和图 1－106 所示。

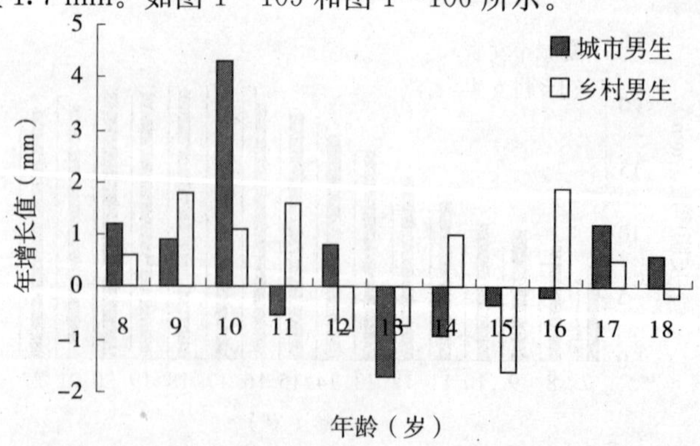

图 1－105　8～18 岁城乡男生腹部皮脂厚度年增长值

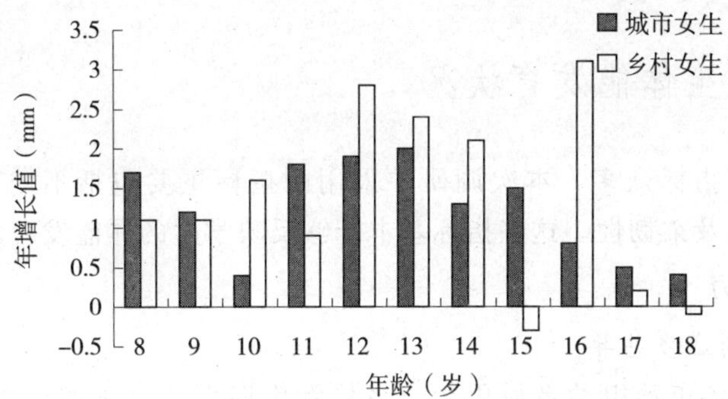

图 1-106　8～18 岁城乡女生腹部皮脂厚度年增长值

3. 腹部皮褶厚度变化曲线

城市男女生 7～8 岁之间腹部皮褶厚度水平相近，男生略高于女生。城市男生在 9～10 岁时皮褶厚度显著上升，11～12 岁日趋平稳；女生皮褶厚度在 9～12 岁呈平稳上升趋势。城市男女生在 12 岁时出现交叉，之后城市女生皮褶厚度明显高于城市男生。乡村男女生 7～11 岁腹部皮褶厚度水平相近，在 11 岁年龄组出现曲线交叉，之后差距逐渐增大，乡村女生皮褶厚度明显大于乡村男生。如图 1-107 和图 1-108 所示。

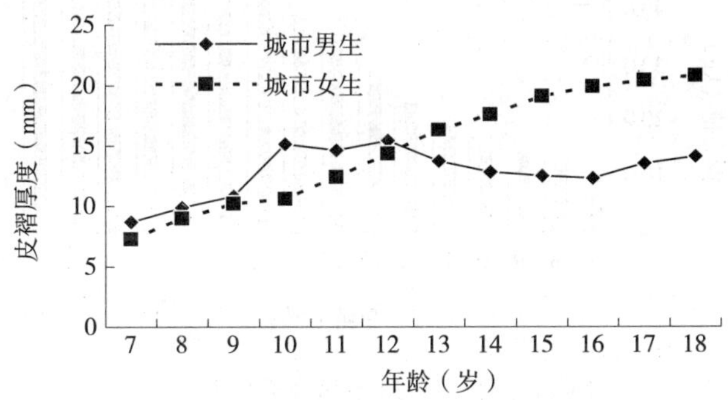

图 1-107　城市男女生腹部皮褶厚度曲线图

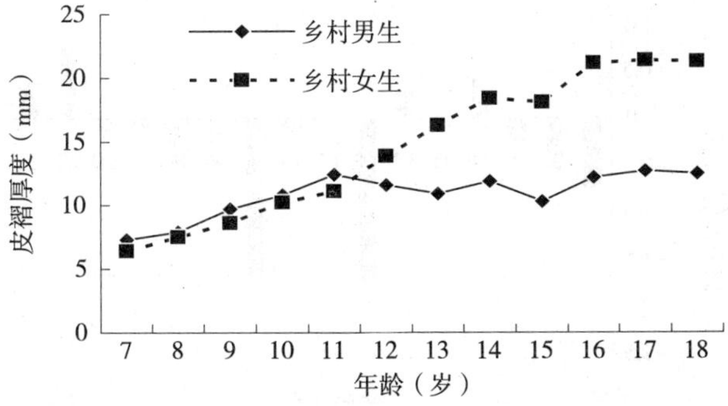

图 1-108　乡村男女生腹部皮褶厚度曲线图

四、学生体能发育状况

体能发育指标众多，本次调研中采用的指标主要包括不同部位的力量、速度、耐力以及柔韧性。这些指标基本能够反映学生的体能发育水平。

(一) 握力

1. 握力的城乡差异

7～22 岁各年龄组的乡村男生、乡村女生握力值高于城市男生、城市女生。7～12 岁年龄组乡村男生、乡村女生握力平均值较同年龄组城市男生、城市女生分别高 0.14 kg 和 0.48 kg，13～18 岁年龄组乡村男生、乡村女生握力平均值较城市男生、城市女生分别高 0.80 kg 和 0.30 kg，18～22 岁年龄组乡村女生握力平均值较城市女生高 1.03 kg，而乡村男生握力平均值较城市男生低 0.22 kg。从城乡握力差值图上看，城乡女生之间的差异更为稳定。如图 1－109～图 1－112 所示。

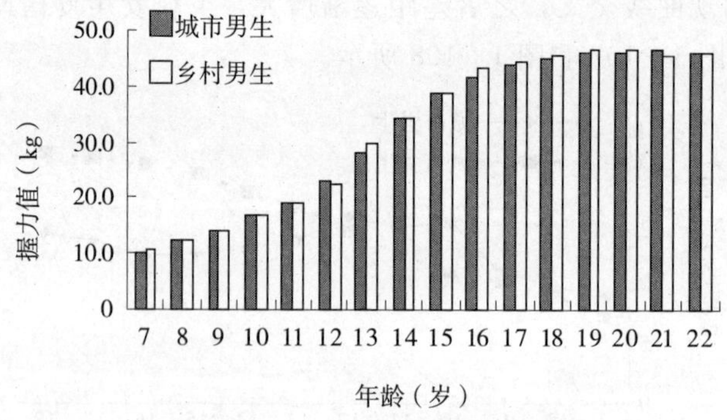

图 1－109　7～22 岁城乡男生握力值

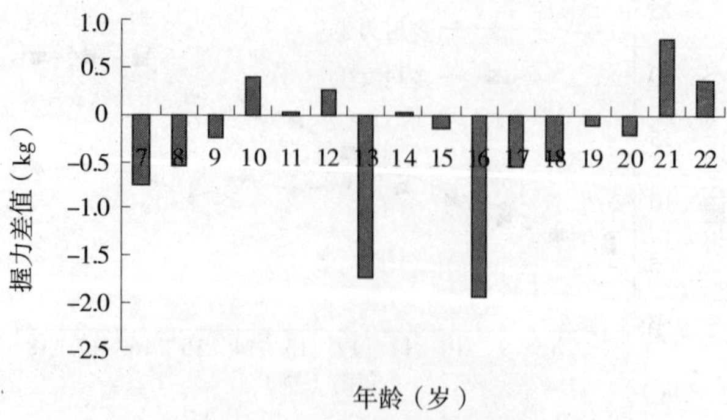

图 1－110　7～22 岁城乡男生握力差值

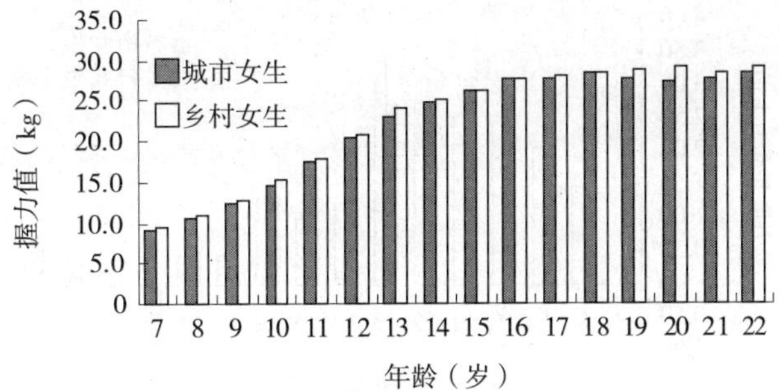

图1-111 7～22岁城乡女生握力值

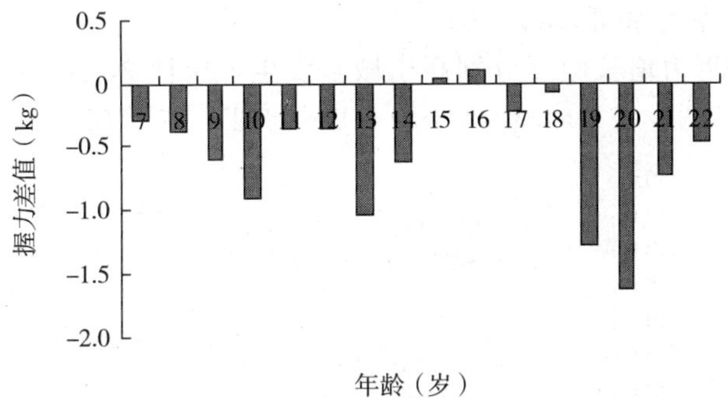

图1-112 7～22岁城乡女生握力差值

2. 握力的年增长水平

城市男生、乡村男生、城市女生、乡村女生8～18岁年龄组握力年平均增长值分别为3.20 kg、3.17 kg、1.75 kg和1.73 kg。城市男生的握力值最大突增年龄是14岁，较乡村男生推迟1周岁；城市女生的握力值最大突增年龄是11岁，较乡村女生提前2周岁。如图1-113和图1-114所示。

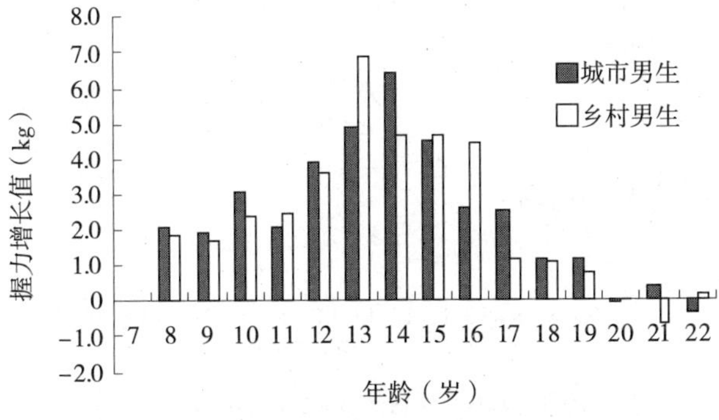

图1-113 8～22岁城乡男生握力增长值

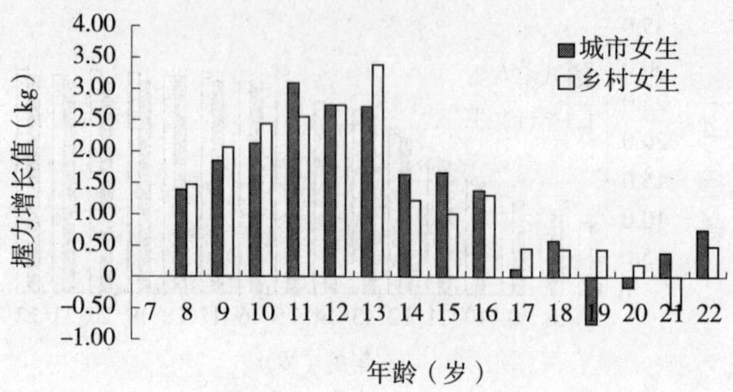

图 1－114　8～22 岁城乡男生握力增长值

3. 男女生握力发育比较

城乡男生握力增长幅度分别高于城乡女生，这种增长趋势在男生 19 岁，女生 18 岁以后均变得不明显。如图 1－115 和图 1－116 所示。

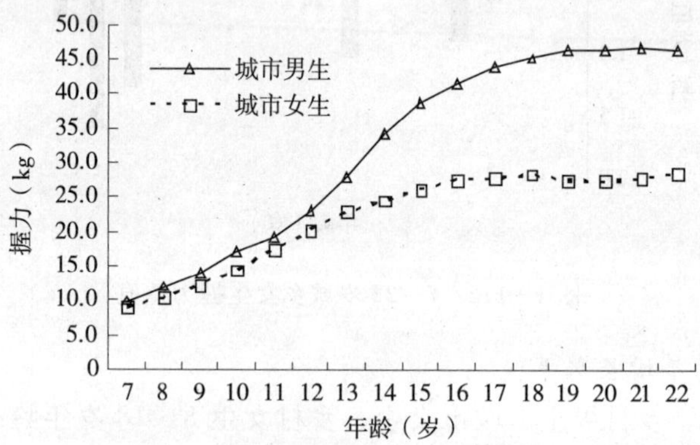

图 1－115　城市男女生握力增长曲线

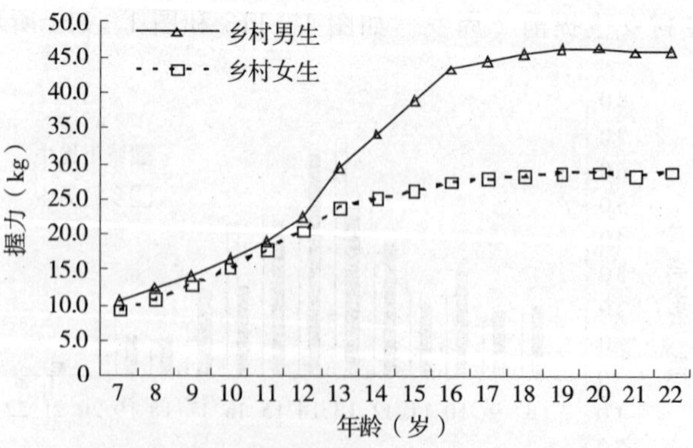

图 1－116　乡村男女生握力增长曲线

（二）50 m 跑

1. 50 m 跑成绩的城乡差异

7～22 岁各年龄组男女生 50 m 跑成绩均存在城乡差异。7～12 岁年龄组乡村男、女生 50 m 跑平均时间较城市男、女生分别缩短 0.22 s 和 0.13 s，13～18 岁年龄组乡村男、女生 50 m 跑平均时间较城市男、女生分别延长 0.10 s 和 0.18 s，18～22 岁年龄组乡村男、女生 50 m 跑平均时间较城市男、女生分别延长 0.28 s 和 0.09 s。如图 1－117～图 1－120 所示。

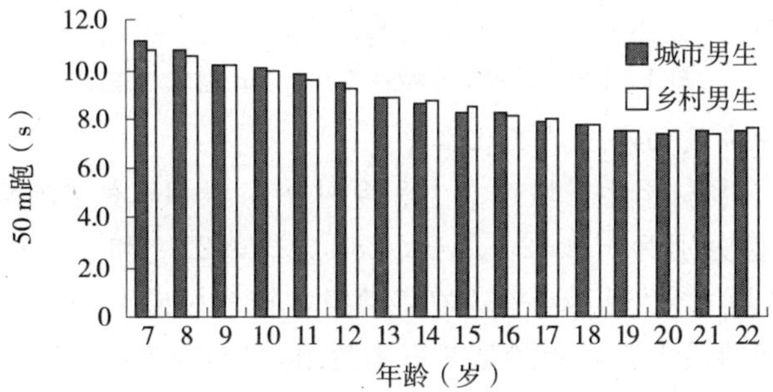

图 1－117　7～22 岁城乡男生 50 m 跑成绩

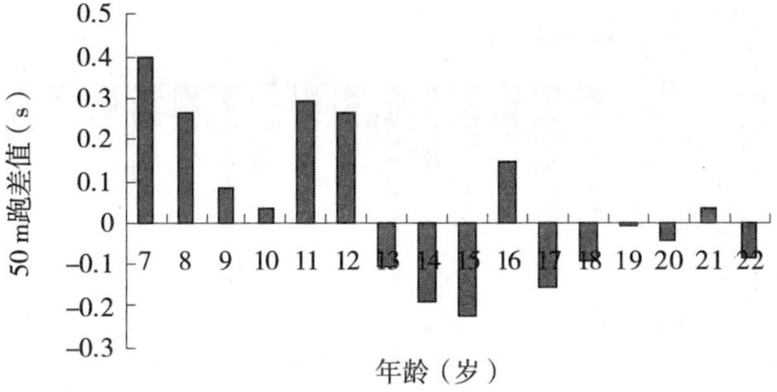

图 1－118　7～22 岁城乡男生 50 m 跑成绩差值

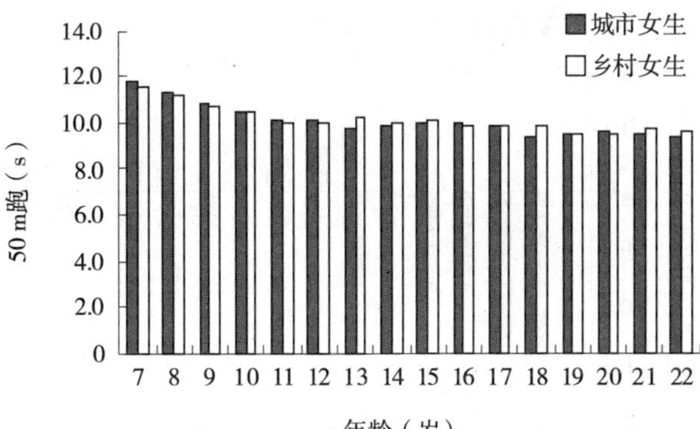

图 1－119　7～22 岁城乡女生 50 m 跑成绩

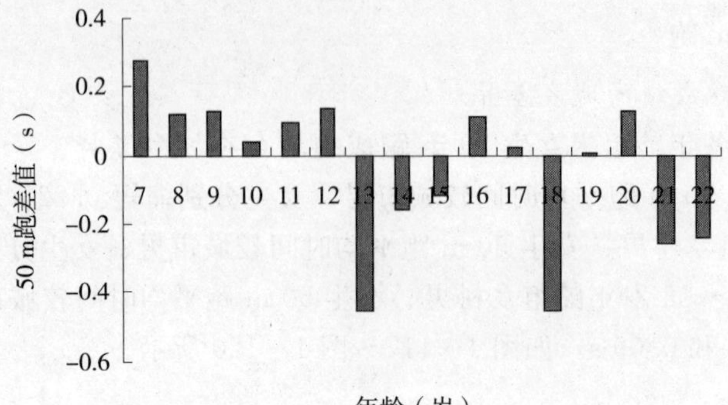

图 1 - 120　7～22 岁城乡女生 50 m 跑成绩差值

2. 50 m 跑成绩的年平均变化水平

城市男生、乡村男生、城市女生和乡村女生 8～18 岁年龄组 50 m 跑时间的年平均增长值分别为－0. 32 s、－0. 28 s、－0. 22 s 和－0. 15 s。城市男生 50 m 跑时间的最大突增年龄是 13 岁年龄组，较乡村男生推迟 2 周岁；城市女生 50 m 跑时间的最大突增年龄是 8 岁年龄组，较乡村女生提前 1 周岁。如图 1 - 121 和图 1 - 122 所示。

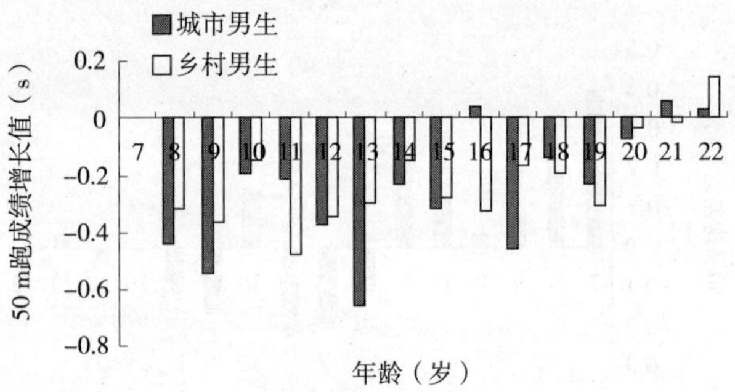

图 1 - 121　8～22 岁城乡男生 50 m 跑成绩增长值

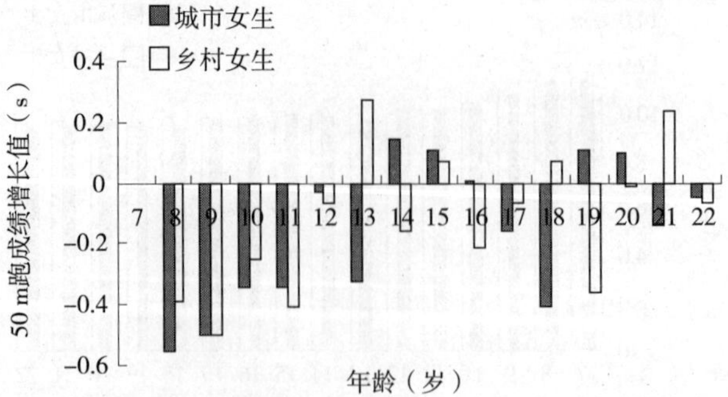

图 1 - 122　8～22 岁城乡女生 50 m 跑成绩增长值

3. 男女生 50 m 跑时间比较

7～22 岁各年龄组城乡男生 50 m 跑速度增长幅度分别高于城乡女生。这种增长趋势男生在 20 岁以后均变得不明显，而女生在 13 岁以后就呈现出不增长甚至是下降的趋势。如图 1－123 和图 1－124 所示。

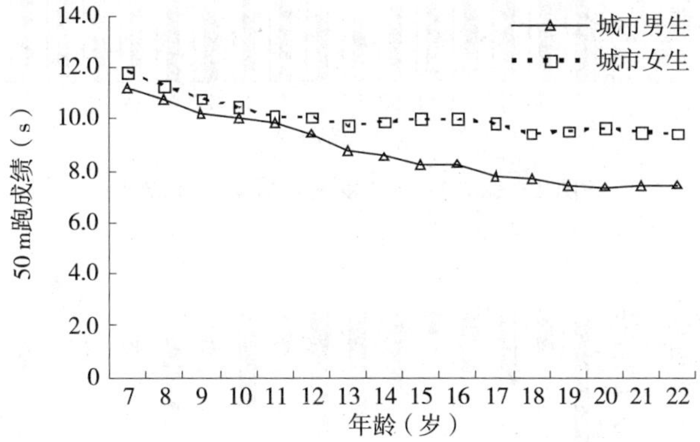

图 1－123 城市男女生 50 m 跑成绩增长曲线

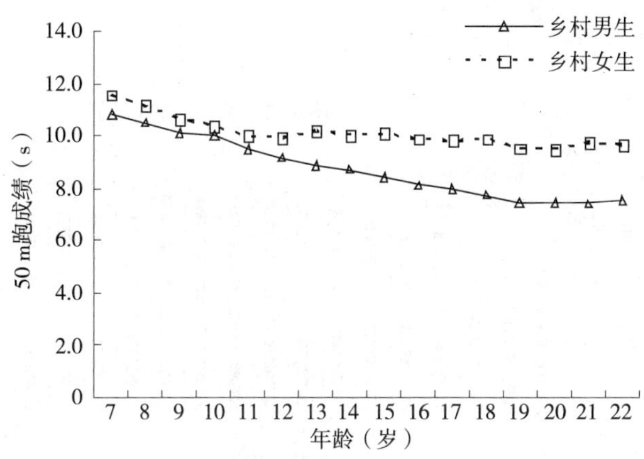

图 1－124 乡村男女生 50 m 跑成绩增长曲线

（三）立定跳远

1. 立定跳远成绩的城乡差异

7～22 岁各年龄组的乡村男生、乡村女生立定跳远成绩优于同年龄组城市男生、城市女生的立定跳远成绩。7～12 岁年龄组乡村男、女生立定跳远平均成绩较城市男、女生分别高出 4.20 cm 和 2.89 cm，13～18 岁年龄组乡村男、女生立定跳远平均成绩较城市男、女生分别高出 4.25 cm 和 0.08 cm，18～22 岁年龄组乡村女生立定跳远平均成绩较城市女生高出 2.12 cm，而乡村男生立定跳远平均成绩较城市男生低 0.10 cm。从城乡立定跳远成绩差值图上看，城乡男生之间的差异更为稳定。如图 1－125～图 1－128 所示。

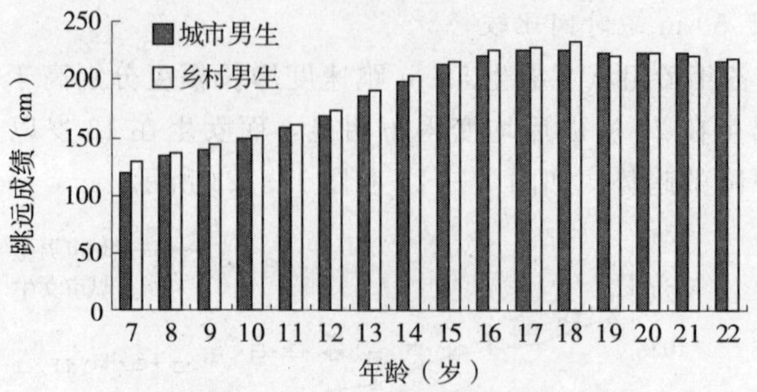

图 1-125　7～22 岁城乡男生跳远成绩

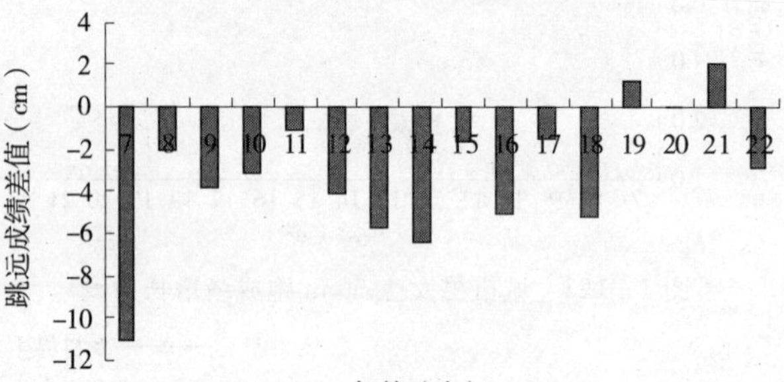

图 1-126　7～22 岁城乡男生跳远成绩差值

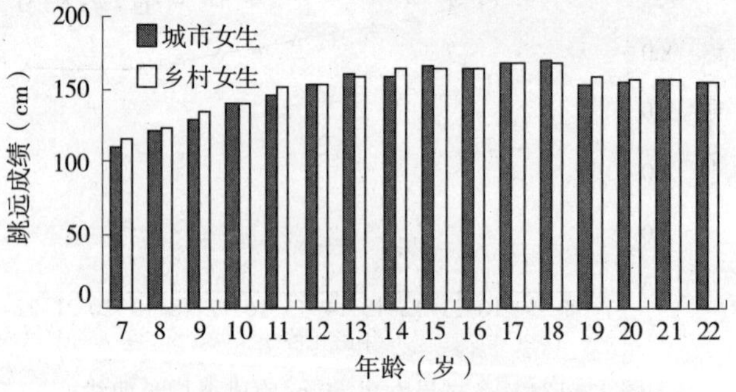

图 1-127　7～22 岁城乡女生跳远成绩

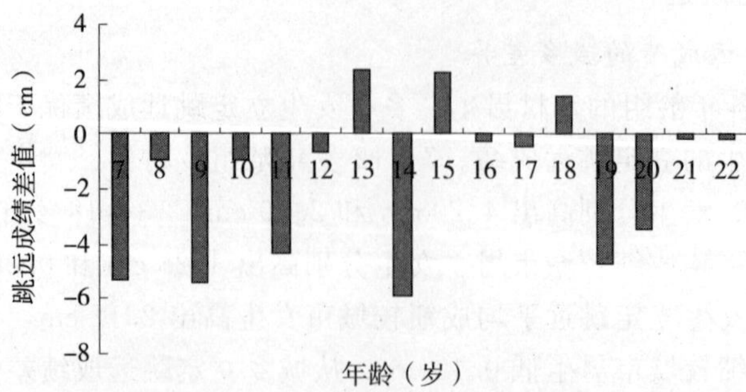

图 1-128　7～22 岁城乡女生跳远成绩差值

2. 立定跳远的年增长水平

城市男生、乡村男生、城市女生和乡村女生 8～18 岁年龄组立定跳远成绩的平均年增长值分别为 9.80 cm、9.26 cm、5.32 cm 和 4.71 cm。城市、乡村男生的立定跳远最大突增年龄都是 13 岁，乡村女生的立定跳远最大突增年龄是 9 岁，较城市女生推迟 1 岁。如图 1-129 和图 1-130 所示。

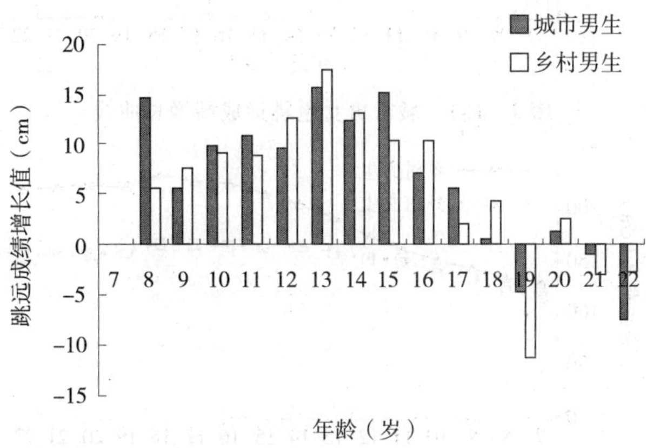

图 1-129 8～22 岁城乡男生跳远成绩增长值

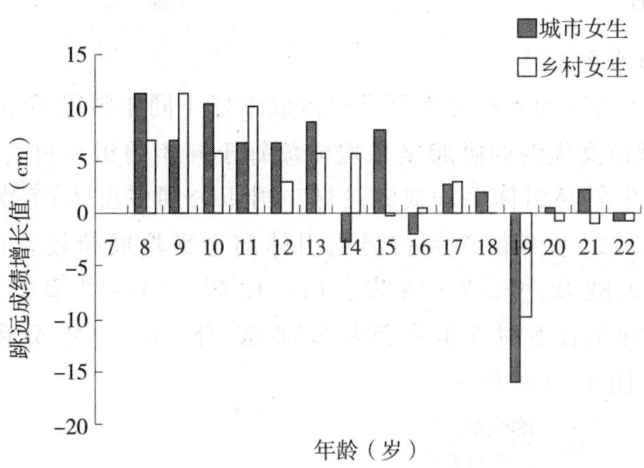

图 1-130 8～22 岁城乡女生跳远成绩增长值

3. 男女生立定跳远发育比较

7～22 岁各年龄组城乡男生立定跳远成绩增长幅度高于同年龄段城乡女生。这种增长趋势在 18 岁以后均变得不明显，甚至呈现下降的趋势。如图 1-131和图 1-132 所示。

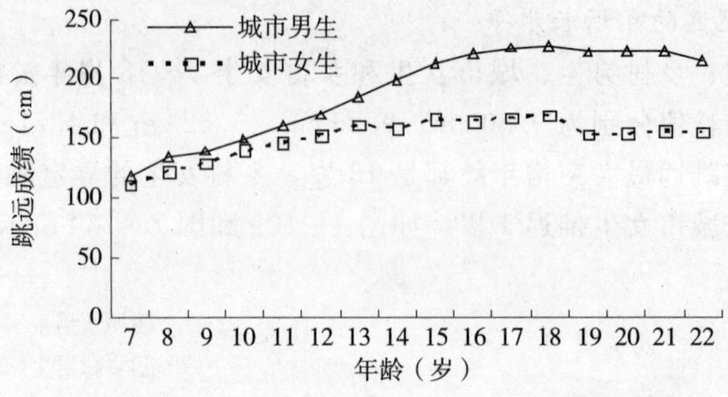

图 1-131 城市男女生跳远成绩增长曲线

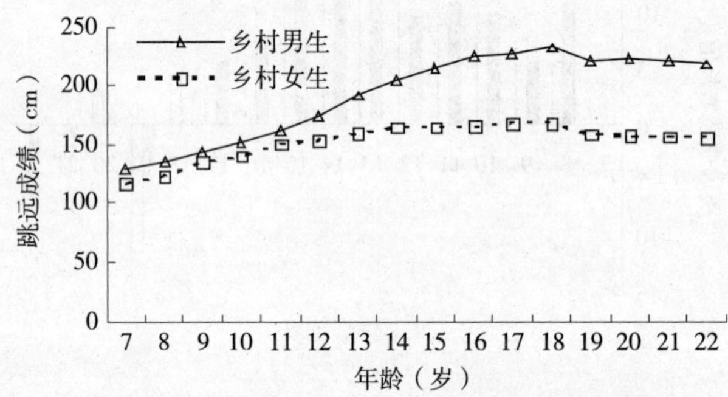

图 1-132 乡村男女生跳远成绩增长曲线

(四) 肌力

1. 肌力的城乡差异

7～12 岁年龄组的乡村男生斜身引体成绩好于同年龄段城市男生，而 7～22 岁年龄组城市女生的仰卧起坐平均成绩好于同年龄组乡村女生。7～12 岁年龄组乡村男生斜身引体平均成绩较城市男生分别多出 4.67 次/分，13～18 岁年龄组、18～22 岁年龄组乡村男生引体向上平均成绩较城市男生分别多 0.50 次/分和 0.82 次/分。7～12 岁、13～18 岁、18～22 岁年龄组城市女生仰卧起坐平均成绩较乡村女生分别多 2.76 次/分、2.67 次/分和 3.95 次/分。如图 1-133～图 1-138 所示。

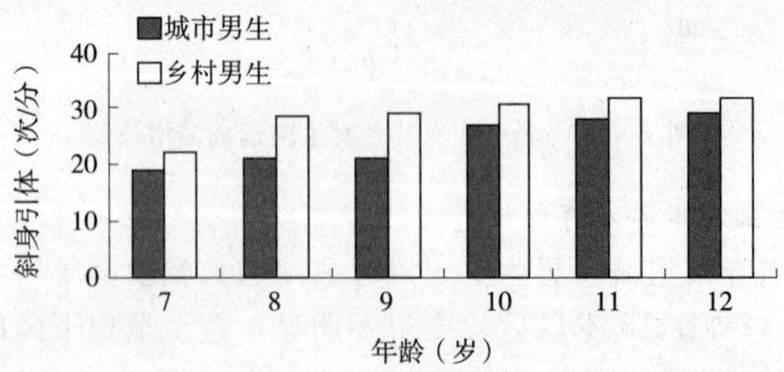

图 1-133 7～12 岁城乡男生斜身引体

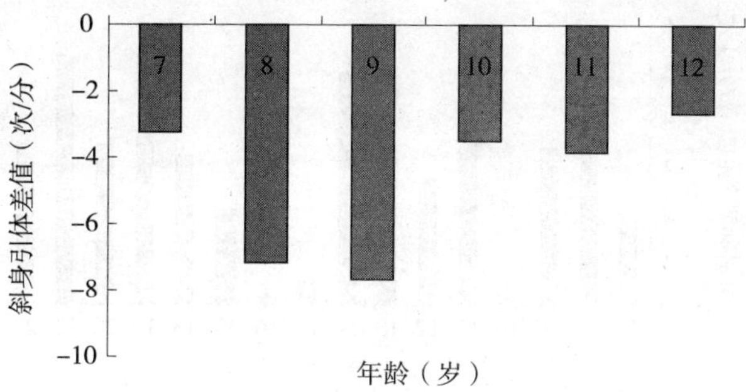

图 1-134　7～12 岁城乡男生斜身引体差值

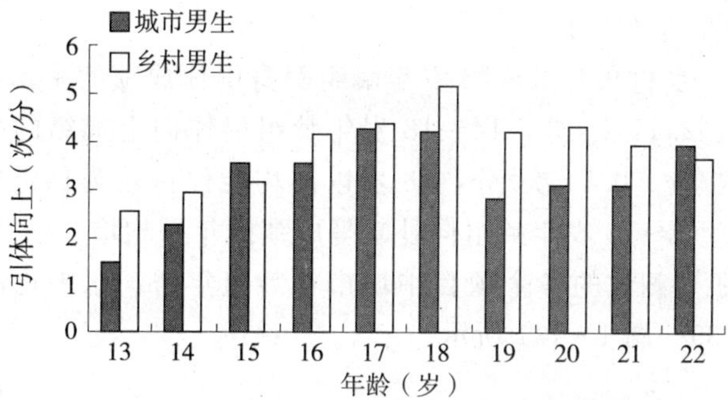

图 1-135　13～22 岁城乡男生引体向上

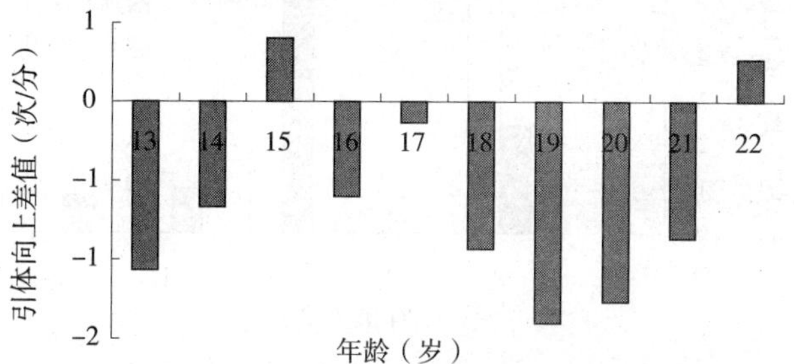

图 1-136　13～22 岁城乡男生引体向上差值

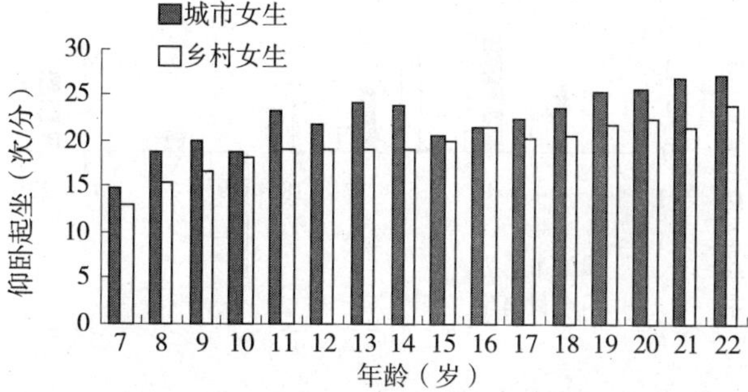

图 1-137　7～22 岁城乡女生仰卧起坐

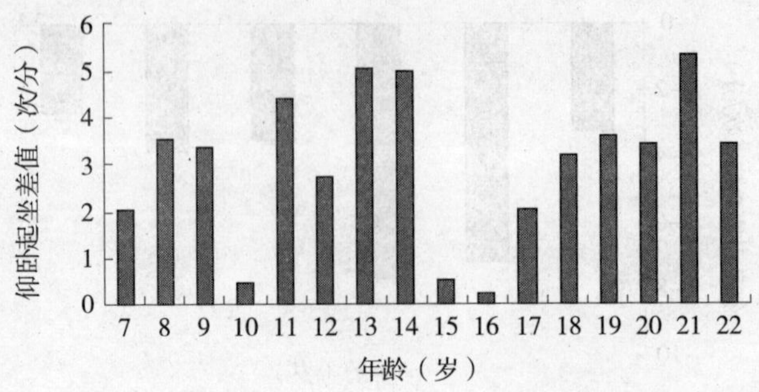

图 1-138　7～22 岁城乡女生仰卧起坐差值

2. 肌力的年增长水平

城市男生、乡村男生 8～12 岁年龄组斜身引体成绩的平均年增长值分别为 2.55 次/分、2.41 次/分，14～18 岁年龄组引体向上成绩的平均年增长值分别为 0.69 次/分、0.14 次/分，18 岁以前均能保持较为稳定的增长。城市女生、乡村女生 7～18 岁年龄组仰卧起坐成绩的年平均增长值为 0.87 次/分、0.76 次/分，肌力测试的各个项目中城市年龄组年增长水平均高于乡村年龄组。如图 1-139～图 1-141 所示。

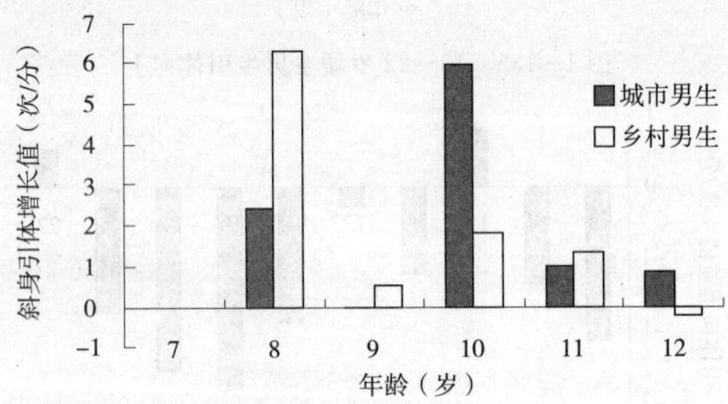

图 1-139　8～12 岁城乡男生斜身引体增长值

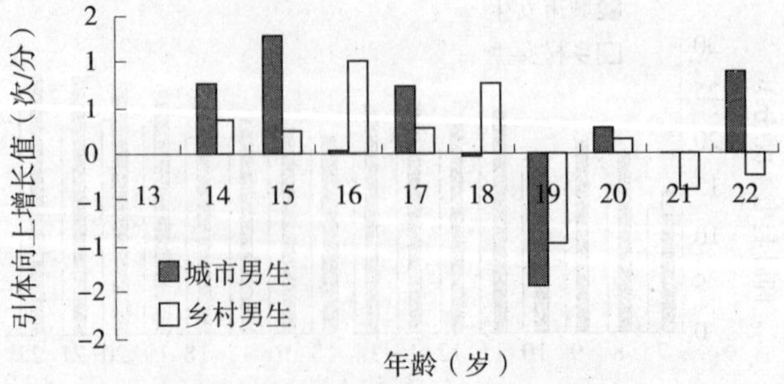

图 1-140　14～22 岁城乡男生引体向上增长值

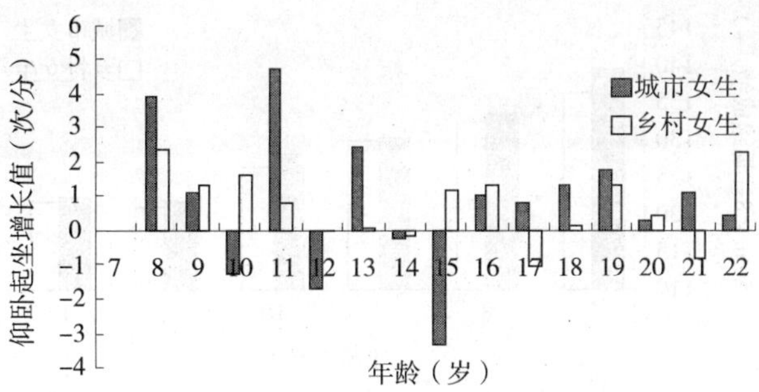

图 1 - 141　8～22 岁城乡女生仰卧起坐增长值

（五）耐力跑

1. 耐力跑成绩的城乡差异

耐力跑的城乡差异在各个年龄段有所不同。7～12 岁年龄组乡村男、女生 50 m×8 往返跑平均成绩较同年龄组城市男、女生分别快 3.96 s 和 1.32 s，13～18 岁年龄组乡村男、女生 1 000 m 跑、800 m 跑平均成绩较同年龄组城市男、女生分别慢 4.02 s 和 9.05 s，18～22 岁组乡村男、女生 1 000 m 跑、800 m 跑平均成绩较同年龄组城市男、女生快 5.48 s 和 6.54 s。如图 1 - 142～图 1 - 149所示。

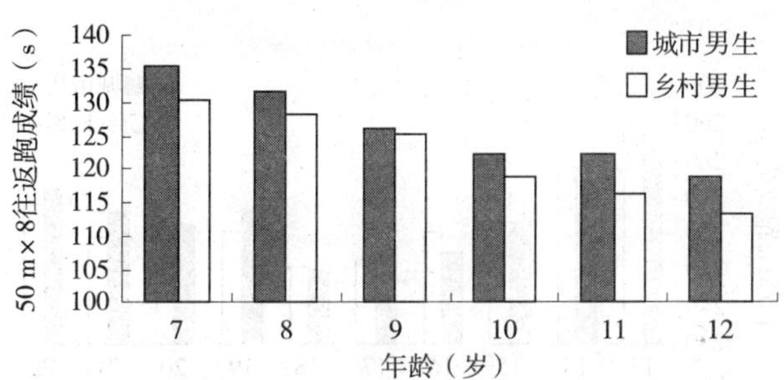

图 1 - 142　7～12 岁城乡男生 50 m×8 往返跑成绩

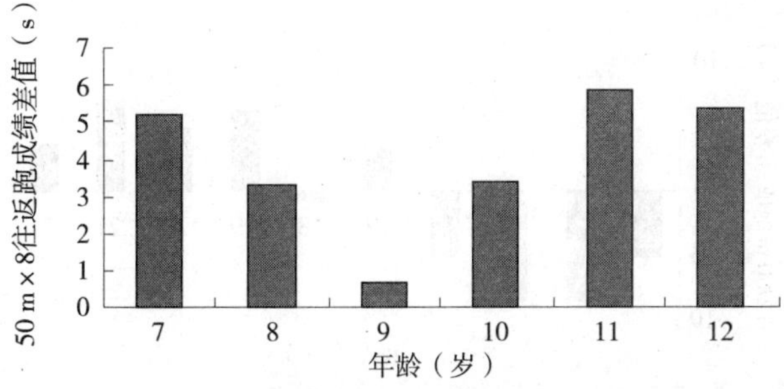

图 1 - 143　7～12 岁城乡男生 50 m×8 往返跑成绩差值

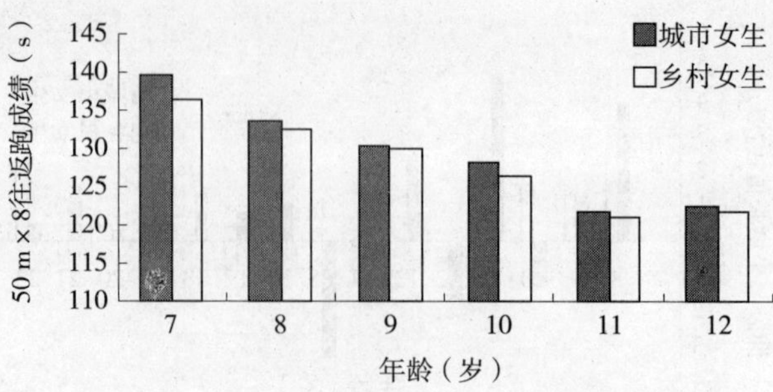

图 1-144　7～12 岁城乡女生 50 m×8 往返跑成绩

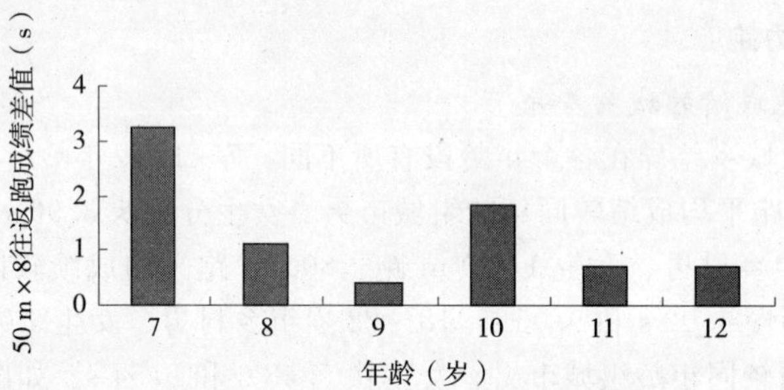

图 1-145　7～12 岁城乡女生 50 m×8 往返跑成绩差值

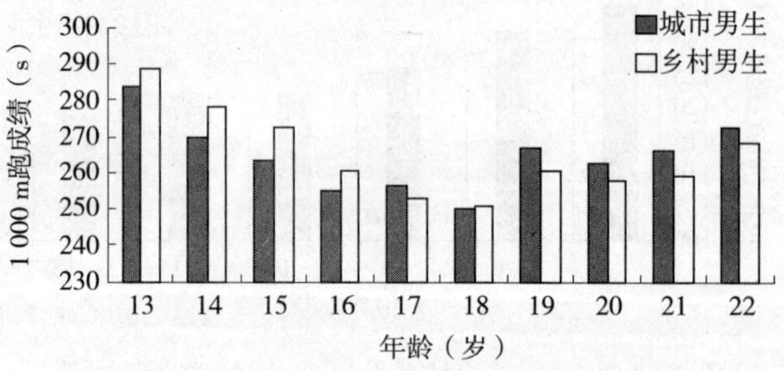

图 1-146　13～22 岁城乡男生 1 000 m 跑成绩

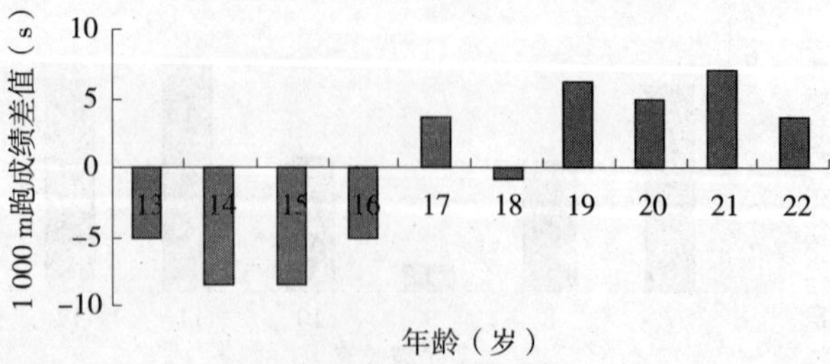

图 1-147　13～22 岁城乡男生 1 000 m 跑成绩差值

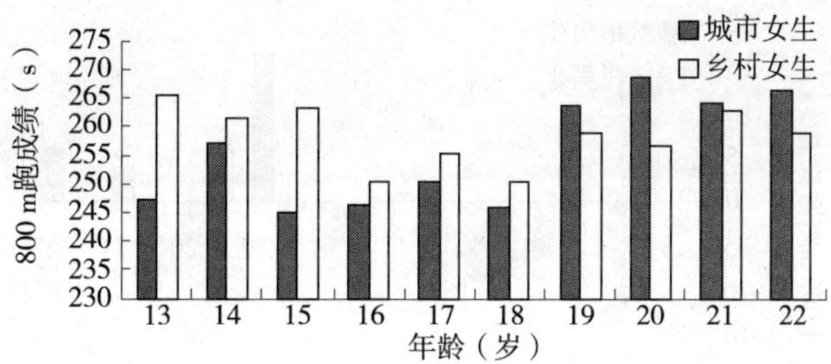

图1-148　13～22岁城乡女生800 m跑成绩

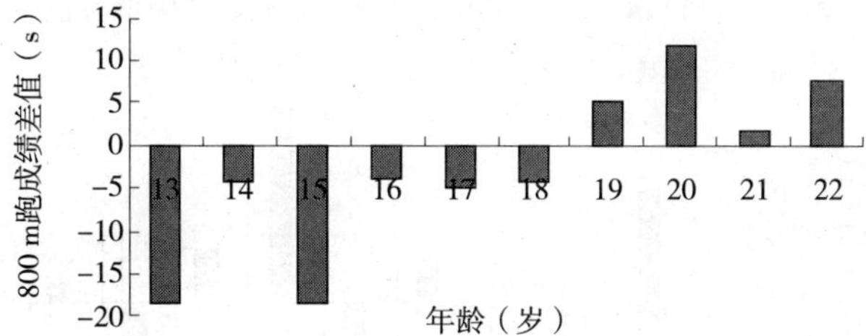

图1-149　13～22岁城乡女生800 m跑成绩差值

2. 耐力跑的年增长水平

城乡男、女生8～12岁各年龄组耐力跑成绩的平均年增长值分别为4.16 s、4.22 s、4.24 s和3.61 s。城乡男、女生13～18岁各年龄组耐力跑成绩的年平均增长值分别为8.44 s、9.49 s、0.29 s和3.84 s。如图1-150～图1-153所示。

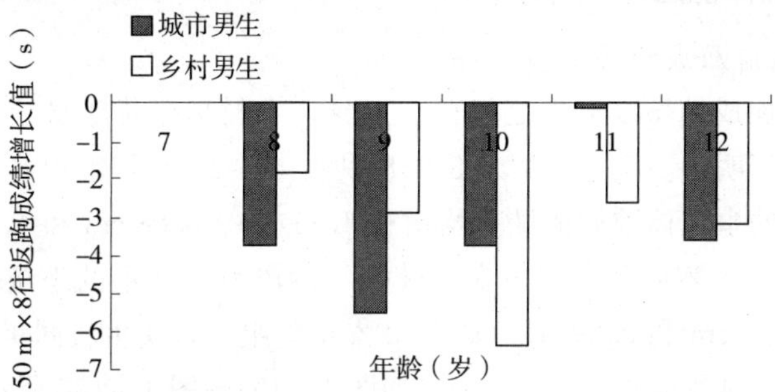

图1-150　8～12岁城乡男生50 m×8往返跑成绩增长值

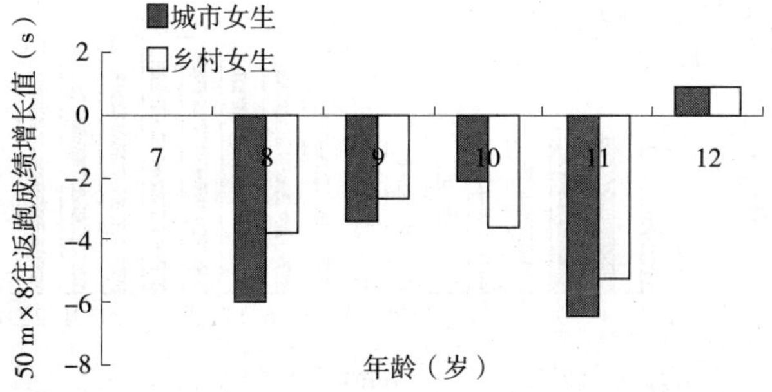

图1-151　8～12岁城乡女生50 m×8往返跑成绩增长值

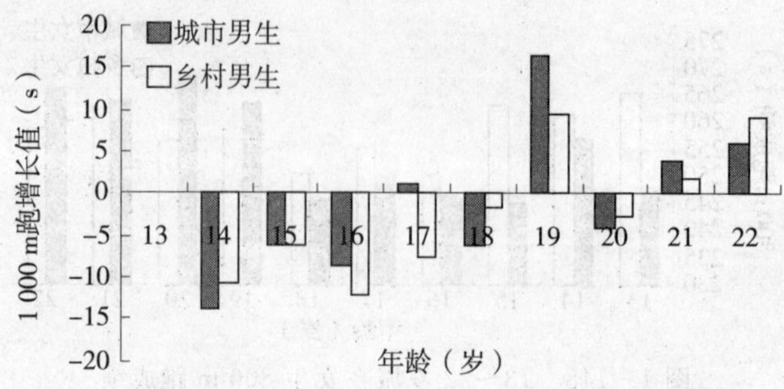

图 1 - 152　14～22 岁城乡男生 1 000 m 跑成绩增长值

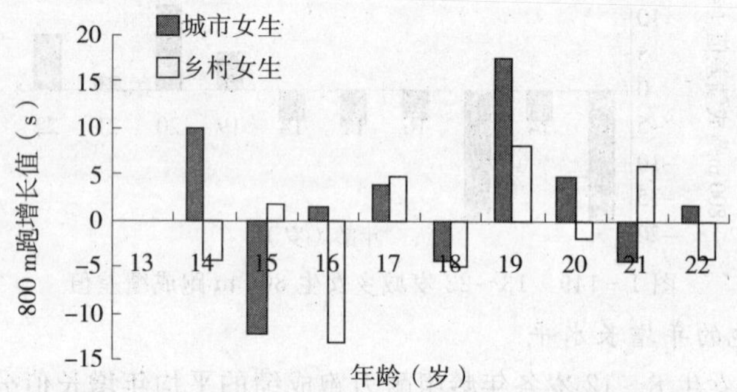

图 1 - 153　14～22 岁城乡女生 800 m 跑成绩增长值

（六）坐位体前屈

1. 坐位体前屈成绩的城乡差异

坐体位前屈成绩城乡男生之间存在差异，乡村男生优于城市男生，而城乡女生之间差异不明显。7～12 岁、13～18 岁和 19～22 岁年龄组乡村男生较同年龄组城市男生的坐位体前屈成绩平均增长 1.61 cm、0.88 cm 和 1.12 cm，7～12 岁年龄组、13～18 岁年龄组城市女生较同年龄段乡村女生的坐位体前屈成绩分别平均增长 0.01 cm 和 0.39 cm，18～22 岁年龄组乡村女生较同年龄组城市女生的坐位体前屈成绩平均增长 0.66 cm。如图 1 - 154～图 1 - 157 所示。

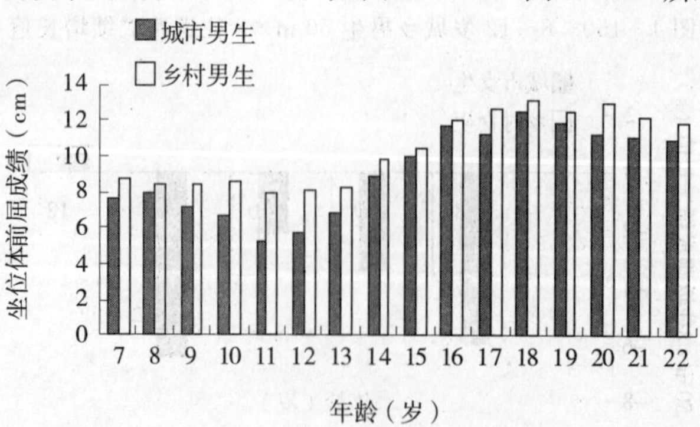

图 1 - 154　7～22 岁城乡男生坐位体前屈成绩

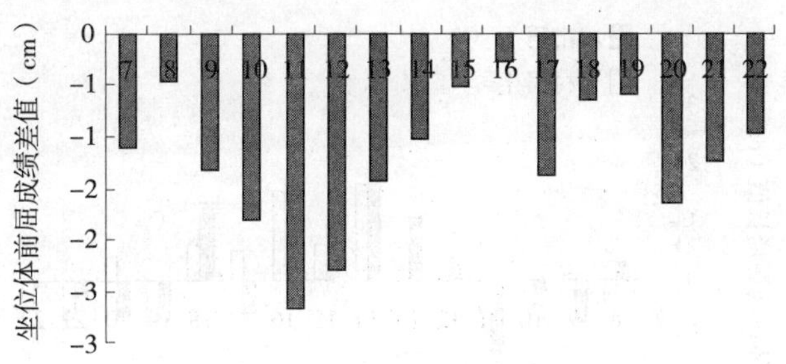

图 1－155　7～22 岁城乡男生坐位体前屈成绩差值

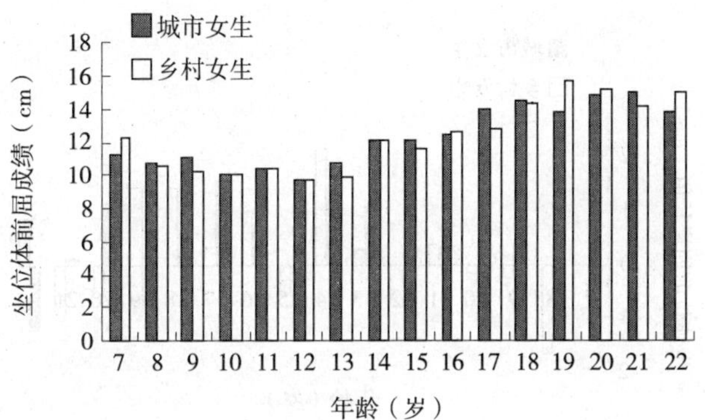

图 1－156　7～22 岁城乡女生坐位体前屈成绩

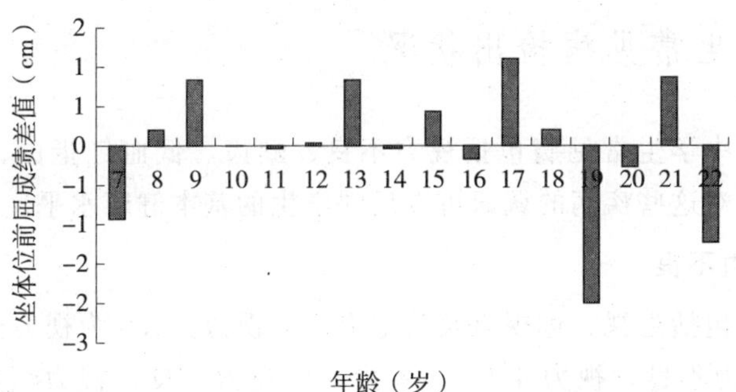

图 1－157　7～22 岁城乡女生坐位体前屈成绩差值

2. 坐体位前屈的年增长水平

城市男生、乡村男生、城市女生和乡村女生 7～18 岁年龄组坐体位前屈成绩的平均年增长值分别为 0.50 cm、0.45 cm、0.31 cm 和 0.20 cm。如图 1－158和图 1－159 所示。

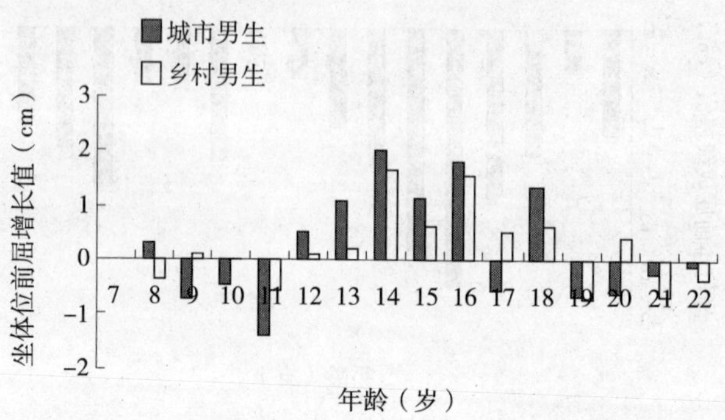

图 1-158　8～22 岁城乡男生坐位体前屈增长值

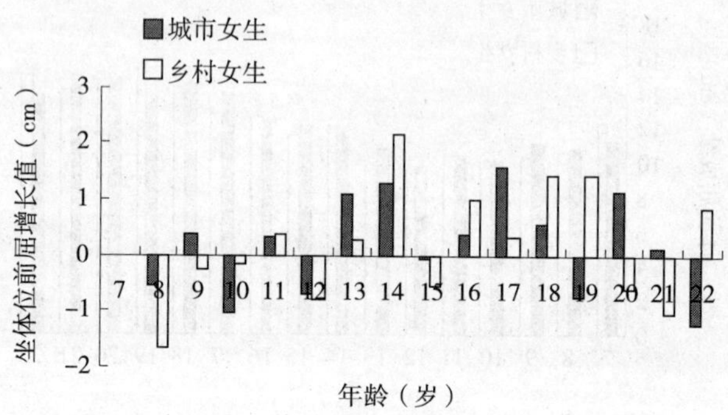

图 1-159　8～22 岁城乡女生坐位体前屈增长值

五、学生常见病检出状况

本次调研中学生常见病包括视力不良、龋齿、低血红蛋白、肥胖以及营养不良。通过对这些疾病的调研可以反映学生的基本健康水平。

(一) 视力不良

视力不良包括近视、远视以及其他眼疾。视力≥5.0 为视力正常，视力=4.9 为轻度视力不良，视力 4.6～4.8 为中度视力不良，视力≤4.5 为重度视力不良。

2010 年安徽省 10 876 名学生中视力正常 4 030 人，占 37.1%；视力不良 6 846 人，占 62.9%；各年龄组视力不良检出率见表 1-7 所列。筛查近视（插片法筛查）6 810 人，占 62.6%；其他眼疾 36 人，占 0.3%。近视人数占视力不良总人数的 99.5%，6 846 名视力不良学生中轻度占 13.5%，中度占 24.6%，重度占 61.8%，视力不良学生中半数以上为重度。

表 1-7　7～22岁城乡汉族男女学生视力不良检出率

年龄（岁）	男生						女生					
	城市		乡村		城乡合并		城市		乡村		城乡合并	
	人数	%	人数	%	人数	%	人数	%	人数	%	人数	%
7	59	31.6	54	28.9	113	30.2	69	36.9	64	37.0	133	36.9
8	70	37.6	39	21.1	109	29.4	83	44.1	64	33.9	147	39.0
9	90	43.7	53	28.3	143	36.4	99	52.9	47	27.5	146	40.8
10	99	52.4	68	35.6	167	43.9	88	46.3	80	42.1	168	44.2
11	102	56.4	56	29.9	158	42.9	112	59.9	82	42.9	194	51.3
12	109	58.0	72	38.5	181	48.3	121	64.0	75	40.5	196	52.4
13	133	71.9	82	44.8	215	58.4	147	79.5	108	56.8	255	68.0
14	136	75.1	83	45.1	219	60.0	149	81.9	107	57.2	256	69.4
15	156	83.4	102	54.8	258	69.2	159	85.0	134	70.5	293	77.7
16	163	86.2	122	64.2	285	75.2	164	88.2	142	74.7	306	81.4
17	156	85.2	136	73.1	292	79.1	159	87.4	130	75.1	289	81.4
18	163	87.6	136	72.3	299	79.9	163	88.6	145	76.7	308	82.6
19	91	87.5	109	92.4	200	90.1	88	88.0	109	87.9	197	87.9
20	111	88.1	102	87.9	213	88.0	117	90.0	120	93.0	237	91.5
21	83	80.6	122	87.8	205	84.7	114	87.0	123	90.4	237	88.8
22	100	90.1	109	91.6	209	90.9	119	83.2	99	93.4	218	87.6

如图1-160所示，7～18岁年龄组学生的视力不良检出率随年龄的增长呈上升的趋势，18岁以后的视力不良检出率基本上趋于平稳状态。7～18岁

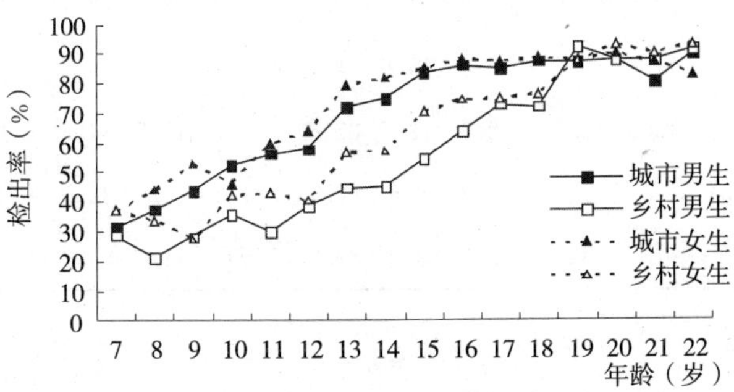

图1-160　7～22岁汉族学生视力不良检出率

年龄组城市女生的视力不良检出率（70.9%）高于城市男生（67.2%），差异具有显著性（$P<0.01$）。7～22岁年龄组农村女生的视力不良检出率也相对高于农村男生，差异具有显著性（$P<0.01$）。

由表1-8可知，7～22岁年龄组学生随着年龄增长，轻、中、重度视力不良检出率分别呈现显著下降、缓慢下降和显著上升的趋势。城市学生的轻度视力不良检出率要比农村学生的相对较低，但是中重度视力不良的检出率则明显高于农村学生，这可能与学习生活习惯、环境等因素有关。

表1-8　7～22岁城乡汉族男女学生视力不良构成比

年龄（岁）	男生						女生					
	城市			农村			城市			农村		
	轻	中	重	轻	中	重	轻	中	重	轻	中	重
7	49.2	42.4	8.5	61.1	35.2	3.7	44.9	44.9	10.1	54.7	39.1	6.3
8	38.6	44.3	17.1	56.4	28.2	15.4	36.1	42.2	21.7	42.2	40.6	17.2
9	23.3	50.0	26.7	43.4	32.1	24.5	28.3	38.4	33.3	48.9	31.9	19.1
10	33.3	34.3	32.3	45.6	32.4	22.1	23.9	34.1	42.0	25.0	35.0	40.0
11	23.5	33.3	43.1	16.1	37.5	46.4	20.5	33.0	46.4	18.3	46.3	35.4
12	15.6	39.4	45.0	23.6	41.7	34.7	15.7	33.9	50.4	14.7	38.7	46.7
13	17.3	30.1	52.6	17.1	35.4	47.6	19.0	27.2	53.7	18.5	33.3	48.1
14	11.8	20.6	67.6	12.0	18.1	69.9	12.1	23.5	64.4	10.3	33.6	56.1
15	9.6	29.5	60.9	11.8	29.4	58.8	10.7	20.1	69.2	14.2	28.4	57.5
16	7.4	18.4	74.2	8.2	22.1	69.7	5.5	16.5	78.0	10.6	17.6	71.8
17	7.1	14.1	78.8	9.6	16.2	74.3	3.8	15.7	80.5	7.7	26.2	66.2
18	5.5	24.5	69.9	5.9	31.6	62.5	4.9	22.7	72.4	6.2	25.5	68.3
19	3.3	11.0	85.7	2.8	15.6	81.7	2.3	8.0	89.8	0.9	11.0	88.1
20	0.9	10.8	88.3	0.0	12.7	87.3	1.7	13.7	84.6	2.5	14.2	83.3
21	2.4	13.3	84.3	0.8	6.6	92.6	1.8	15.8	82.5	1.6	10.6	87.8
22	1	18	81	3.7	9.2	87.2	5	11.8	83.2	1	11.1	87.9

（二）龋齿

2010年全省对调研的学生选择分组调查，分别调查了7岁、9岁、12岁、14岁和17岁五个年龄组的龋患情况。在7岁、9岁和12岁三个年龄组乳牙龋患率无论是男生还是女生，城市儿童普遍低于农村儿童。但是恒牙龋患率，在每个年龄组，无论男生还是女生，城市儿童普遍高于农村儿童，这可能与生活饮食习惯有关。

各阶段恒牙龋失补（DMF）率随年龄增长而规律上升，小学阶段增幅尤其迅猛。17岁时城市男生为21.7%，乡村男生为20.4%，城市女生为30.2%，乡村女生为27.7%，城市女生>城市男生、乡村女生>乡村男生。性别差异伴随年龄增大而愈加明显，关键因素都取决于恒牙龋患率。城乡差异以12岁为界，此前乡村男生>城市男生，乡村女生>城市女生；12岁后相反，城市男生>乡村男生，城市女生>乡村女生，差异具有显著性（$P<0.01$）。

有两点值得关注：（1）城市群体恒龋补所占构成比并不高，但在所有年龄组都明显高于乡村群体，年龄越小，差异越明显；（2）各群体内恒龋失的比例都相当高，17岁时城市男生、乡村男生、城市女生和乡村女生分别占3.5%、3.2%、3.8%和3.6%。如图1-161和图1-162所示。

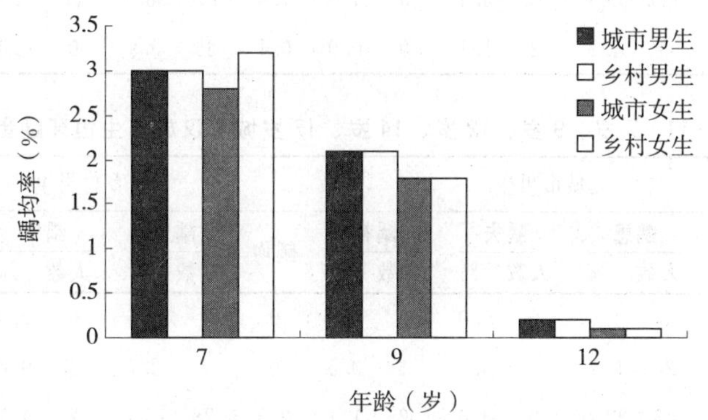

图1-161　7岁、9岁、12岁城乡汉族男女学生乳牙龋均率

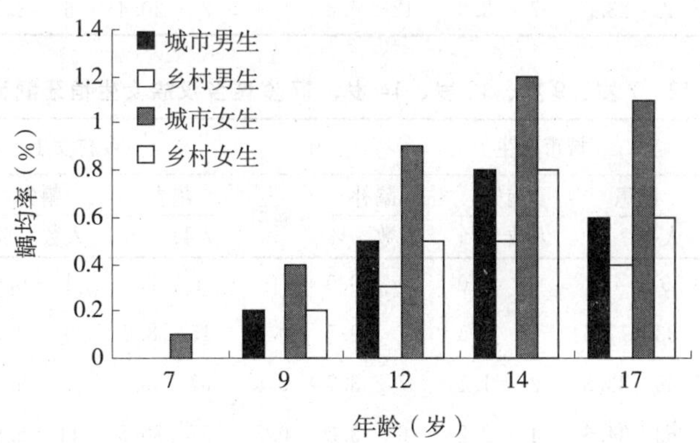

图1-162　7岁、9岁、12岁、14岁、17岁城乡汉族男女学生恒牙龋均率

表 1-9　7 岁、9 岁、12 岁城乡汉族男生乳牙龋齿统计

年龄(岁)	城市男生							乡村男生						
	龋均	龋患		龋失		龋补		龋均	龋患		龋失		龋补	
		人数	%	人数	%	人数	%		人数	%	人数	%	人数	%
7	3	128	68.4	15	8.0	11	5.9	3	135	72.2	11	5.9	3	1.6
9	2.1	126	61.2	19	9.2	9	4.4	2.1	121	64.7	16	8.6	1	0.5
12	0.2	14	7.4	0	0.0	0	0.0	0.2	20	10.7	1	0.5	0	0.0

表 1-10　7 岁、9 岁、12 岁城乡汉族女生乳牙龋齿统计

年龄(岁)	城市女生							乡村女生						
	龋均	龋患		龋失		龋补		龋均	龋患		龋失		龋补	
		人数	%	人数	%	人数	%		人数	%	人数	%	人数	%
7	2.8	134	71.7	12	6.4	9	4.8	3.2	127	73.4	21	12.1	6	3.5
9	1.8	111	59.4	12	6.4	9	4.8	1.8	109	63.7	17	9.9	3	1.8
12	0.1	8	4.2	2	1.1	0	0.0	0.1	11	5.9	0	0.0	0	0.0

表 1-11　7 岁、9 岁、12 岁、14 岁、17 岁城乡汉族男生恒牙龋齿统计

年龄(岁)	城市男生							乡村男生						
	龋均	龋患		龋失		龋补		龋均	龋患		龋失		龋补	
		人数	%	人数	%	人数	%		人数	%	人数	%	人数	%
7	0	3	1.6	0	0.0	0	0.0	0	1	0.5	0	0.0	0	0.0
9	0.2	20	9.7	0	0.0	1	0.5	0	5	2.7	0	0.0	0	0.0
12	0.5	43	22.9	0	0.0	2	1.1	0.3	28	15.0	2	1.1	5	2.7
14	0.8	53	29.3	5	2.8	8	4.4	0.5	39	21.2	4	2.2	1	0.5
17	0.6	42	23.0	7	3.8	12	6.6	0.4	38	20.4	6	3.2	6	3.2

表 1-12　7 岁、9 岁、12 岁、14 岁、17 岁城乡汉族女生恒牙龋齿统计

年龄(岁)	城市女生							乡村女生						
	龋均	龋患		龋失		龋补		龋均	龋患		龋失		龋补	
		人数	%	人数	%	人数	%		人数	%	人数	%	人数	%
7	0.1	9	4.8	0	0.0	0	0.0	0	4	2.3	1	0.6	0	0.0
9	0.4	33	17.6	1	0.5	1	0.5	0.2	15	8.8	0	0.0	0	0.0
12	0.9	63	33.3	2	1.1	7	3.7	0.5	57	30.8	1	0.5	1	0.5
14	1.2	63	34.6	4	2.2	6	3.3	0.8	57	30.5	11	5.9	9	4.8
17	1.1	55	30.2	7	3.8	8	4.4	0.6	48	27.7	8	4.6	2	1.2

“龋补”靠对患牙填充实现，是减少“龋失”的关键，它在龋失补构成比中的比重是衡量群体口腔保健水平的关键指标。由表1－11、表1－12可知，恒牙龋补率是随着年龄增长基本上呈上升趋势，这与所受教育和宣传随着年龄的增长而积累有着一定的关联。

（三）低血红蛋白

通过对7岁、9岁、12岁、14岁、17岁学生低血红蛋白检出率和低血红蛋白程度的城乡比较总体来看，各年龄组的乡村男女学生的检出率高于城市男女学生。以14岁年龄组的低血红蛋白检出率最高，分别为城市男生15.5%、乡村男生29.9%、城市女生16.5%、乡村女生17.6%。而低血红蛋白程度中，以边缘性低血红蛋白为主。

表1－13　7岁、9岁、12岁、14岁、17岁汉族学生低血红蛋白的统计

年龄（岁）	男生							女生						
	城市			乡村			城乡合并率（%）	城市			乡村			城乡合并率（%）
	总人数	人数	率（%）	总人数	人数	率（%）		总人数	人数	率（%）	总人数	人数	率（%）	
7	187	7	3.7	187	16	8.6	6.1	187	10	5.3	173	28	16.2	10.6
9	206	13	6.3	187	16	8.6	7.4	187	10	5.3	171	21	12.3	8.7
12	188	8	4.3	187	17	9.1	6.7	189	22	11.6	185	26	14.1	12.8
14	181	28	15.5	184	55	29.9	22.7	182	30	16.5	187	33	17.6	17.1
17	183	3	1.6	186	11	5.9	3.8	182	19	10.4	173	36	20.8	15.5

表1－14　7岁、9岁、12岁、14岁、17岁汉族学生低血红蛋白程度

年龄（岁）	男生								女生							
	城市（%）				农村（%）				城市（%）				农村（%）			
	边缘性	轻	中	重	边缘性	轻	中	重	边缘性	轻	中	重	边缘性	轻	中	重
7	3.7	0.0	0.0	0.0	7.0	1.6	0.0	0.0	4.8	0.5	0.0	0.0	13.9	2.3	0.0	0.0
9	5.3	1.0	0.0	0.0	8.0	0.5	0.0	0.0	4.3	1.1	0.0	0.0	11.7	0.6	0.0	0.0
12	3.7	0.5	0.0	0.0	7.0	2.1	0.0	0.0	10.6	1.1	0.0	0.0	13.0	1.1	0.0	0.0
14	12.2	3.3	0.0	0.0	22.3	7.6	0.0	0.0	14.3	2.2	0.0	0.0	13.4	4.3	0.0	0.0
17	1.1	0.5	0.0	0.0	4.8	1.1	0.0	0.0	6.6	3.8	0.0	0.0	14.5	4.6	1.2	0.6

(四) 肥胖

7～18 岁城市男生、乡村男生、城市女生、乡村女生肥胖总检出率分别为 6.5%、3.8%、2.8%和 1.4%。城市和乡村学生的肥胖总检出率分别为 4.7%和 2.6%，差异有统计学意义（$\chi^2=82.25$，$P<0.01$）。男生和女生肥胖总检出率分别为 5.2%和 2.1%，差异有统计学意义（$\chi^2=135.92$，$P<0.01$）。总体上，城市肥胖率高于农村，男生肥胖率高于女生。另外，城市男生的超重和肥胖率明显高于其他组，尤其是 7～10 岁年龄组城市男生，肥胖率均在 10%以上。同时，通过各年龄组比较，超重和肥胖有着低龄化的趋势。如图 1-163 和图 1-164 所示

表 1-15　7～18 岁城乡男生超重及肥胖现状

年龄（岁）	城市男生				乡村男生			
	消瘦 [n (%)]	正常 [n (%)]	超重 [n (%)]	肥胖 [n (%)]	消瘦 [n (%)]	正常 [n (%)]	超重 [n (%)]	肥胖 [n (%)]
7	3 (1.6)	133 (71.1)	30 (16.0)	21 (11.2)	5 (2.7)	153 (81.8)	19 (10.2)	10 (5.3)
8	3 (1.6)	137 (73.7)	23 (12.4)	23 (12.4)	3 (1.6)	152 (82.2)	17 (9.2)	13 (7.0)
9	8 (3.9)	152 (73.8)	25 (12.1)	21 (10.2)	8 (4.3)	151 (80.7)	17 (9.1)	11 (5.9)
10	5 (2.6)	128 (67.7)	35 (18.5)	21 (11.1)	4 (2.1)	160 (83.8)	16 (8.4)	11 (5.8)
11	9 (5.0)	121 (66.9)	41 (22.7)	10 (5.5)	7 (3.7)	149 (79.7)	21 (11.2)	10 (5.3)
12	6 (3.2)	136 (72.3)	36 (19.1)	10 (5.3)	16 (8.6)	149 (79.7)	16 (8.6)	6 (3.2)
13	7 (3.8)	144 (77.8)	28 (15.1)	6 (3.2)	9 (4.9)	157 (85.8)	11 (6.0)	6 (3.3)
14	5 (2.8)	152 (84.0)	18 (9.9)	6 (3.3)	15 (8.2)	145 (78.8)	18 (9.8)	6 (3.3)
15	12 (6.4)	147 (78.6)	16 (8.6)	12 (6.4)	21 (11.3)	149 (80.1)	11 (5.9)	5 (2.7)
16	9 (4.8)	152 (80.4)	23 (12.2)	5 (2.6)	16 (8.4)	162 (85.3)	9 (4.7)	3 (1.6)
17	12 (6.6)	143 (78.1)	22 (12.0)	6 (3.3)	11 (5.9)	161 (87.0)	10 (5.4)	3 (1.6)
18	10 (5.4)	145 (78.0)	26 (14.0)	5 (2.7)	16 (8.5)	162 (86.2)	8 (4.3)	2 (1.1)

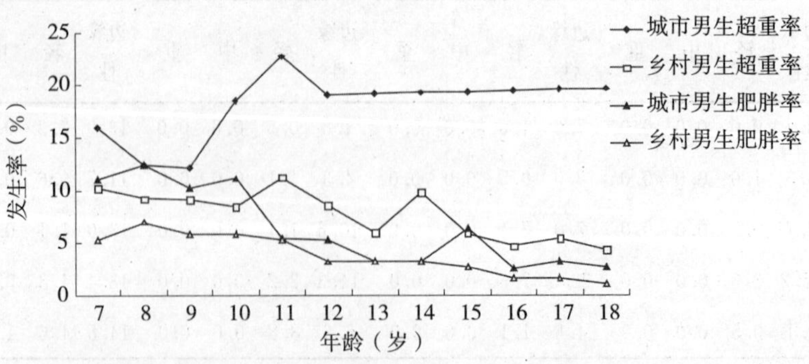

图 1-163　7～18 岁城乡男生超重及肥胖率现况

表 1-16 7～18 岁城乡女生超重及肥胖现状

年龄（岁）	城市女生				乡村女生			
	消瘦 [n（%）]	正常 [n（%）]	超重 [n（%）]	肥胖 [n（%）]	消瘦 [n（%）]	正常 [n（%）]	超重 [n（%）]	肥胖 [n（%）]
7	7 (3.7)	150 (80.2)	16 (8.6)	14 (7.5)	3 (1.7)	155 (89.6)	11 (6.4)	4 (2.3)
8	7 (3.7)	156 (83.0)	12 (6.4)	13 (6.9)	11 (5.8)	157 (83.1)	17 (9.0)	4 (2.1)
9	9 (4.8)	156 (83.4)	13 (7.0)	9 (4.8)	9 (5.3)	152 (88.9)	6 (3.5)	4 (2.3)
10	11 (5.8)	164 (86.3)	9 (4.7)	6 (3.2)	9 (4.7)	170 (89.5)	8 (4.2)	3 (1.6)
11	13 (7.0)	162 (86.6)	9 (4.8)	3 (1.6)	13 (6.8)	167 (87.4)	7 (3.7)	4 (2.1)
12	19 (10.1)	147 (77.8)	14 (7.4)	9 (4.8)	14 (7.6)	161 (87.0)	6 (3.2)	4 (2.2)
13	10 (5.4)	161 (87.0)	11 (5.9)	3 (1.6)	13 (6.8)	163 (85.8)	10 (5.3)	2. (2.1)
14	9 (4.9)	158 (86.8)	15 (8.2)	0 (0.0)	5 (2.7)	166 (88.8)	15 (8.0)	1 (0.5)
15	2 (1.1)	170 (90.9)	15 (8.0)	0 (0.0)	5 (2.6)	171 (90.0)	13 (6.8)	1 (0.5)
16	3 (1.6)	161 (86.6)	20 (10.8)	2 (1.1)	5 (2.6)	173 (91.1)	12 (6.3)	0 (0.0)
17	2 (1.1)	158 (86.8)	19 (10.4)	3 (1.6)	1 (0.6)	164 (94.8)	7 (4.0)	1 (0.6)
18	1 (0.5)	174 (94.6)	8 (4.3)	1 (0.5)	4 (2.1)	174 (92.1)	10 (5.3)	1 (0.5)

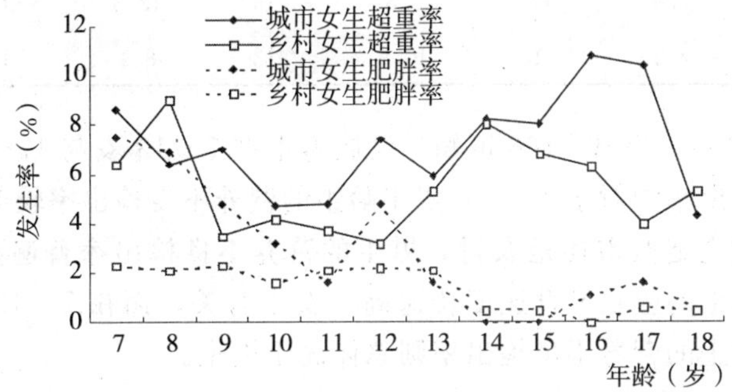

图 1-164 7～18 岁城乡女生超重及肥胖率现况

（五）营养不良

表 1-17 汉族学生营养不良检出率

年龄（岁）	男生				女生			
	城市		农村		城市		农村	
	n	%	n	%	n	%	n	%
7	4	2.1	5	2.7	10	5.4	4	2.3
8	7	3.8	5	2.7	13	6.9	16	8.5
9	10	4.9	13	7.0	18	9.6	13	7.6

（续表）

年龄（岁）	男生				女生			
	城市		农村		城市		农村	
	n	%	n	%	n	%	n	%
10	8	4.3	8	4.2	13	6.8	9	4.7
11	9	5.0	11	5.9	11	5.9	12	6.3
12	4	2.2	14	7.5	19	10.1	21	11.4
13	39	21.1	37	20.2	12	6.5	15	7.9
14	24	13.3	33	18.0	8	4.4	4	2.1
15	23	12.3	39	21.0	4	2.1	11	5.8
16	21	11.1	28	14.7	4	2.2	7	3.7
17	13	7.1	11	5.9	15	8.2	17	9.8
18	15	8.1	24	12.8	9	4.9	9	4.8
19	10	9.6	12	10.3	6	6.0	5	4.0
20	11	8.7	9	7.8	11	8.5	12	9.3
21	6	5.9	8	5.8	16	12.2	11	8.1
22	9	8.1	13	10.9	12	8.4	11	10.4

由图 1－165 和图 1－166 可知，汉族男生在 7～12 岁与 17～22 岁年龄组的营养不良检出率相对于 13～16 岁年龄组的营养不良检出率较低，在 13～16 岁年龄组，无论是城市还是农村，男生的营养不良检出率普遍高于女生，这与此年龄段男生的生长发育速度普遍高于女生有关，而在 7～12 岁与 20～22 岁年龄组，女生的营养不良检出率则总体高于男生。

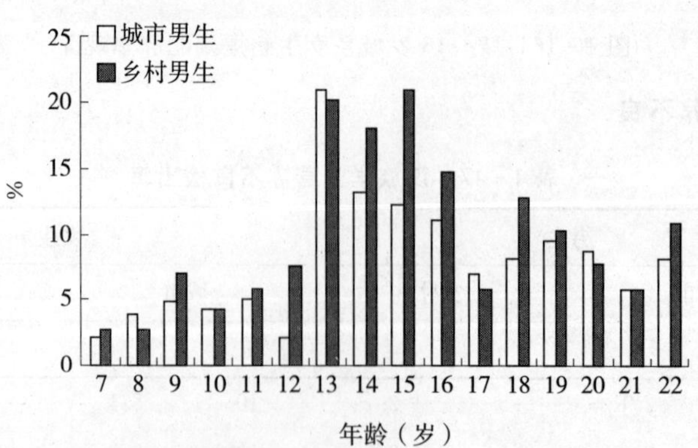

图 1－165　汉族男生营养不良检出率

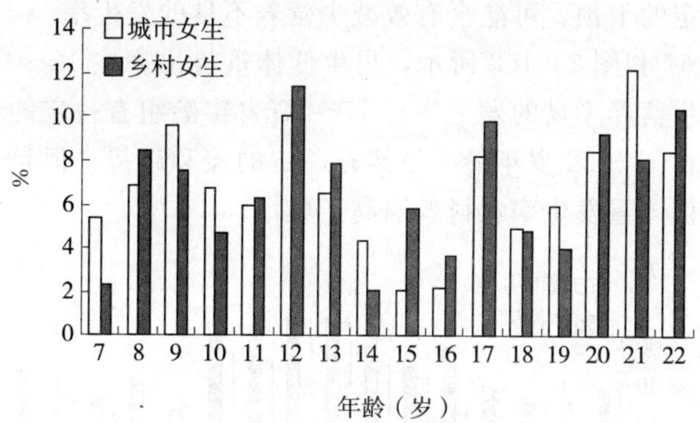

图1－166 汉族女生营养不良检出率

表1－18 汉族学生较低体重检出率

年龄（岁）	男生				女生			
	城市		农村		城市		农村	
	人数	率（%）	人数	率（%）	人数	率（%）	人数	率（%）
7	69	36.9	73	39	83	44.6	90	52
8	53	28.5	67	36.2	85	45.2	68	36
9	72	35	67	35.8	86	46	77	45
10	60	32.4	76	40	69	36.3	69	36.3
11	67	37.2	94	50.3	69	36.9	71	37.2
12	78	42.2	93	50	93	49.2	100	54.1
13	83	44.9	111	60.7	83	44.9	89	46.8
14	102	56.4	106	57.9	58	31.9	71	38
15	107	57.2	107	57.5	89	47.6	107	56.3
16	89	47.1	106	55.8	75	40.3	83	43.7
17	89	48.6	99	53.2	80	44	77	44.5
18	63	33.9	63	33.5	93	50.5	103	54.5
19	23	22.1	49	41.9	48	48	70	56.5
20	39	31	45	38.8	53	40.8	60	46.5
21	31	30.4	61	43.9	66	50.4	67	49.3
22	32	28.8	52	43.7	80	55.9	58	54.7

较低体重为营养不良的前期发展阶段。在儿童生长发育过程中，如果一直处于较低体重，会造成生长受到抑制。所以在生长过程中，对于较低体重

的儿童进行一定的干预，可能会有效减少营养不良的发生率。

如图 1－167 和图 1－168 所示，男生低体重检出率在 12～17 岁年龄组发生率较高，男生营养不良的发生率在 17～22 岁年龄组有一定的下降趋势，低体重的发生率在 17～22 岁年龄组虽然有一定的缓和趋势，但是下降程度并不明显。男女生低体重发生率农村普遍高于城市。

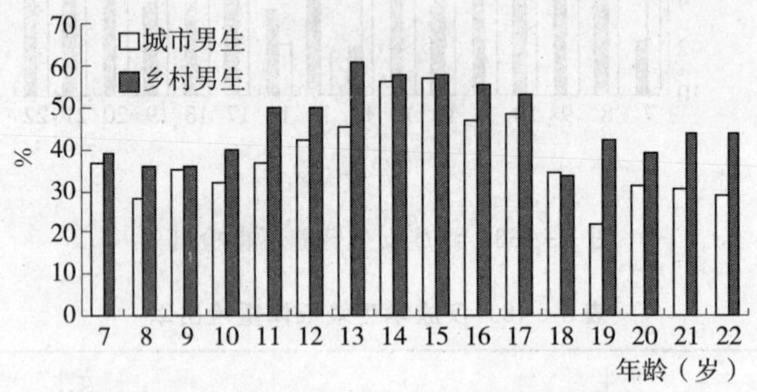

图 1－167　汉族男生低体重检出率

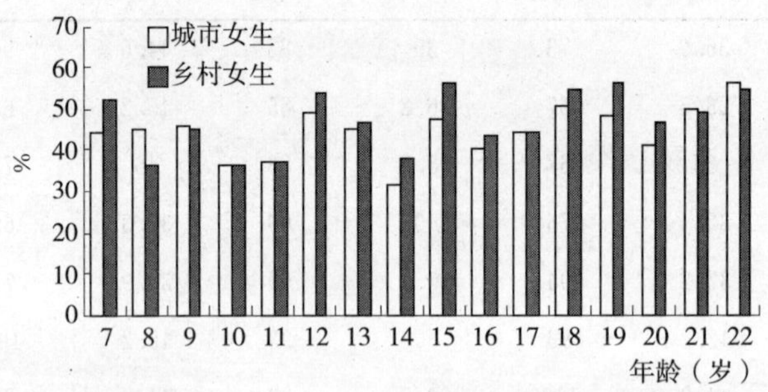

图 1－168　汉族女生低体重检出率

六、学生体育锻炼行为状况

对学生的体力活动进行调查是本次调研的一大特色，这有助于深入分析学生体能变化的可能原因，为开展干预项目提供科学依据。

(一) 交通方式

上学和放学的交通方式主要以步行与骑自行车为主，分别有 76%、81%、63%的小学、初中、高中生主要以步行与骑自行车作为上学和放学的主要交通方式。随着年级的升高，寄宿生比例增高。有 70%的学生从家到学校的时间小于 30 分钟。如图 1－169 和图 1－170 所示。

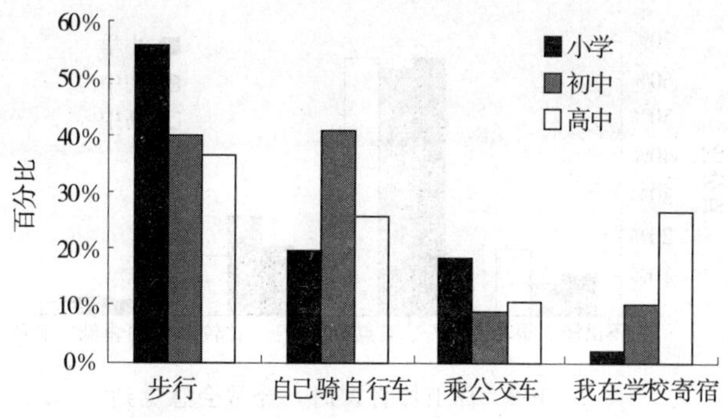

图 1－169　你每天上学和放学回家时采用的主要交通方式

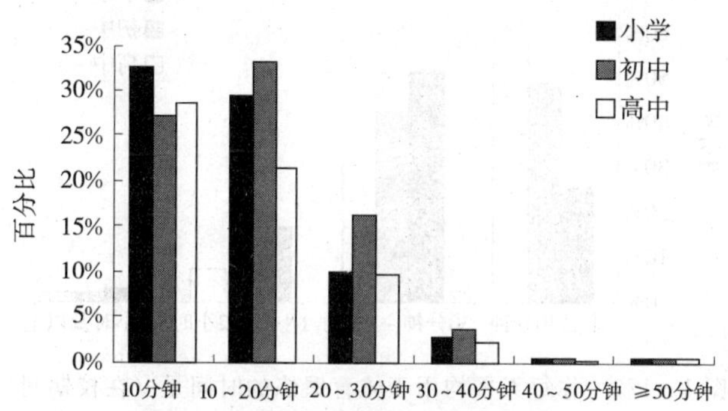

图 1－170　你每天从家到学校的时间

（二）在校体育活动

各学段基本每周都能保证有两节体育课，小学生有更高的体育课频率，73％的初中生每周有两次体育课，可能与初中生体育成绩纳入中考成绩有关。从活动强度上看，中小学生体育课的强度多为中等偏低。从活动时间上看，绝大多数学生活动时间不足 1 小时，高中生尤为显著，有 60％的高中生活动时间不足 30 分钟。如图 1－171～图 1－173 所示。

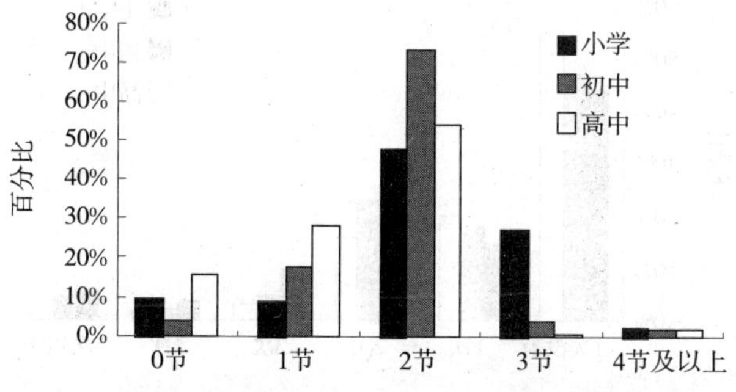

图 1－171　最近一学期，你每周上几节体育课

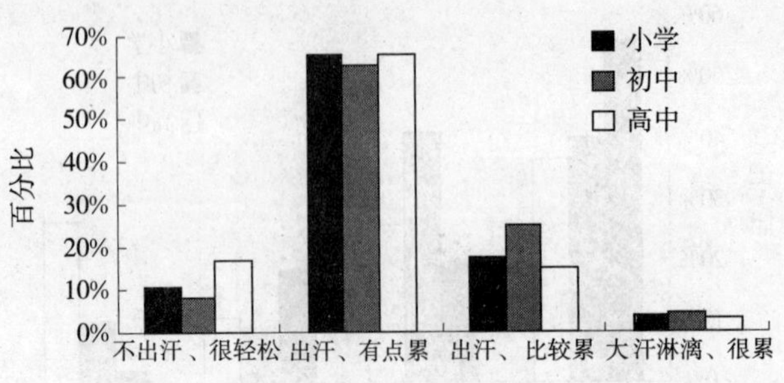

图 1-172　你上体育课时，经常会感觉到

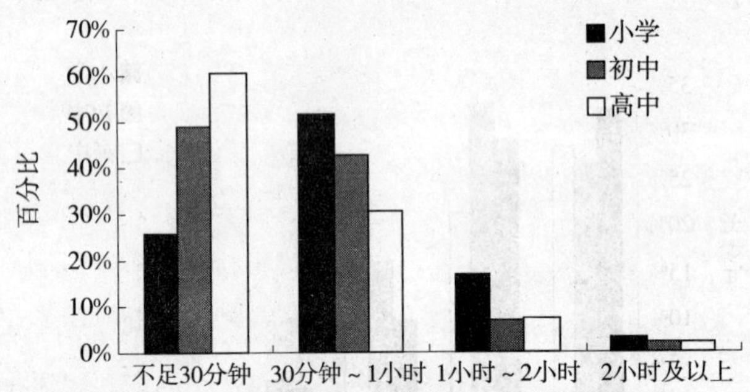

图 1-173　你每天平均用于体育锻炼的时间是（在校期间）

(三) 校外体育活动

校外体育活动也极为匮乏，分别有 44%、47%、55%的小学、初中、高中生每周无专门的体育锻炼。仅有 9%、11%、10%的小学、初中、高中生平均每周有 5 天以上的 30 分钟以上有氧运动；仅有 4%、3%、4%的小学、初中、高中生平均每周有 5 天以上的 30 分钟以上无氧运动；仅有 5%、5%、4%的小学、初中、高中生平均每周有 5 天以上的 30 分钟以上混合氧运动。如图 1-174～图 1-177 所示。

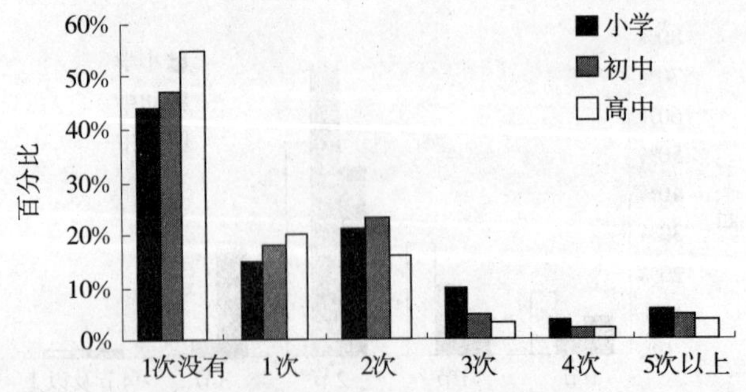

图 1-174　你最近一个月来，每周参加几次专门的体育锻炼（不包括上体育课）

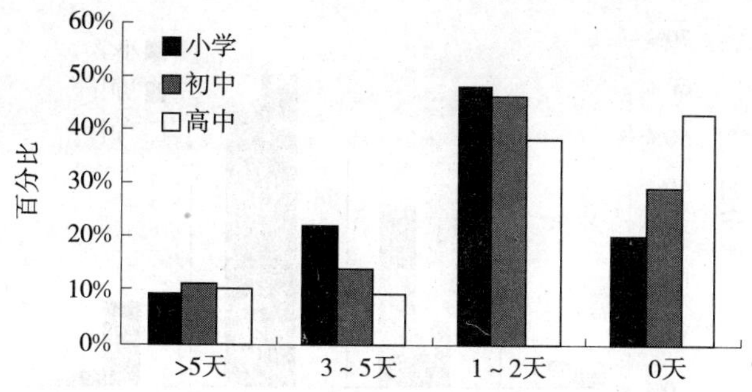

图 1-175 你最近一个月来，平均每周有几天进行 30 分钟以上的有氧运动

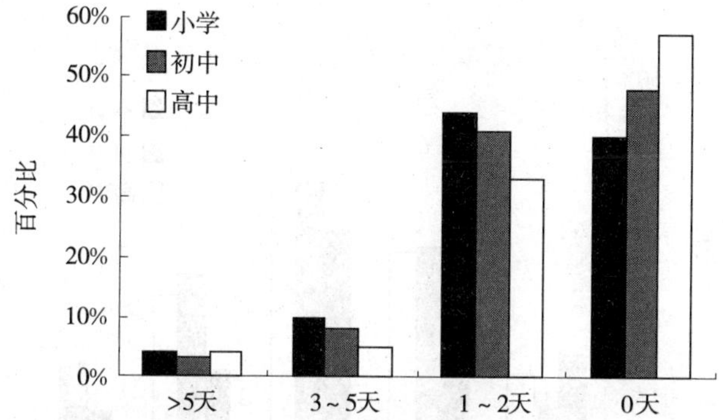

图 1-176 你最近一个月来，平均每周有几天进行 30 分钟以上的无氧运动

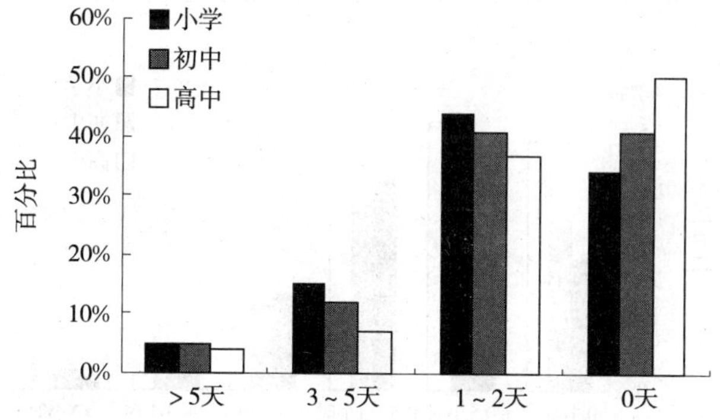

图 1-177 你最近一个月来，平均每周有几天进行 30 分钟以上的混合氧运动

（四）静坐行为

有 13％、36％、50％的小学、初中、高中生认为目前的课业负担比较重，很吃力。有 97％、90％、88％的小学、初中、高中生每天用于做家庭作业的时间在 3 小时以内，有 78％、82％、88％的小学、初中、高中生每天看电视、玩电脑的时间在 1 小时之内。如图 1-178～图 1-180 所示。

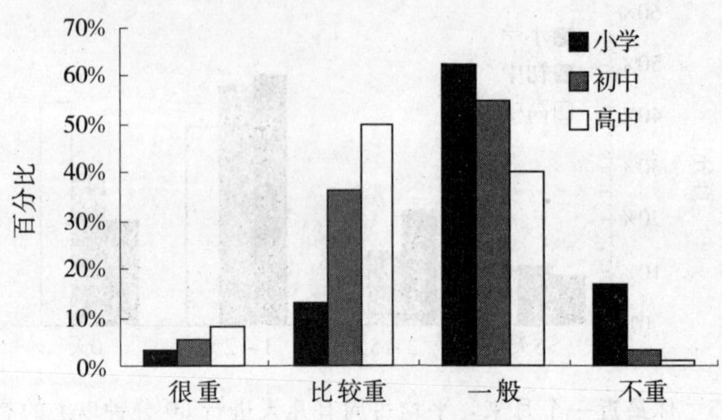

图 1－178　你认为目前的课业负担如何

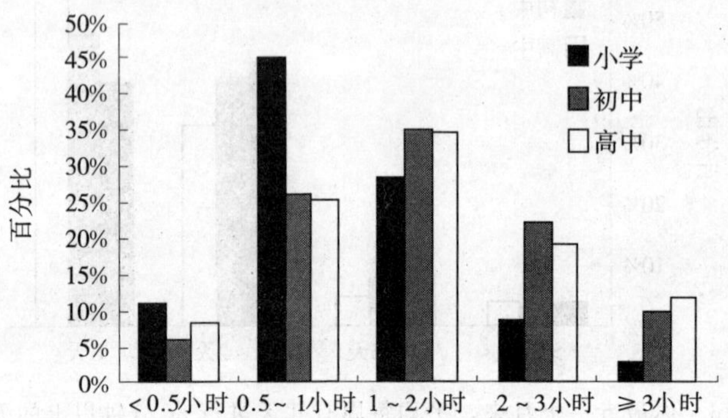

图 1－179　你放学后平均每天用于做家庭作业的时间

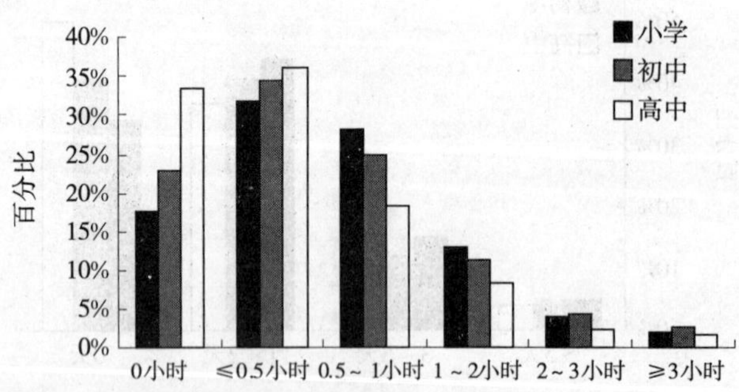

图 1－180　你平均每天看电视、玩电子游戏和电脑的时间

（五）主观因素

各学段多数学生的运动愿望比较强烈，不喜欢、非常不喜欢运动的占很低比例。多数家长也对子女锻炼抱支持的态度。不太支持、非常不支持的不足 20％。如图 1－181 和图 1－182 所示。

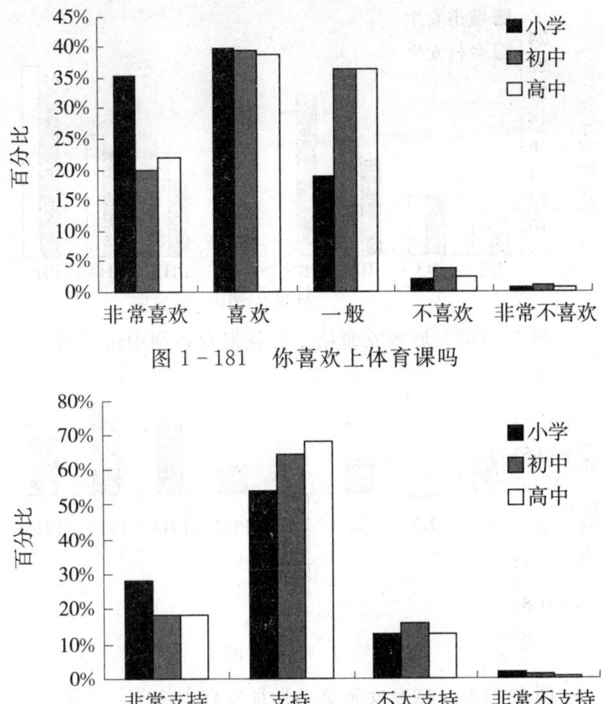

图 1-181　你喜欢上体育课吗

图 1-182　你的父母亲支持你在课余时间内参加体育活动吗

七、学生第二性征发育状况

第二性征发育是评价青春期发育的重要指标，目前我国尚缺少大人群的相关资料，本次调研中对青春期学生进行的第二性征调研弥补了这一缺憾，也为今后的长期研究提供了重要的基础性资料。

（一）女童第二性征发育水平的城乡差异

从图 1-183 和图 1-184 可以看出，城市女生的乳房发育第二期（B2）、第四期（B4），阴毛发育第二期（PH2）、第三期（PH3）、第四期（PH4）中位年龄都早于乡村女生，说明城市女生的第二性征发育要早于乡村女生。城市女生的乳房发育第五期（B5）的中位年龄比乡村女生高 1.41 岁，城市女生乳房发育第二期（B2）和阴毛发育第二期（PH2）的中位年龄分别比乡村女生低 0.54 和 0.37 岁。

从图 1-185 和图 1-186 可以看出，城市女生腋毛生长的百分位年龄基本都小于乡村女生，但 P_{90} 百分位年龄和 P_{97} 百分位年龄是城市女生大于乡村女生。城乡女童腋毛生长的 P_3 百分位年龄差值最大，为 0.28 岁。

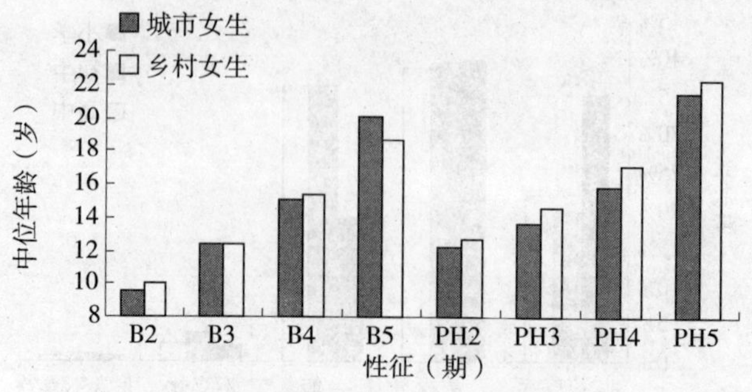

图 1－183　城乡女童第二性征发育各期中位年龄

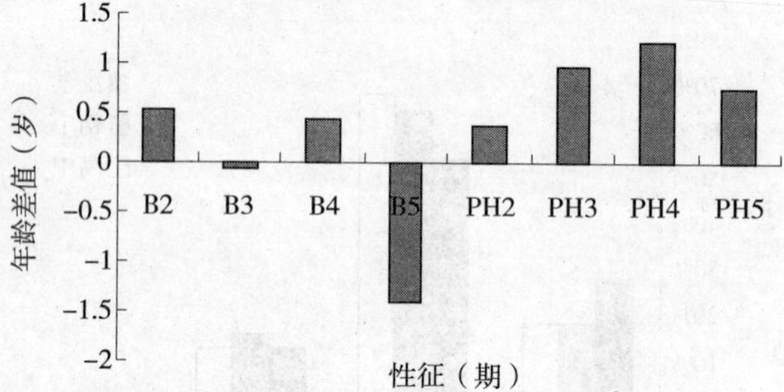

图 1－184　城乡女童第二性征发育中位年龄差值

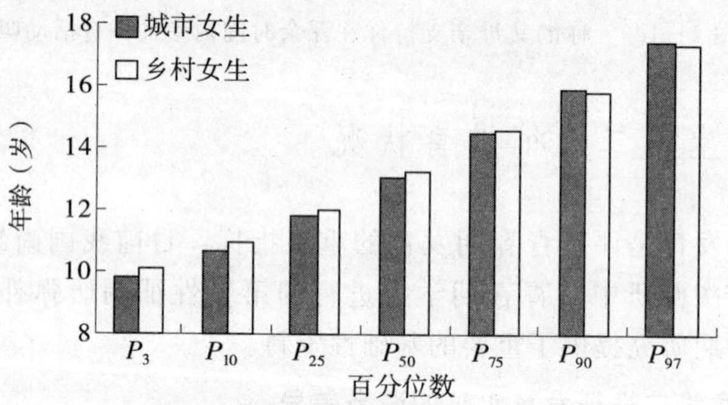

图 1－185　城乡女童腋毛生长各百分位年龄

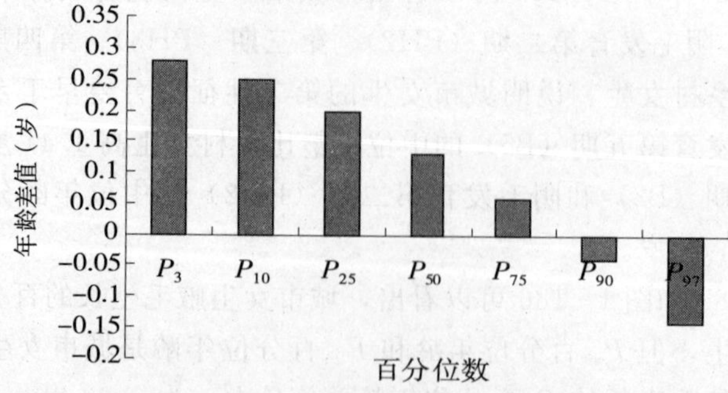

图 1－186　城乡女童腋毛生长各百分位年龄差值

表 1-19　城乡女童腋毛生长百分位年龄分布

地区	百分位年龄（岁）						
	P_3	P_{10}	P_{25}	P_{50}	P_{75}	P_{90}	P_{97}
城市	9.80	10.74	11.79	13.08	14.50	15.92	17.45
乡村	10.08	10.99	11.99	13.21	14.56	15.88	17.31

表 1-20　城市女生第二性征发育的百分位年龄分布

性征	百分位年龄（岁）						
	P_3	P_{10}	P_{25}	P_{50}	P_{75}	P_{90}	P_{97}
乳房 B2	7.28	7.93	8.64	9.51	10.47	11.41	12.43
乳房 B3	9.52	10.35	11.27	12.38	13.59	14.79	16.08
乳房 B4	11.06	12.19	13.44	14.99	16.72	18.44	20.31
乳房 B5	13.61	15.42	17.49	20.12	23.15	26.27	29.75
阴毛 PH2	9.69	10.46	11.29	12.29	13.38	14.45	15.58
阴毛 PH3	10.64	11.50	12.44	13.58	14.82	16.03	17.32
阴毛 PH4	12.29	13.33	14.47	15.86	17.38	18.89	20.46
阴毛 PH5	14.07	16.10	18.47	21.50	25.03	28.71	32.86

表 1-21　乡村女生第二性征发育的百分位年龄分布

性征	百分位年龄（岁）						
	P_3	P_{10}	P_{25}	P_{50}	P_{75}	P_{90}	P_{97}
乳房 B2	7.91	8.54	9.23	10.05	10.96	11.84	12.78
乳房 B3	9.51	10.33	11.24	12.34	13.55	14.74	16.01
乳房 B4	11.28	12.47	13.80	15.44	17.28	19.12	21.13
乳房 B5	14.50	15.73	17.07	18.71	20.50	22.26	24.14
阴毛 PH2	10.13	10.88	11.69	12.66	13.71	14.74	15.82
阴毛 PH3	11.39	12.32	13.33	14.55	15.88	17.18	18.58
阴毛 PH4	12.69	13.94	15.35	17.07	19.00	20.91	22.98
阴毛 PH5	15.22	17.18	19.42	22.26	25.50	28.83	32.54

（二）男童第二性征发育水平的城乡差异

1. 第二性征发育（外生殖器，阴毛）

从图 1-187 和图 1-188 可以看出，城市男生第二性征发育的中位年龄总体小于乡村男生，外生殖器和阴毛发育的第 5 期（PU5、PH5）中位年龄差值最大，分别为 1.92 岁和 2.43 岁。但城市男生外生殖器发育的第 2 期

(PU2) 中位年龄高出乡村男生 0.12 岁。

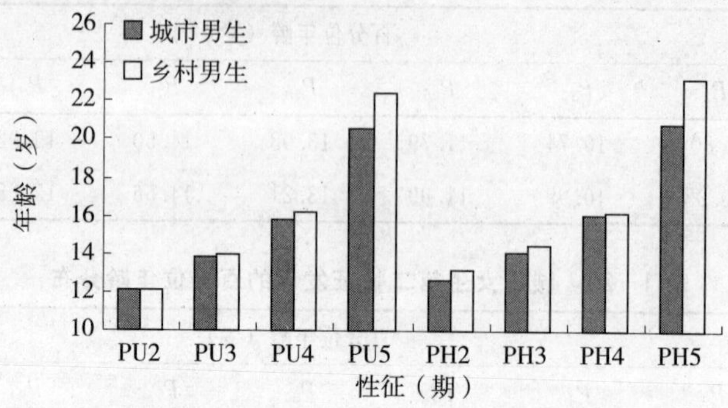

图 1－187　城乡男童第二性征发育各期中位年龄

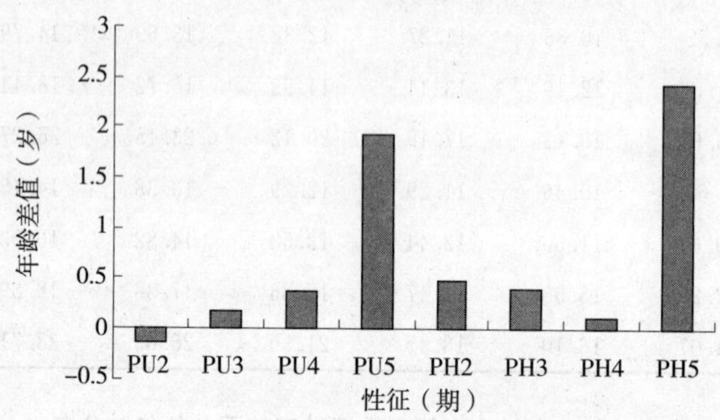

图 1－188　城乡男童第二性征发育中位年龄差值

2. 睾丸

从图 1－189 和图 1－190 可以看出，城市男生的睾丸发育水平总体高于乡村男生，在 14 岁、15 岁两个年龄组，城乡男童睾丸发育水平差值最大，分别为 1.9 ml 和 1.25 ml，但是在 17 岁、18 岁两个年龄组乡村男生的发育水平高出城市男生 0.37 ml 和 0.48 ml。

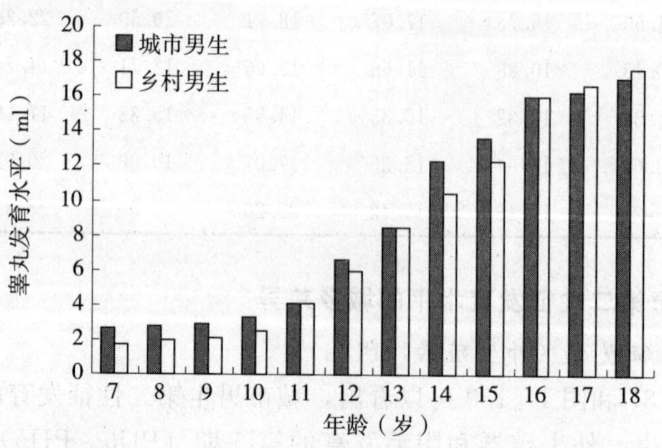

图 1－189　7～18 岁城乡男童睾丸发育水平

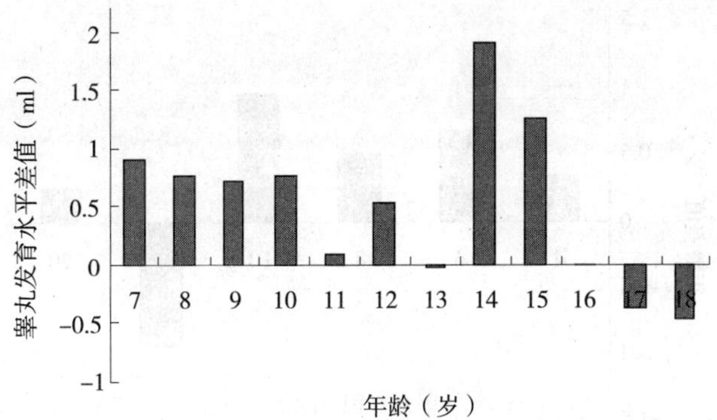

图1-190 城乡男童睾丸发育水平差值

从图1-191可以看出，城乡男童睾丸发育水平从11岁开始呈显著增长，一直持续到16岁。城市男生的睾丸发育水平在14岁时达到高峰，为3.84 ml；乡村男生的睾丸发育水平在16岁时达到高峰，为3.69 ml。

从图1-192和图1-193可以看出，除15 ml这个阶段外，城市男生睾丸发育各水平的中位年龄都小于乡村男生。

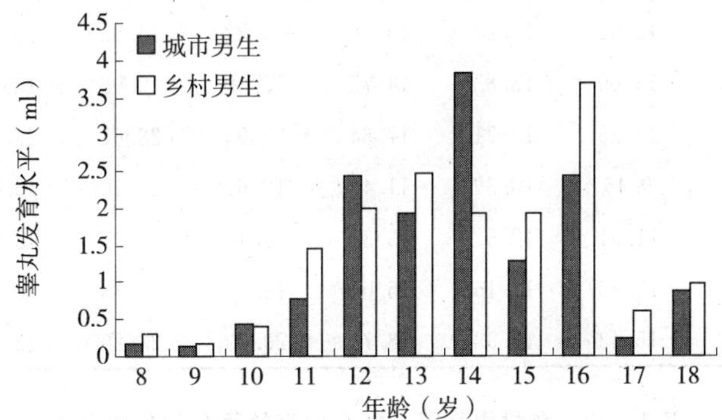

图1-191 8～18岁城乡男童睾丸发育年增长水平差值

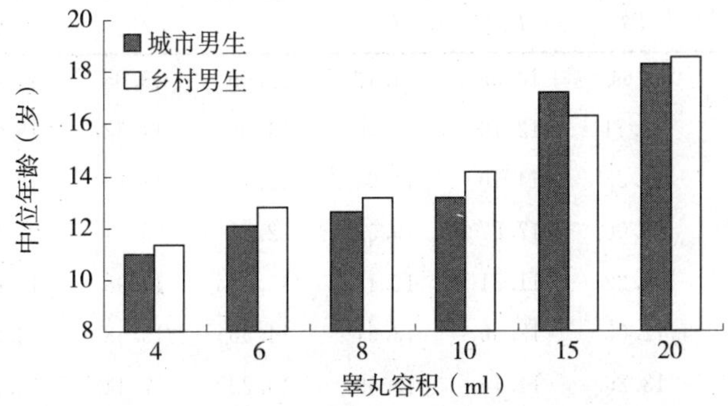

图1-192 城乡男童睾丸发育各水平中位年龄差值

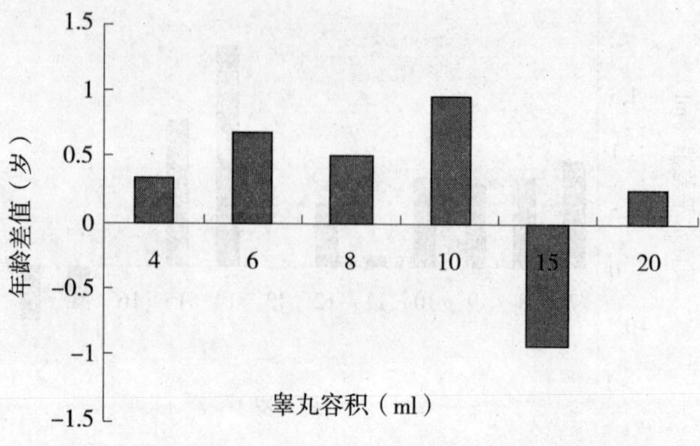

图 1-193 城乡男童睾丸发育各水平中位年龄差值

表 1-22 城市男生第二性征发育的百分位年龄分布

性征	百分位年龄（岁）						
	P_3	P_{10}	P_{25}	P_{50}	P_{75}	P_{90}	P_{97}
外生殖器 PU2	9.45	10.24	11.12	12.17	13.33	14.47	15.69
外生殖器 PU3	12.02	12.27	13.15	13.82	14.52	15.19	15.88
外生殖器 PU4	13.00	13.83	14.72	15.79	16.92	18.02	19.17
外生殖器 PU5	13.85	15.71	17.84	20.55	23.67	26.89	30.49
阴毛 PH2	9.46	10.39	11.42	12.69	14.10	15.50	17.03
阴毛 PH3	11.91	12.59	13.31	14.16	15.07	15.94	16.84
阴毛 PH4	13.33	14.16	15.04	16.10	17.23	18.31	19.44
阴毛 PH5	15.43	16.98	18.71	20.83	23.20	25.57	28.13

表 1-23 乡村男生第二性征发育的百分位年龄分布

性征	百分位年龄（岁）						
	P_3	P_{10}	P_{25}	P_{50}	P_{75}	P_{90}	P_{97}
外生殖器 PU2	9.64	10.35	11.12	12.05	13.05	14.02	15.06
外生殖器 PU3	12.14	12.70	13.30	14.00	14.73	15.42	16.14
外生殖器 PU4	13.23	14.10	15.04	16.16	17.36	18.51	19.73
外生殖器 PU5	16.06	17.87	19.92	22.47	25.34	28.24	31.43
阴毛 PH2	11.22	11.81	12.43	13.17	13.95	14.68	15.45
阴毛 PH3	12.05	12.80	13.61	14.56	15.58	16.56	17.59
阴毛 PH4	13.26	14.14	15.09	16.22	17.44	18.61	19.85
阴毛 PH5	16.01	18.04	20.35	23.26	26.60	30.00	33.80

表 1-24　城市男生睾丸发育百分位年龄分布

睾丸容积 (ml)	百分位年龄（岁）						
	P_3	P_{10}	P_{25}	P_{50}	P_{75}	P_{90}	P_{97}
4	8.52	9.25	10.05	11.02	12.09	13.13	14.25
6	9.45	10.22	11.07	12.10	13.23	14.33	15.51
8	9.81	10.62	11.52	12.61	13.80	14.96	16.21
10	9.97	10.89	11.92	13.17	14.55	15.92	17.40
15	12.95	14.17	15.53	17.19	19.03	20.85	22.82
20	13.39	14.80	16.37	18.32	20.49	22.67	25.05

表 1-25　乡村男生睾丸发育百分位年龄分布

睾丸容积 (ml)	百分位年龄（岁）						
	P_3	P_{10}	P_{25}	P_{50}	P_{75}	P_{90}	P_{97}
4	9.15	9.80	10.51	11.35	12.26	13.14	14.08
6	10.95	11.51	12.10	12.79	13.52	14.21	14.93
8	10.47	11.25	12.10	13.11	14.21	15.28	16.41
10	11.77	12.48	13.23	14.12	15.08	15.99	16.94
15	12.65	13.71	14.83	16.26	17.80	19.30	20.91
20	14.13	15.42	16.84	18.57	20.48	22.37	24.41

表 1-26　7～18岁城乡男童睾丸发育水平

年龄（岁）	睾丸发育水平（ml）	
	城市男生	乡村男生
7	2.61	1.70
8	2.78	2.01
9	2.90	2.18
10	3.34	2.58
11	4.12	4.04
12	6.56	6.02
13	8.48	8.50
14	12.32	10.42
15	13.60	12.35

(续表)

年龄（岁）	睾丸发育水平（ml）	
	城市男生	乡村男生
16	16.03	16.04
17	16.27	16.64
18	17.14	17.62

3. 胡须

从图 1-194 和图 1-195 可以看出，男童胡须生长的 P_3、P_{10}、P_{25}、P_{50} 百分位年龄为城市男生大于乡村男生，P_3 百分位年龄差值最大，为 0.97 岁；而 P_{75}、P_{90}、P_{97} 百分位年龄为乡村男生大于城市男生，P_{97} 百分位年龄差值最大，为 1.75 岁。

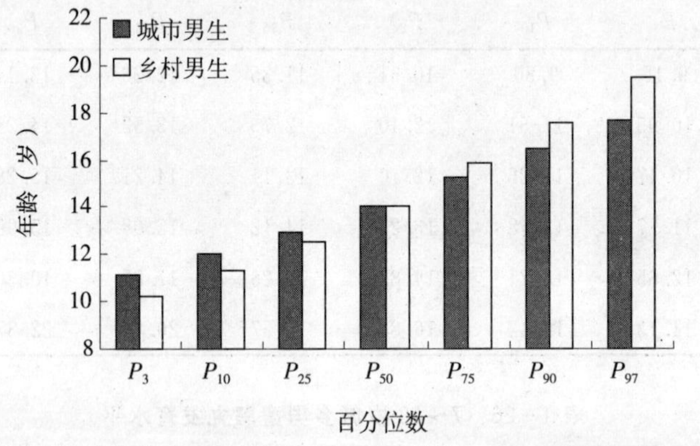

图 1-194　城乡男童胡须生长各百分位年龄差值

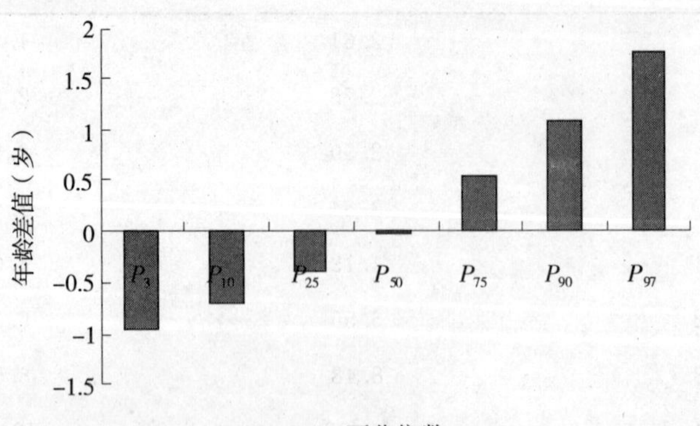

图 1-195　城乡男童胡须生长各百分位年龄差值

表 1-27　城乡男童胡须生长百分位年龄分布

地区	百分位年龄（岁）						
	P_3	P_{10}	P_{25}	P_{50}	P_{75}	P_{90}	P_{97}
城市	11.16	12.01	12.94	14.06	15.27	16.46	17.71
乡村	10.19	11.30	12.54	14.02	15.81	17.55	19.46

4. 腋毛

从图 1-196 和图 1-197 可以看出，男童腋毛生长的 P_3、P_{10}、P_{25}、P_{50} 百分位年龄为城市男生小于乡村男生，P_3 百分位年龄差值最大，为 1.07 岁；而 P_{75}、P_{90}、P_{97} 百分位年龄为乡村男生小于城市男生，P_{97} 百分位年龄差值最大，为 1.4 岁。

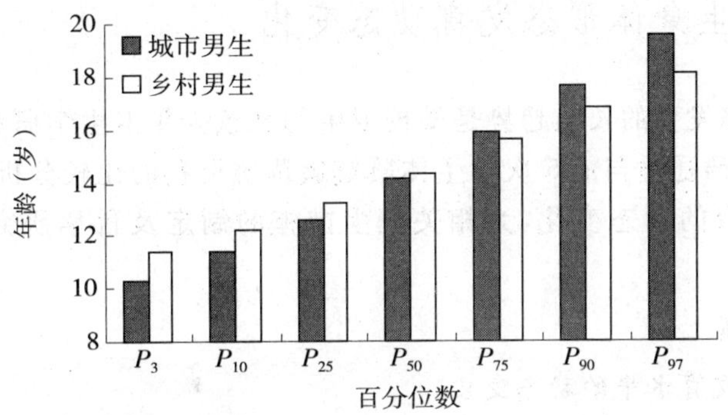

图 1-196　城乡男童腋毛生长各百分位年龄

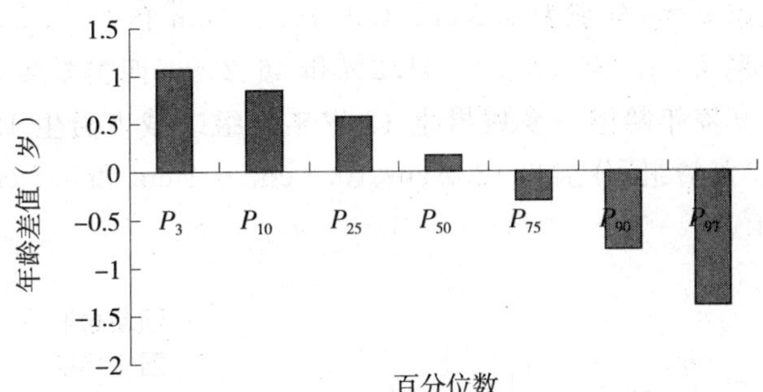

图 1-197　城乡男童腋毛生长各百分位年龄差值

表 1-28　城乡男童腋毛生长百分位年龄分布

地区	百分位年龄（岁）						
	P_3	P_{10}	P_{25}	P_{50}	P_{75}	P_{90}	P_{97}
城市	10.29	11.39	12.62	14.17	15.89	17.62	19.51
乡村	11.36	12.24	13.19	14.34	15.59	16.81	18.11

第二部分　安徽省25年学生体质健康状况变化动态分析

学生体质与健康受到社会环境变化的影响,5年一次的学生体质健康调研工作的一个重要目的就是监测社会环境变化对学生体质健康的影响效应,通过与前5次的学生体质调研资料进行比较分析,可以较好地反映社会发展如何影响学生体质与健康,据此制定更加科学的学校卫生政策,最大程度地保护学生健康。

一、学生身体形态发育动态变化

学生体格发育的长期趋势是学校卫生与儿童少年卫生学研究的重要内容之一,本次调研通过与前5次学生体质健康调研资料的比较分析,评估安徽省学生体格发育的动态变化,为相关卫生措施的制定及科学研究提供基础性资料。

(一)身高

1. 身高发育水平的动态变化

1985～2010年,7～22岁四类学生身高平均增幅为乡村男生＞乡村女生＞城市男生＞城市女生,分别为6.5 cm、4.9 cm、3.8 cm和2.7 cm,后10年增幅所占百分比分别为54.3%、53.6%、41.2%和46.2%。四类学生增幅最高年龄组为乡村女生9岁年龄组＞乡村男生13岁年龄组＞城市男生12岁年龄组＞城市女生11岁年龄组,分别为12.2 cm、10.8 cm、6.9 cm和5.8 cm。如图2-1～图2-5所示。

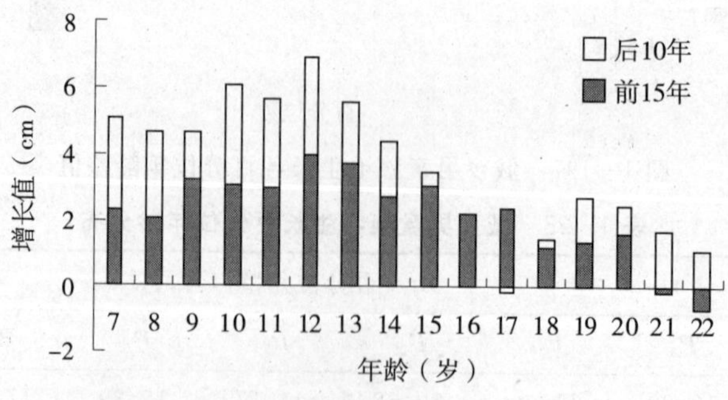

图2-1　7～22岁城市男生身高平均增长情况

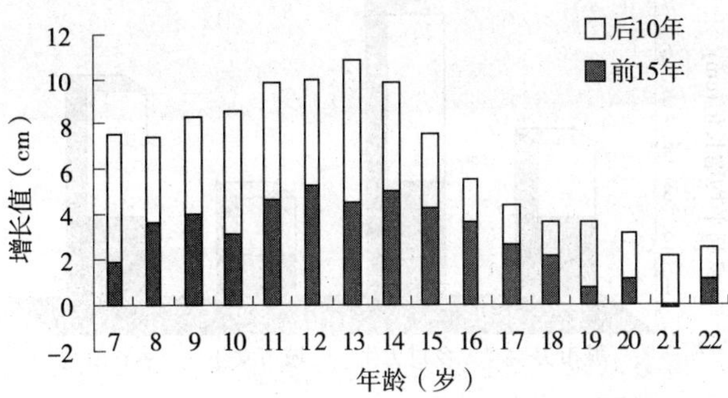

图 2-2　7～22 岁乡村男生身高平均增长情况

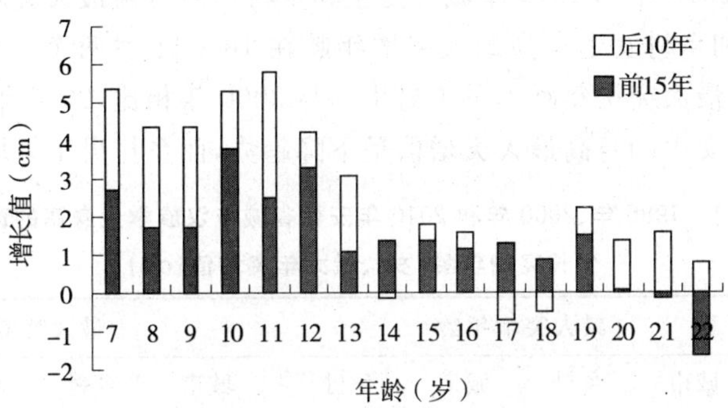

图 2-3　7～22 岁城市女生身高平均增长情况

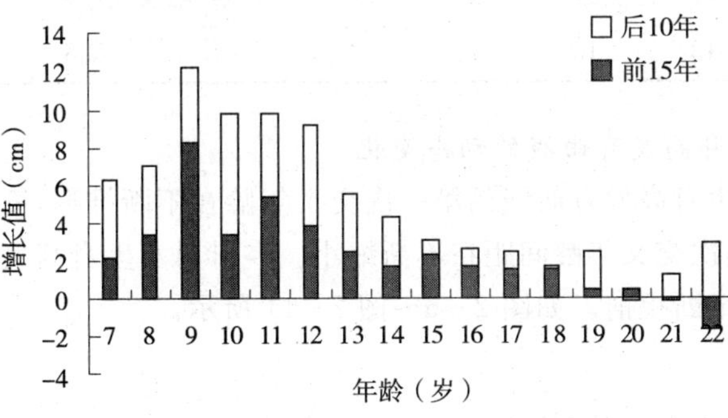

图 2-4　7～22 岁乡村女生身高平均增长情况

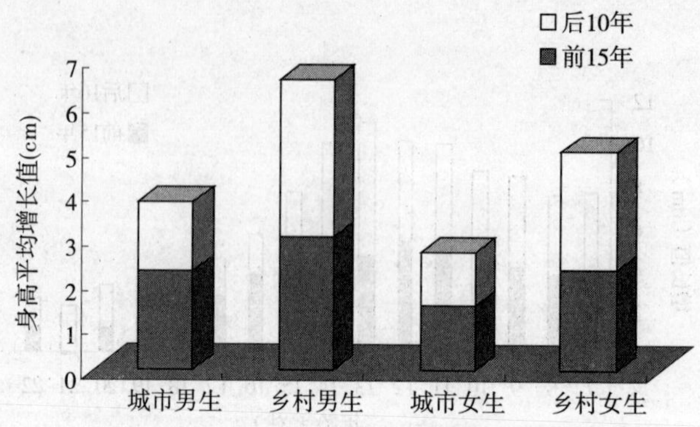

图 2-5 7～22 岁学生身高平均增长情况

2. 身高年突增现象的动态变化

1985 年、2000 年和 2010 年城市男生和乡村男生身高最大突增年龄均为 13 岁,城市女生和乡村女生身高最大突增年龄在 10～11 岁两个年龄组波动。各年代女生身高最大突增年龄均早于男生。与 2000 年相比,2010 年城市男生、城市女生和乡村女生的身高最大突增值呈下降趋势,而乡村男生呈增加趋势。

表 2-1 1985 年、2000 年和 2010 年安徽省城乡汉族学生身高的青春期生长突增年龄(岁)、最大年突增值(cm)

年份	最大突增年龄				最大突增值			
	城市男生	乡村男生	城市女生	乡村女生	城市男生	乡村男生	城市女生	乡村女生
1985	13	13	11	10	8.7	8.0	5.9	8.9
2000	13	13	10	11	8.4	7.3	6.8	7.3
2010	13	13	11	10	7.4	8.8	6.4	6.5

3. 男女生身高发育曲线的动态变化

城市男女生身高发育曲线的第一次交叉年龄在不断推迟,第二次交叉年龄在不断提前,两次交叉年龄间距在不断缩小。乡村男女生身高发育曲线的两次交叉年龄均在不断提前。如图 2-6～图 2-11 所示。

(二)体重

1. 体重发育水平的动态变化

1985～2010 年,7～22 岁四类学生体重平均增幅为城市男生＞乡村男生＞城市女生＞乡村女生,分别为 7.2 kg、5.4 kg、3.9 kg 和 3.0 kg,后 10 年增幅所占百分比分别为 42.4%、70.3%、42.0%和 85.8%,乡村学生后 10 年体重增幅所占比重显著高于前 15 年。四类学生增幅最高年龄组为城市男生 12 岁年龄组＞乡村男生13岁年龄组＞乡村女生11岁年龄组＞城市女生12岁年龄组，分别为10.9 kg、9.2 kg、7.7 kg和6.9 kg。如图2-12～图2-16所示。

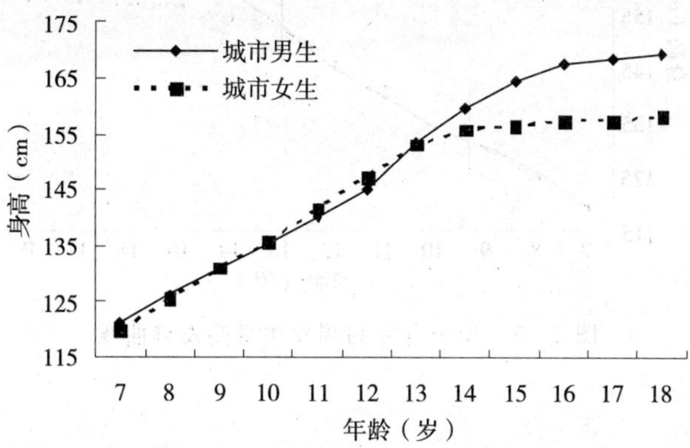

图2-6　1985年城市男女生身高发育曲线

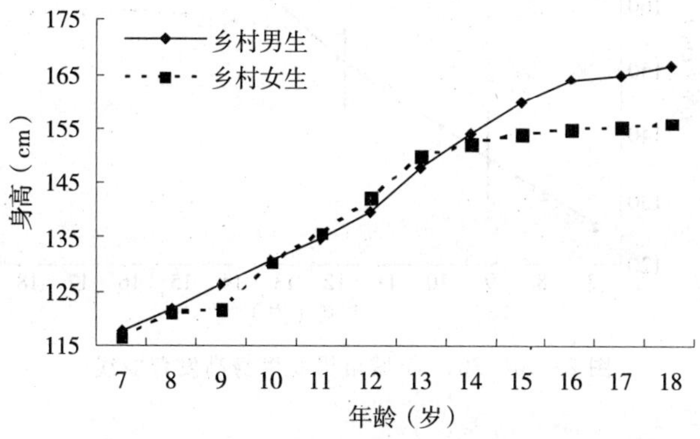

图2-7　1985年乡村男女生身高发育曲线

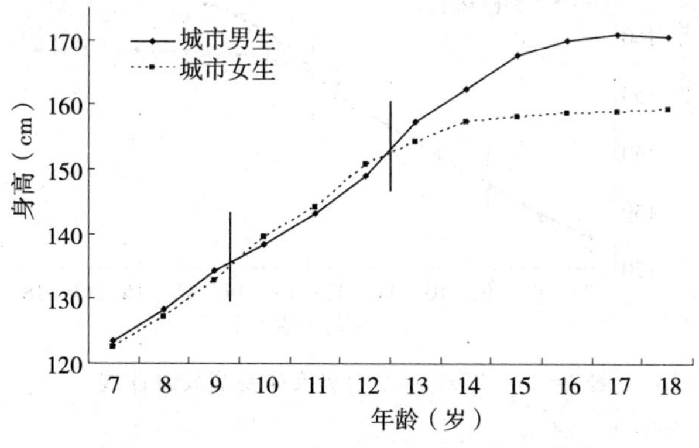

图2-8　2000年城市男女生身高发育曲线

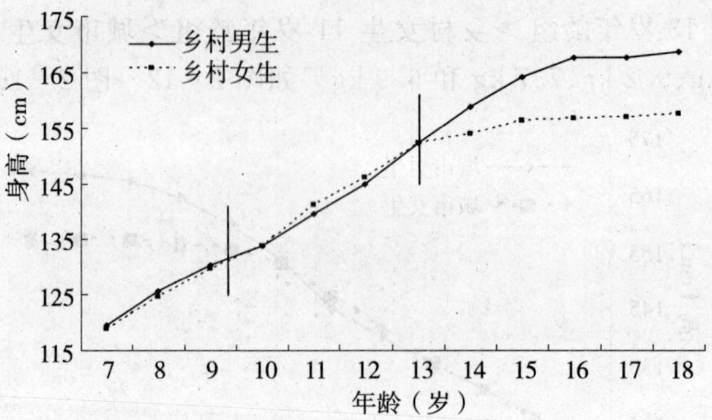

图 2-9　2000 年乡村男女生身高发育曲线

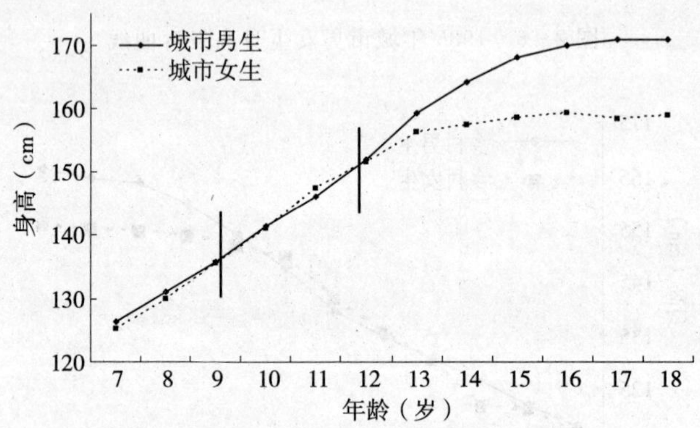

图 2-10　2010 年城市男女生身高发育曲线

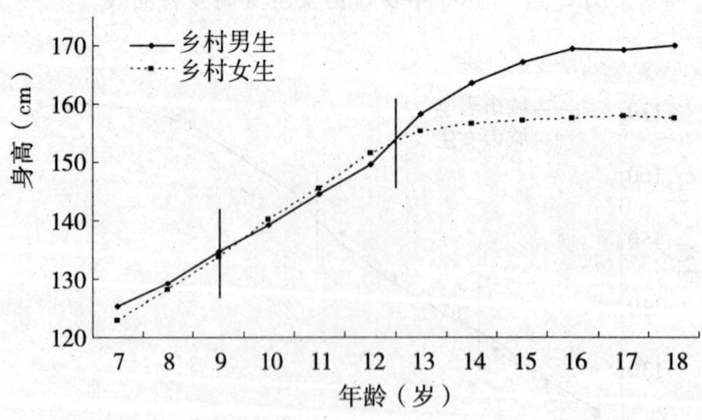

图 2-11　2010 年乡村男女生身高发育曲线

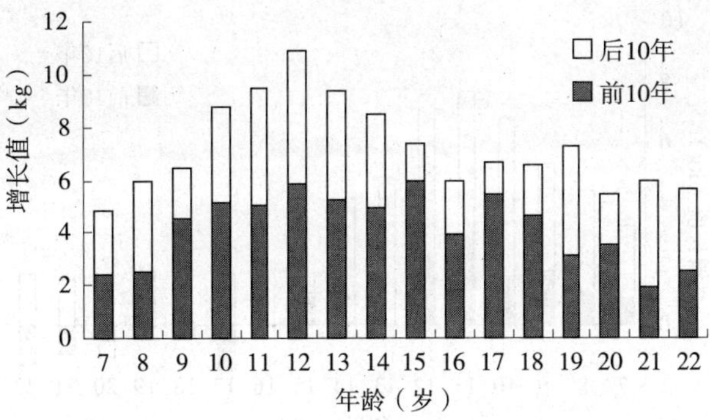

图 2-12　7～22 岁城市男生体重增长情况

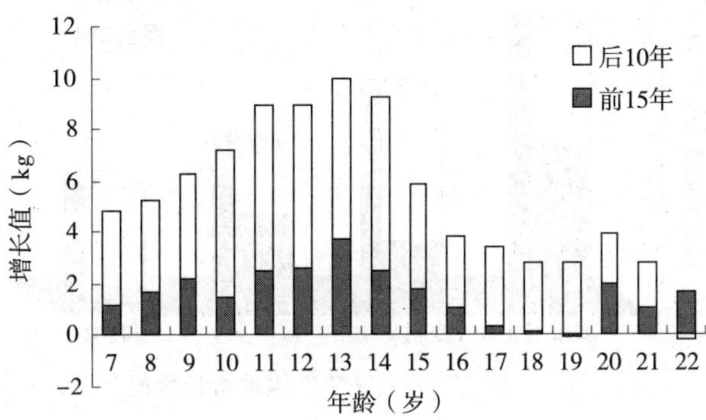

图 2-13　7～22 岁乡村男生体重增长情况

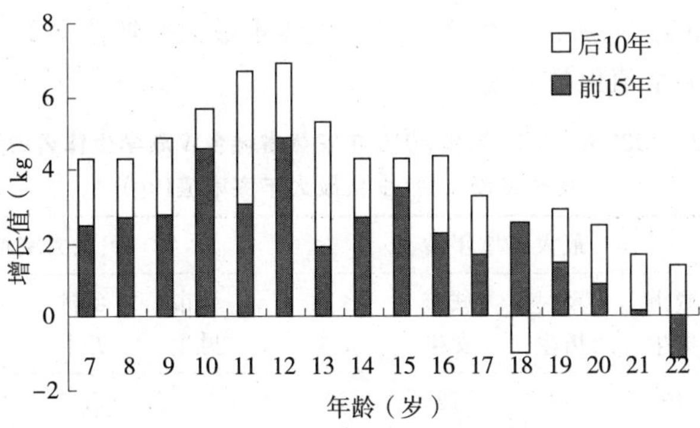

图 2-14　7～22 岁城市女生体重增长情况

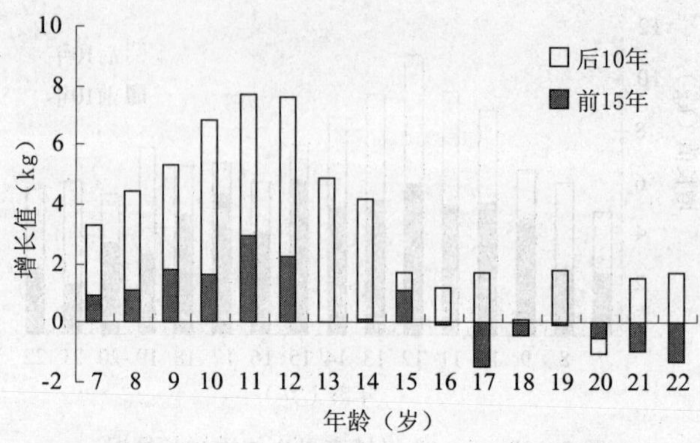

图 2-15　7～22 岁乡村女生体重增长情况

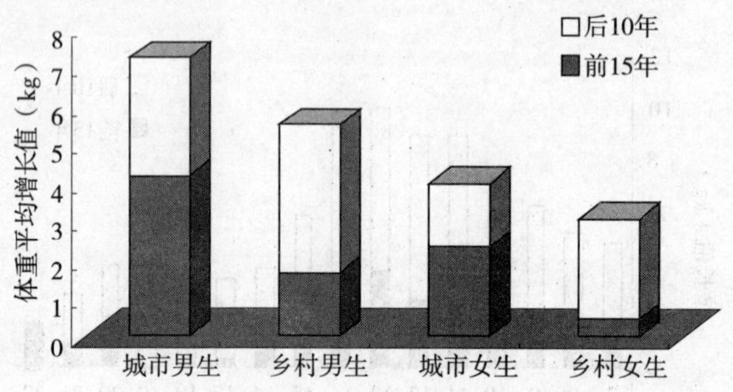

图 2-16　7～22 岁学生体重增长情况

2. 体重突增现象的动态变化

与 1985 年相比，2010 年安徽省四类学生体重最大突增年龄均有所提前，城市男生、乡村男生和乡村女生均提前 1 岁，而城市女生提前 2 岁。与 2000 年相比，2010 年城市男生、城市女生和乡村女生体重最大突增值呈下降趋势，而乡村男生体重最大突增值保持不变。

表 2-2　1985 年、2000 年和 2010 年安徽省城乡汉族学生体重的青春期生长突增年龄(岁)、最大年突增值(kg)

年份	最大突增年龄				最大突增值			
	城市男生	乡村男生	城市女生	乡村女生	城市男生	乡村男生	城市女生	乡村女生
1985	13	14	13	13	6.1	5.7	5.3	6.9
2000	15	13	12	13	5.7	6.4	6.1	4.7
2010	12	13	11	12	4.7	6.4	4.6	4.6

3. 男女生发育曲线的动态变化

1985～2010 年 25 年间，男女生体重发育曲线的两次交叉现象正逐渐消失。

1985 年城市男女生和乡村男女生体重发育曲线存在两次交叉现象。2000 年城市男女生第一次交叉年龄推迟，第二次交叉年龄提前，两次交叉间隔时间不到 1 年；乡村男女生两次交叉年龄均提前，且间距缩小。2010 年城市男女生体重发育曲线无交叉现象；乡村男女生第一次交叉年龄推迟，第二次交叉年龄提前，两次交叉间隔时间不到 1 年。

(三)胸围

1. 胸围发育水平的动态变化

与 1985 年相比，2010 年 7～22 岁四类学生体重平均增幅为城市女生＞城市男生＞乡村女生＞乡村男生，分别为 2.9 cm、2.4 cm、1.8 cm 和 1.3 cm，城市男女生后 10 年增幅所占百分比分别为 59.3％和 74.0％，后 10 年胸围增幅所占比重显著高于前 15 年；而乡村学生前 15 年胸围呈负增长，后 10 年则呈正增加。四类学生增幅最高年龄组为城市男生 12 岁年龄组＞城市女生 19 岁年龄组＞乡村男生 11 岁年龄组＞乡村女生 19 岁年龄组，分别为 5.3 cm、4.9 cm、4.5 cm 和 3.2 cm。如图 2－17～图 2－27 所示。

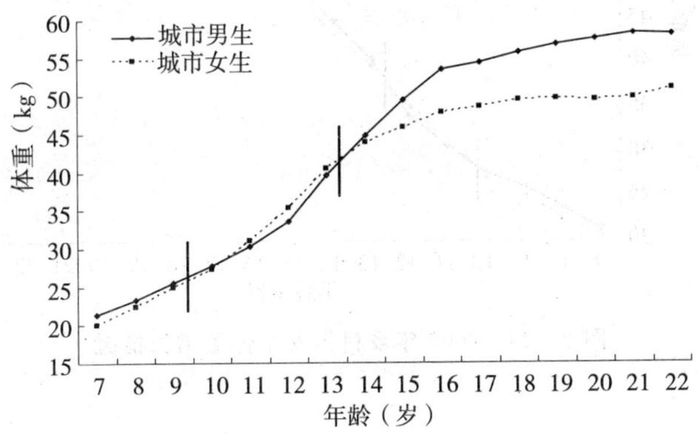

图 2－17　1985 年城市男女生体重增长情况

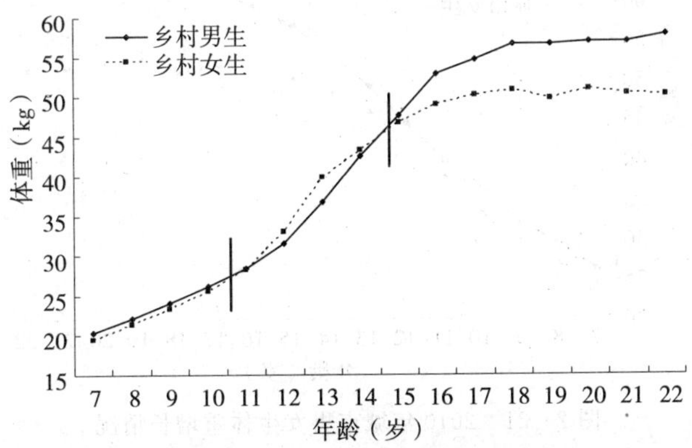

图 2－18　1985 年乡村男女生体重增长情况

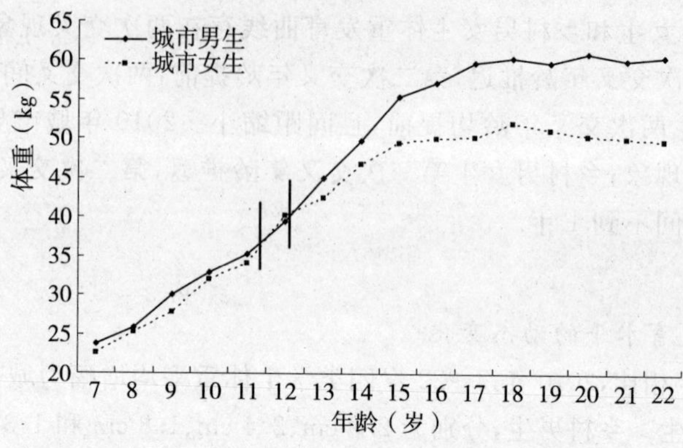

图 2-19　2000 年城市男女生体重增长情况

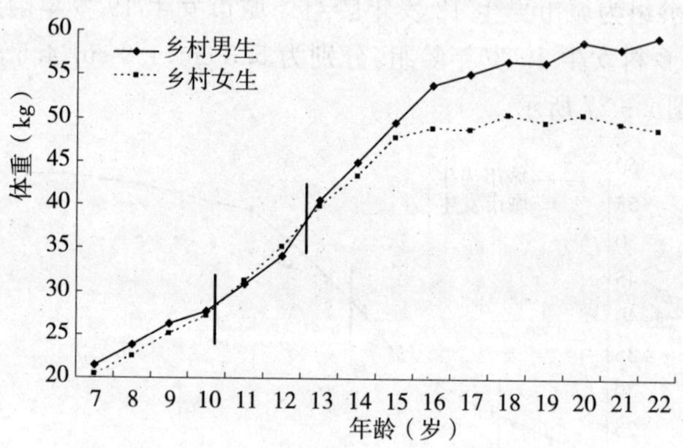

图 2-20　2000 年乡村男女生体重增长情况

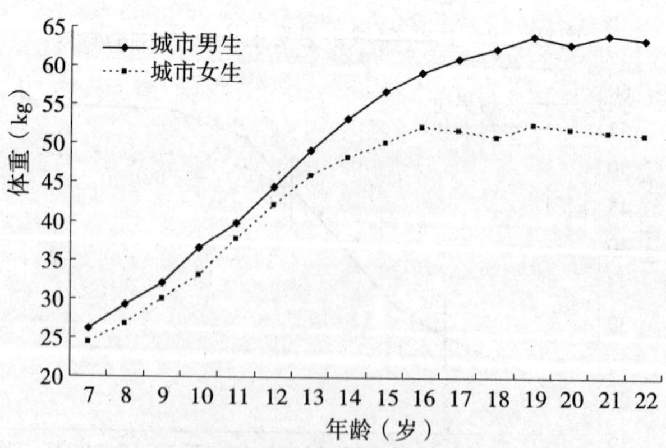

图 2-21　2010 年城市男女生体重增长情况

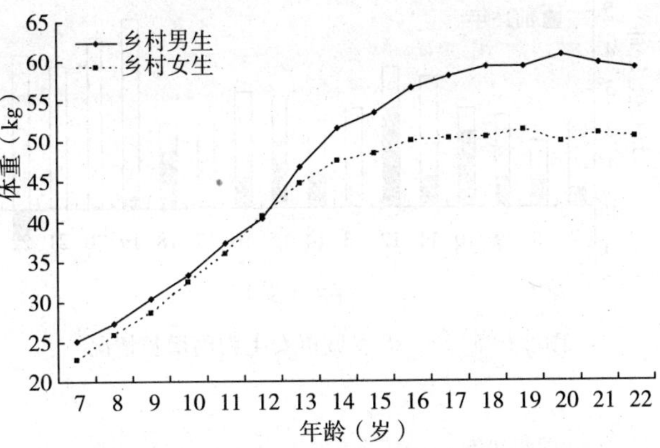

图 2－22　2010 年乡村男女生体重增长情况

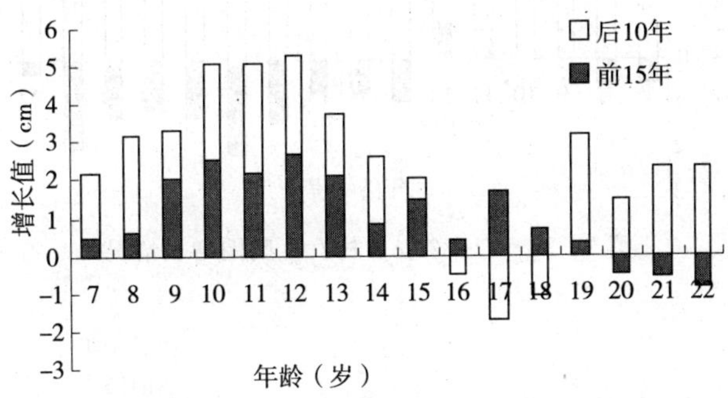

图 2－23　7～22 岁城市男生胸围增长情况

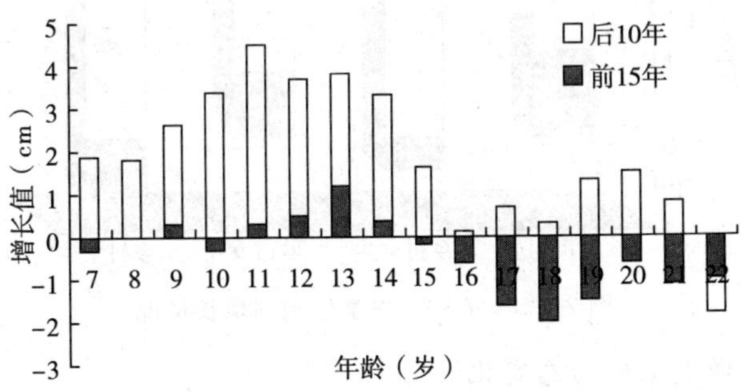

图 2－24　7～22 岁乡村男生胸围增长情况

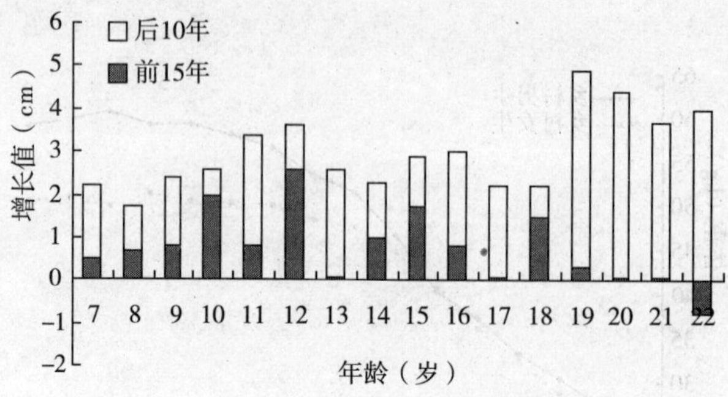

图 2-25 7～22 岁城市女生胸围增长情况

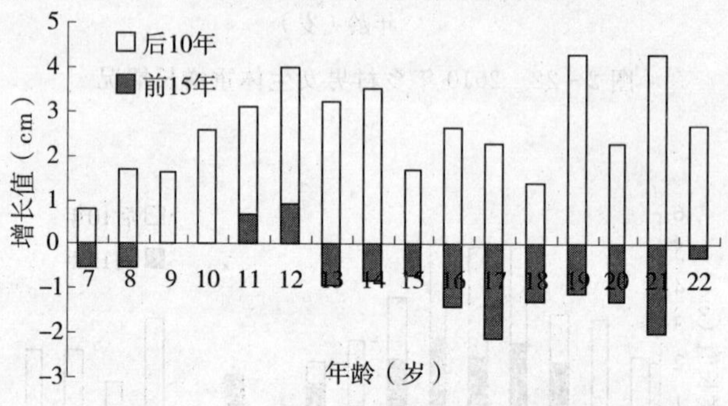

图 2-26 7～22 岁乡村女生胸围增长情况

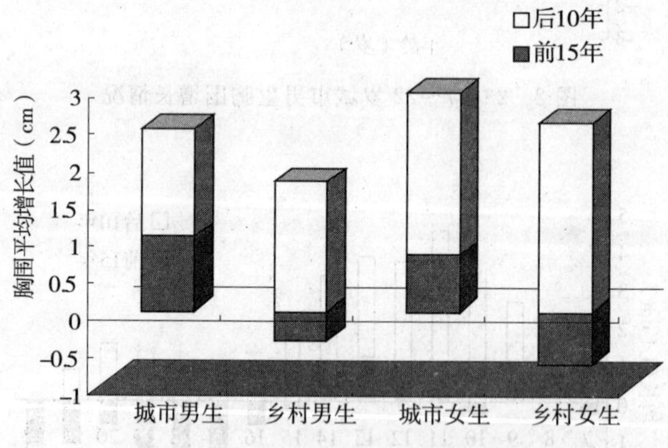

图 2-27 7～22 岁学生胸围增长情况

2. 胸围突增现象的动态变化

与 1985 年相比,2010 年安徽省四类学生胸围最大突增年龄均有所提前,城市男生提前 4 岁、乡村男生提前 3 岁、城市女生提前 2 岁、乡村女生提前 1 岁。与 2000 年相比,2010 年城市男生、城市女生和乡村男生胸围最大突增值呈下降趋势,而乡村女生胸围最大突增值呈增加趋势。

表 2-3　1985 年、2000 年和 2010 年安徽省城乡汉族学生胸围的青春期生长突增年龄(岁)、最大年突增值(cm)

年份	最大突增年龄				最大突增值			
	城市男生	乡村男生	城市女生	乡村女生	城市男生	乡村男生	城市女生	乡村女生
1985	14	16	13	13	3.9	4.1	3.9	5.5
2000	15	13	12	13	4.5	4.7	5.2	3.7
2010	10	13	11	12	3.6	4.1	3.9	4.2

3. 男女生胸围发育曲线的动态变化

城市学生 1985 年胸围发育曲线存在两次交叉现象，2000 年时男女两次交叉年龄间隔明显缩小，不到 1 年，2010 年男女生发育曲线基本无交叉现象。乡村男女生两次交叉现象在三个年代中均存在，但交叉间隔时间呈减少趋势。如图 2-28～图 2-33 所示。

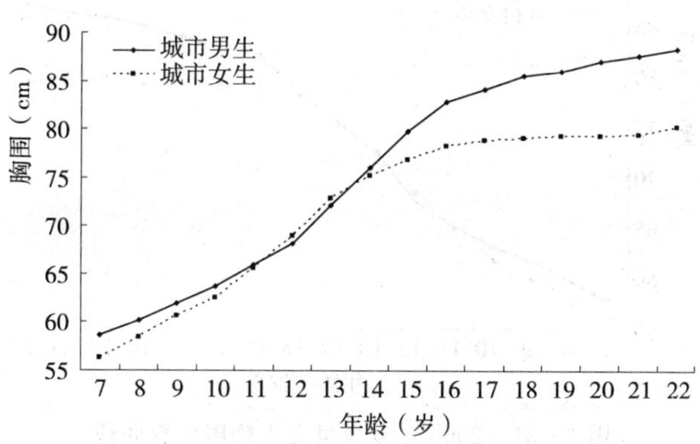

图 2-28　1985 年城市男女生胸围发育曲线

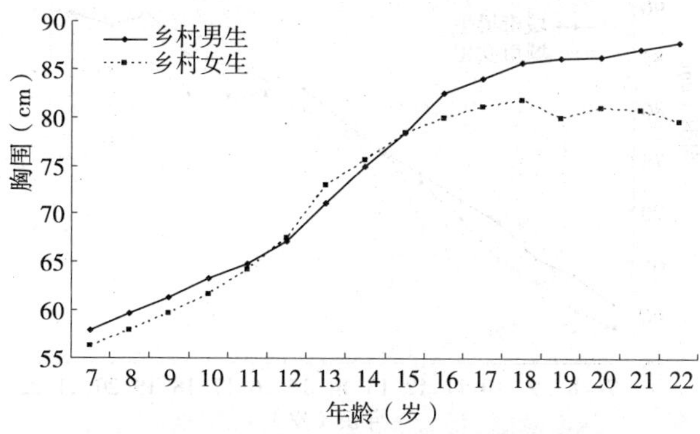

图 2-29　1985 年乡村男女生胸围发育曲线

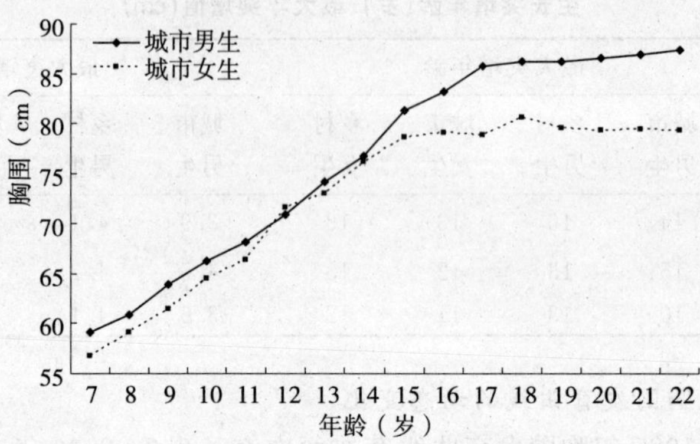

图 2-30　2000 年城市男女生胸围发育曲线

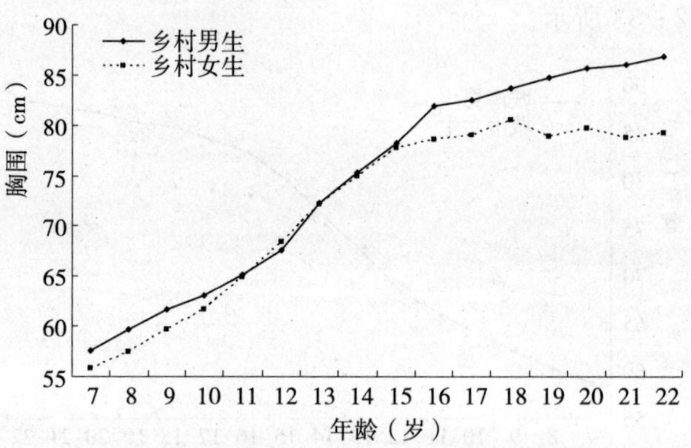

图 2-31　2000 年乡村男女生胸围发育曲线

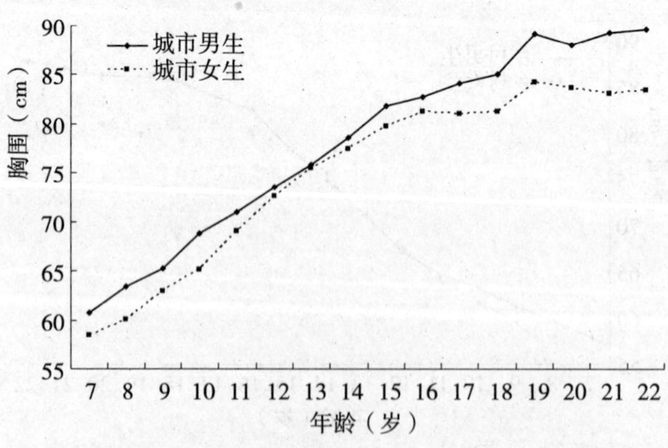

图 2-32　2010 年城市男女生胸围发育曲线

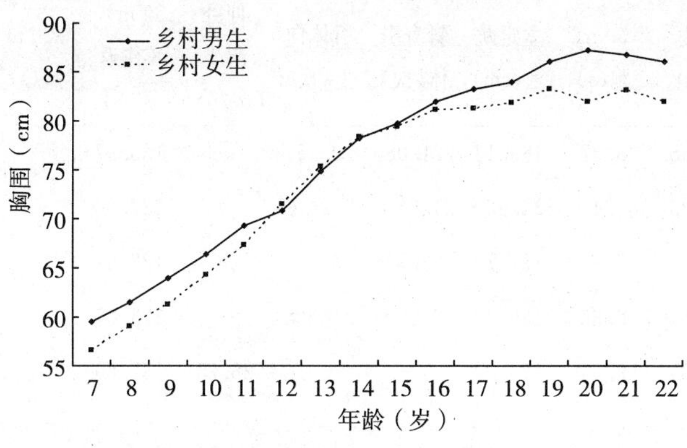

图 2-33　2010 年乡村男女生胸围发育曲线

二、学生体能发育动态变化

以往的体质调研数据显示，我国学生体能发育已经持续 20 年下滑，为遏制这一现象，2007 年中共中央、国务院印发了《关于加强青少年体育增强青少年体质的意见》（中发〔2007〕7 号），教育部在各级各类学校推广实施“国家学生体质健康标准”和“阳光体育运动”。本次调研通过对以往学生体质调研资料的比较分析，可反映近 5 年学生体能的变化情况，评估相关政策的实施效果。

（一）2005 年与 2010 年学生体能的比较

1. 速度素质

从表 2-4 可看出，2005～2010 年这 5 年间，安徽省 7～22 岁城市男生、城市女生的 50 m 跑成绩总体上呈下降趋势，差异均有显著性（$P<0.01$），乡村女生的速度素质略微提高（$P<0.05$），但乡村男生的速度素质变化不明显。

如图 2-34 所示，与 2005 年比较，2010 年城市男生速度素质除 19 和 20 岁年龄组略为提高外，其余年龄组均有所下降。乡村男生速度素质小学组除 10 岁年龄组略微下降外，其他年龄组均有所提高；中学组除 13 岁组略微有提高外，其他年龄组均有所下降；大学组各年龄组成绩均下降。

如图 2-35 所示，与 2005 年比较，2010 年城市女生速度素质除 18 岁年龄组提高外，其余年龄组均有所下降。乡村女生速度素质小学组各年龄组成绩均有所提高；中学组除 17 和 18 岁组有所提高外，其他年龄组成绩均下降；大学组除 19 岁组略微提高外，其他年龄组成绩均略微下降。

表 2-4　2005 年与 2010 年汉族城乡男女学生各体能指标的比较

类别	年份	握力(kg)	50 m 跑(s)	立定跳远(cm)	斜身引体(次)	引体向上(次)	仰卧起坐(次/分)	50 m×8 往返跑(s)	800 m 跑(s)	1 000 m 跑(s)	坐位体前屈成绩(cm)
城市男生	2005	29.58	8.67	189.13	21.08	2.45	—	126.97	—	268.31	8.49
	2010	30.23	8.94＊	184.92＊	24.26＊	3.24＊	—	127.34	—	267.39	8.93＃
乡村男生	2005	29.37	8.84	187.70	23.79	3.56	—	122.61	—	268.03	10.15
	2010	30.98＊	8.86	189.32	28.99＊	3.83＃	—	123.05	—	268.93	10.21
城市女生	2005	20.69	9.94	154.00	—	—	26.25	131.69	261.04	—	11.76
	2010	21.49＊	10.14＊	150.12＊	—	—	22.08＊	130.22＃	256.68＊	—	12.10
乡村女生	2005	20.98	10.25	152.01	—	—	21.99	128.41	257.35	—	12.13
	2010	22.10＊	10.17＃	152.00	—	—	19.16＊	128.73	260.38＊	—	12.06

注:差值为 2010 年减去 2005 年所得;＃为 $P<0.05$;＊为 $P<0.01$。

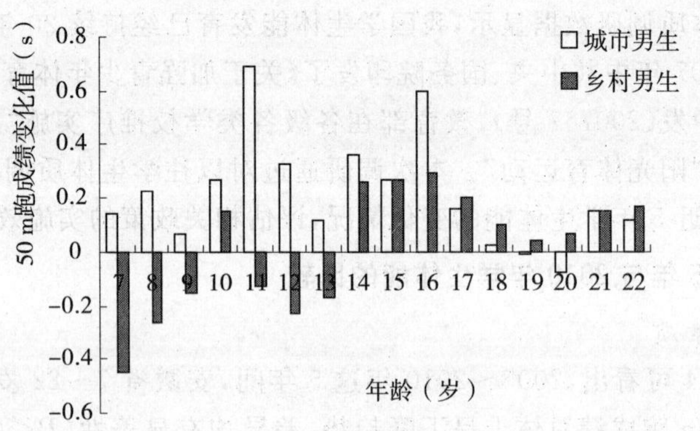

图 2-34　2005～2010 年 7～22 岁汉族男生 50 m 跑成绩变化值

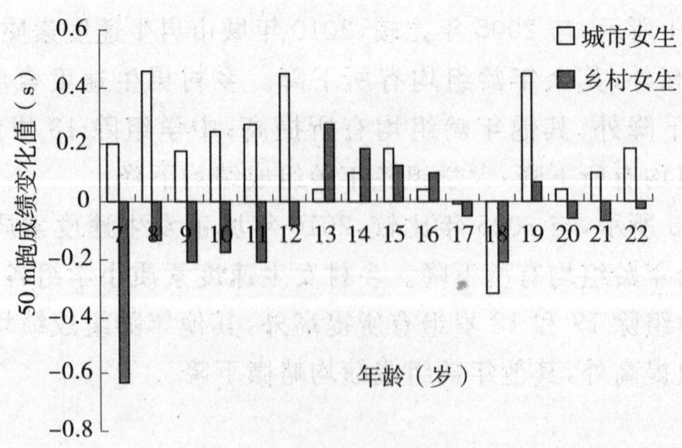

图 2-35　2005～2010 年 7～22 岁汉族女生 50 m 跑成绩变化值

表2-5　2005～2010年7～22岁汉族学生体能素质指标增长值比较

性别	年龄	握力(kg)		50 m跑(s)		立定跳远(cm)		坐位体前屈成绩(cm)		仰卧起坐/引体向上/斜身引体		50 m×8往返跑/800 m/1 000 m	
		城市	乡村	城市	乡村	城市	乡村	城市	乡村	城市	乡村	城市	乡村
男	7	−0.41	0.71*	0.14	−0.45*	−4.86*	6.57*	0.56	−0.36	0.14	2.73	−2.25	−0.20
	8	−0.19	0.53	0.23#	−0.26#	−1.60	1.31	1.21#	−0.69	1.07	4.89#	−1.20	1.31
	9	0.44	0.60	0.07	−0.15	−5.15*	1.32	0.35	1.00	2.74	2.35	−3.04#	1.95
	10	0.35	1.03*	0.27#	0.15	−5.94*	−0.77	0.43	1.27#	7.75*	6.40*	−2.06	0.84
	11	1.08*	1.74*	0.69*	−0.13	−4.34#	1.08	−0.30	0.93	5.70*	9.80*	5.66*	−0.96
	12	1.69*	2.56*	0.33*	−0.23*	1.43	7.34*	0.29	0.49	2.00	4.98*	5.20*	−0.15
	13	−0.66	2.96*	0.12	−0.17#	−2.70	7.29*	−1.03	−0.55	0.40	1.12*	−11.57#	−13.80*
	14	0.51	1.70#	0.36*	0.26*	−6.50#	7.20*	−0.49	−0.53	0.59#	0.61#	−5.67	−17.58
	15	1.65#	1.26	0.27*	0.27*	−0.04	5.55#	−0.94	−1.62#	1.55*	−0.38	−4.01	7.47#
	16	1.16	2.98*	0.60*	0.29*	−3.33	5.93*	1.17	−0.85	1.10*	0.29	−6.79#	1.63
	17	1.16	1.30	0.16#	0.20*	2.25	7.62*	−2.09*	−1.51#	0.87#	−0.06	−4.46	−2.35
	18	2.97*	1.85*	0.02	0.10	6.45*	7.99*	0.95	−1.12	1.12*	0.78#	−14.29*	−7.20*
	19	4.30*	3.19*	−0.01	0.04	−4.87	−10.96*	3.91*	3.09*	0.43	0.76	12.72*	15.88*
	20	2.76*	2.55*	−0.08	0.07	−2.44	−9.56*	2.52*	1.74	0.64	0.91#	10.54*	11.09*
	21	1.82#	−0.06	0.15#	0.15#	−11.18*	−12.07*	2.39#	0.33	0.27	−0.43	17.10*	13.64*
	22	0.59	1.60#	0.12	0.17*	−14.83*	−17.85*	2.01#	1.49	0.42	−1.28*	19.65*	20.20*

(续表)

性别	年龄	握力(kg)		50 m 跑(s)		立定跳远(cm)		坐位体前屈成绩(cm)		仰卧起坐/引体向上/斜身引体		50 m×8 往返跑/800 m/1 000 m	
		城市	乡村	城市	乡村	城市	乡村	城市	乡村	城市	乡村	城市	乡村
女	7	−0.26	0.67*	0.20	−0.63*	0.89	5.63*	0.37	0.40	−1.40	−0.91	−3.12#	−0.60
	8	−0.60#	−0.003	0.46*	−0.13	−1.29	1.42	−0.65	−0.44	0.09	−1.50	−3.24#	−1.53
	9	0.23	0.60#	0.18	−0.21	−5.40*	3.64	0.48	0.37	−2.33#	−1.98	−0.68	2.29
	10	0.07	1.46*	0.25#	−0.18	−3.18	1.94	0.42	0.08	−4.43*	−0.87	−0.93	1.00
	11	1.00#	1.91*	0.27#	−0.21#	−6.52*	6.16*	0.20	0.34	−3.79*	−1.66	−2.70	−1.20
	12	0.39	1.71*	0.45*	−0.08	0.25	2.33	−0.10	0.43	−3.54*	−0.46	1.91	2.79#
	13	0.33	1.46*	0.04	0.27*	6.29*	−0.87	−0.89	−1.62#	−2.15#	−2.20#	−14.20*	0.65
	14	0.80	0.64	0.10	0.19	−2.58	0.73	0.13	−1.08	−2.95*	−3.13*	−4.92	5.06
	15	1.81	0.18	0.19*	0.13	−0.52	−0.34	−2.42*	−1.81#	−5.60*	−2.52*	−10.26*	9.53*
	16	1.64*	0.65	0.04*	0.10	−4.28#	2.36	−1.86#	−2.45*	−6.09*	−0.18	−13.52*	−2.58
	17	1.52*	0.09	−0.004*	−0.05	1.98	6.03*	1.22	−1.20	−7.64*	−2.98*	−11.25*	0.40
	18	2.30*	1.23#	−0.32	−0.21#	−0.13	5.88*	1.39	0.24	−0.87	−2.81*	−10.49*	−8.10*
	19	0.39*	2.28*	0.45	0.07	−18.41*	−14.83*	1.47	2.15#	−9.70*	−7.66*	13.29*	11.88*
	20	0.33*	1.57*	0.04	−0.06	−14.60*	−15.34*	2.60*	0.72	−8.69*	−8.14*	9.90*	7.22*
	21	0.80*	1.27#	0.10	−0.07	−16.62*	−12.52*	3.96*	1.91#	−5.63*	−8.03*	9.49*	8.10*
	22	1.81*	1.85*	0.19*	−0.02	−12.25*	−14.39*	2.03#	3.73*	−6.65*	−7.01*	6.44#	4.12

注:# 为 $P<0.05$;* 为 $P<0.01$。

2. 力量素质

(1)斜身引体(男生 7～12 岁)

2010 年学生的斜身引体成绩与 2005 年比较有所提高。城市男生、乡村男生分别平均提高 3.18 次、5.20 次($P<0.01$)。各年龄组均呈上升趋势,其中,城市男生 10 岁和乡村男生 11 岁年龄组上升幅度最大。如图 2－36 所示。

(2)引体向上(男生 13～22 岁)

2005～2010 年这 5 年间,男生引体向上成绩也有所提高。如图 2－37 所示,城市男生各年龄组成绩均提高。乡村男生中学组除 15 岁年龄组略微下降外,其他年龄组均有所上升。大学组中 19 岁和 20 岁年龄组成绩提高,21 和 22 岁年龄组成绩下降。

(3)仰卧起坐(女生 7～22 岁)

从表 2－4 可看出,不管是城市女生还是乡村女生,仰卧起坐成绩总体下降。下降均值分别为 4.17 次/分、2.83 次/分。如图 2－38 所示,城市女生、乡村女生各年龄组成绩均下降。

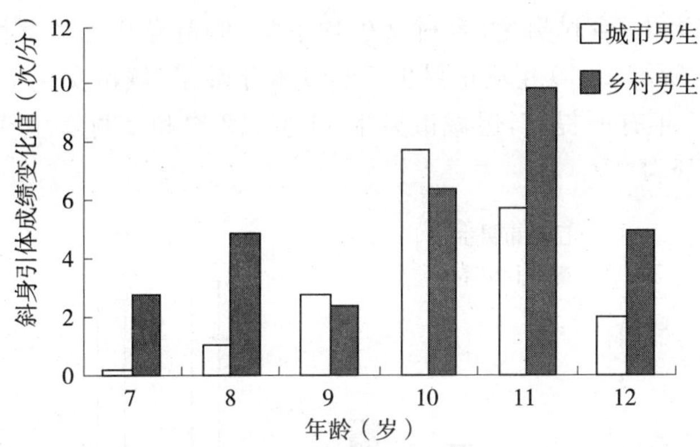

图 2－36　2005～2010 年 7～12 岁汉族男生斜身引体成绩变化值

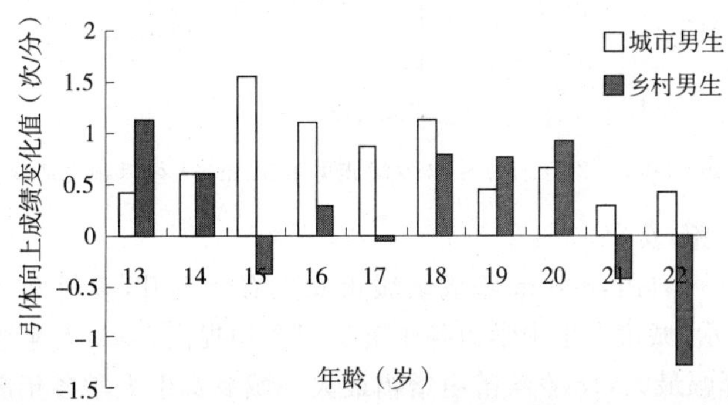

图 2－37　2005～2010 年 13～22 岁汉族男生引体向上成绩变化值

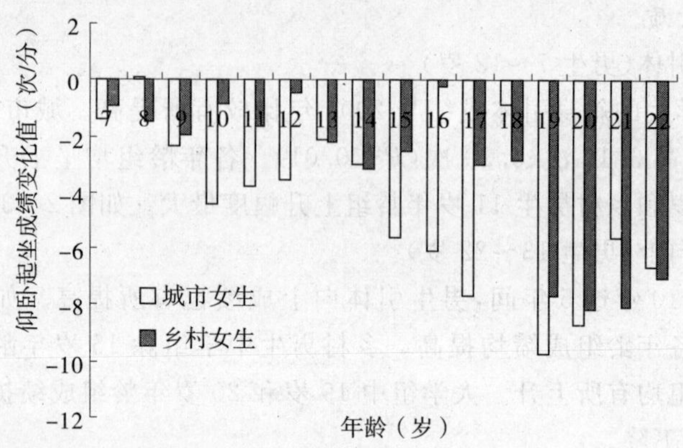

图 2-38　2005～2010 年 7～22 岁汉族女生仰卧起坐成绩变化值

3. 耐力素质

(1)50 m×8 往返跑(7～12 岁)

从表 2-5 可看出，小学组 50 m×8 往返跑成绩除城市女生略微提高外($P<0.05$)，城市男生、乡村男生、乡村女生均下降，但差异均无显著性。由图 2-39 和图 2-40 所示，2010 年城市男生 7～10 岁年龄组、城市女生 7～11 岁年龄组成绩较 2005 年有所提高，但城市男生 11 岁、12 岁和乡村女生 9 岁、12 岁年龄组成绩大幅下降。

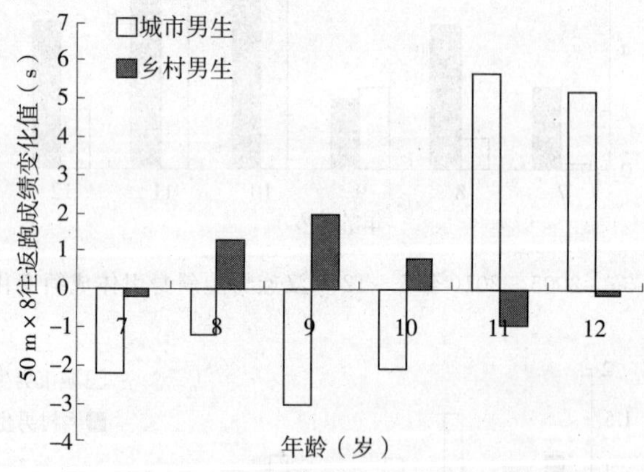

图 2-39　2005～2010 年 7～12 岁汉族男生 50 m×8 往返跑成绩变化值

(2)800 m 跑(女生 13～22 岁)

从表 2-4 可看出，800 m 跑成绩城市女生有所上升，乡村女生有所下降。如图 2-41 所示，城市女生中学组各年龄组成绩均提高，乡村女生中学组中，以 15 岁年龄组降幅最大，18 岁年龄组增幅最大。城乡女生大学各年龄组均下降，以 19 岁女生降幅最大。

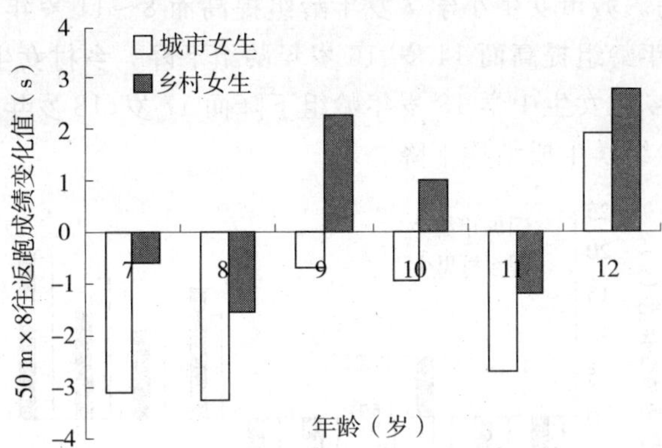

图 2-40 2005～2010 年 7～12 岁汉族女生 50 m×8 往返跑成绩变化值

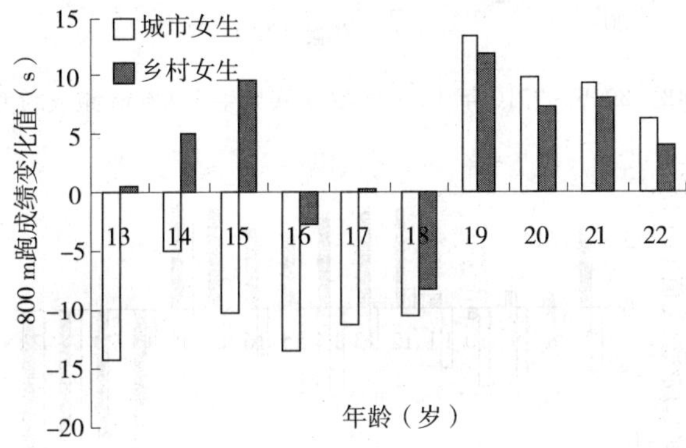

图 2-41 2005～2010 年 13～22 岁汉族女生 800 m 跑成绩变化值

(3)1 000 m 跑(男生 13～22 岁)

2005～2010 年这 5 年间，1 000 m 跑成绩城市男生有所上升，乡村男生有所下降。如图 2-42 所示，城市男生中学各年龄组成绩均提高。乡村男生中学组中，15 岁、16 岁成绩下降，其他年龄组成绩提高，其中 14 岁年龄组增幅最大。城乡男生大学各年龄组均下降。

4. 爆发力

从表 2-4 可看出，2010 年汉族城市男生、城市女生立定跳远成绩与 2005 年相比均有所下降。5 年间，城市男生、城市女生学生分别减少了 4.21 cm 和 3.88 cm($P<0.01$)；而乡村男生和乡村女生成绩分别为略微提高和稳定($P>0.05$)。

如图 2-43 和图 2-44 所示，与 2005 年比较，2010 年学生立定跳远成绩分别为，城市男生小学组除 12 岁年龄组略微提高外，其他年龄组成绩均下降，城市男生中学组中 13～16 岁年龄组下降而 17 岁、18 岁年龄组提高。乡村男生小学组除 10 岁年龄组略微下降外，其他年龄组成绩均提高，乡村男生中学所有年龄组成绩均提高。城市女生小学 7 岁年龄组提高而 8～11 岁年龄组下降，城市女生中学 13 岁年龄组提高而 14 岁、16 岁年龄组下降。乡村女生小学所有年龄组成绩均提高，乡村女生中学 13 岁年龄组下降而 17 岁、18 岁年龄组增幅较大。大学中所有年龄组学生成绩均下降。

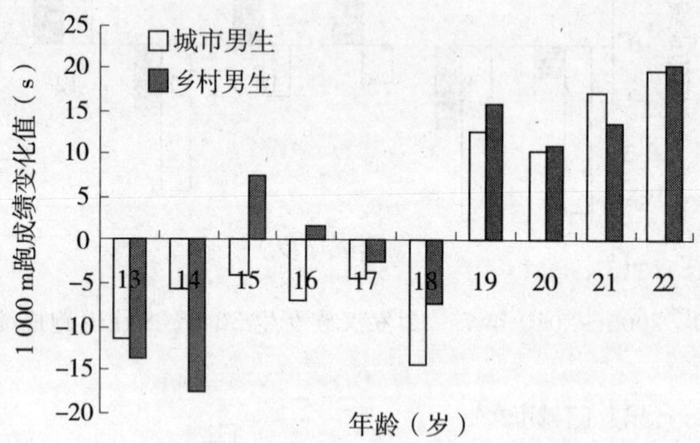

图 2－42　2005～2010 年 13～22 岁汉族男生 1 000 m 跑成绩变化值

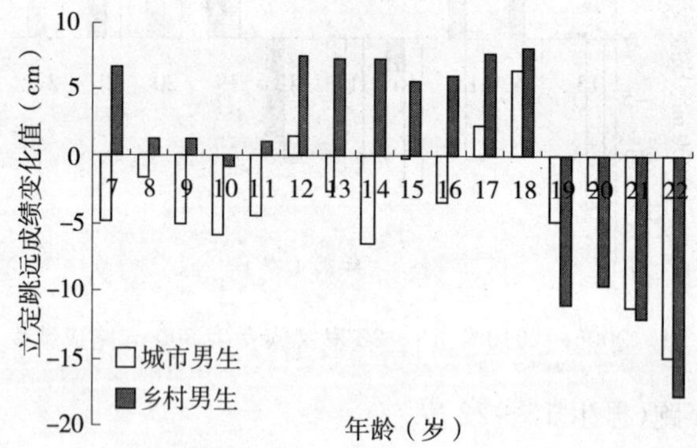

图 2－43　2005～2010 年 7～22 岁汉族男生立定跳远成绩变化值

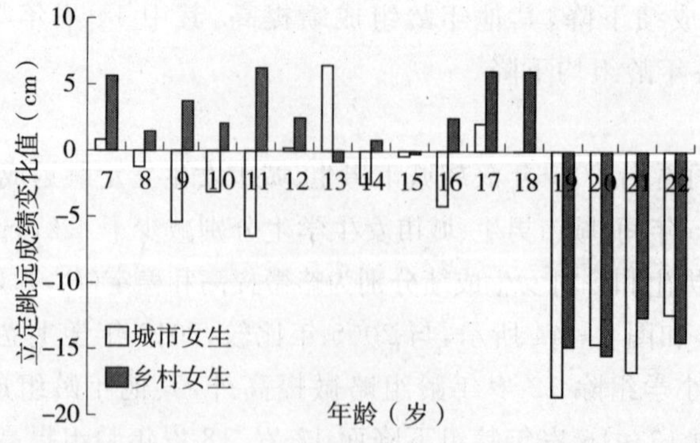

图 2－44　2005～2010 年 7～22 岁汉族女生立定跳远成绩变化值

5. 握力

从表 2－4 可看出，汉族学生握力成绩整体提高。

如图 2－45 和图 2－46 所示，与 2005 年比较，2010 年学生握力成绩除城市男生 7 岁、8 岁、13 岁年龄组和城市女生 7 岁、8 岁年龄组有所下降外，其他各年龄组学生握力成绩均提高。

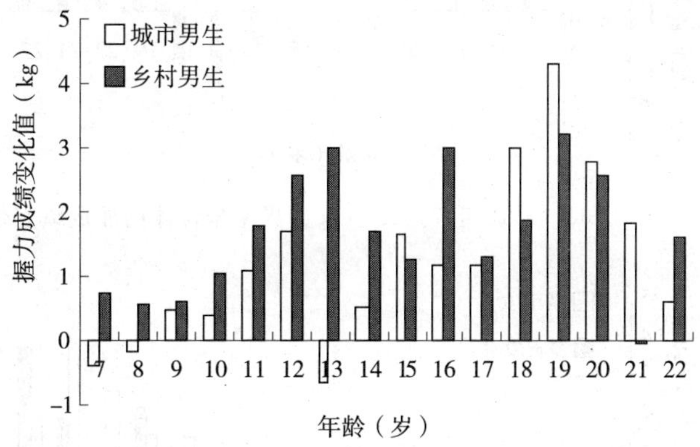

图 2－45　2005～2010 年 7～22 岁汉族男生握力成绩变化值

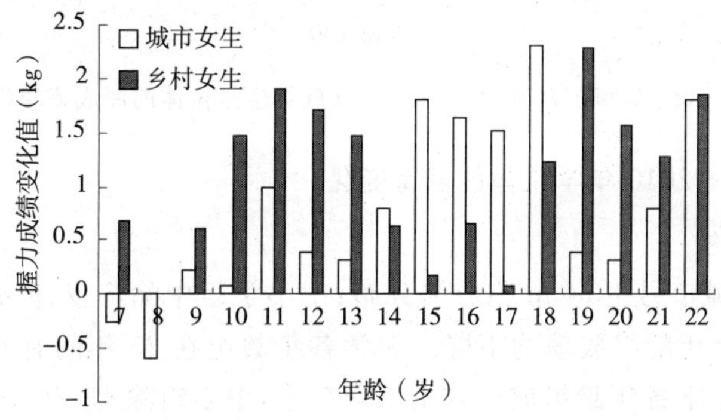

图 2－46　2005～2010 年 7～22 岁汉族女生握力成绩变化值

6. 柔韧性素质

从表 2－4 可看出，5 年间，乡村女生柔韧性素质变化不明显而其他学生均呈增长趋势。如图 2－47 和图 2－48 所示，整体上看，城市男生、乡村男生、城市女生、乡村女生学生柔韧性素质均表现为：小学组略有上升，中学组下降，大学组又呈上升趋势且增幅较大。

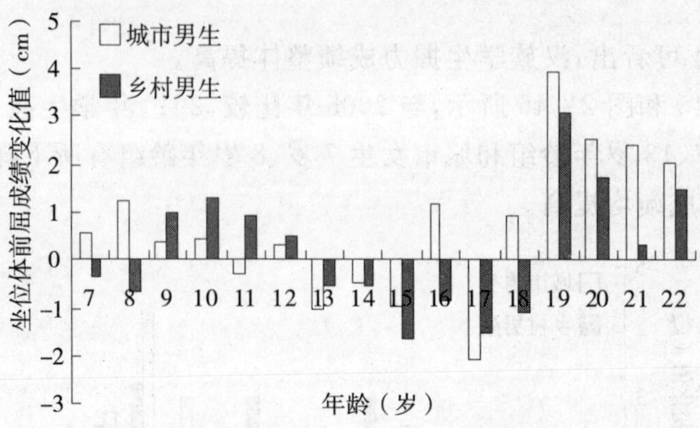

图 2-47　2005～2010 年 7～22 岁汉族男生坐位体前屈成绩变化值

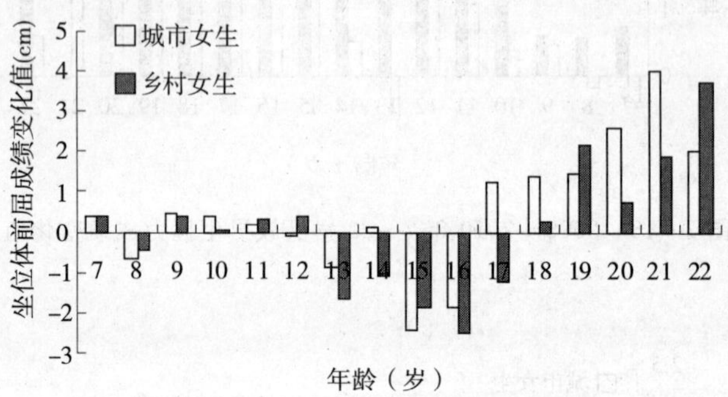

图 2-48　2005～2010 年 7～22 岁汉族女生坐位体前屈成绩变化值

(二)1985～2010 年学生体能发育变化

1. 50 m 跑

25 年间，城市男生 50 m 跑成绩分布：中小学组中除 7 岁、9 岁年龄组无明显变化外，其余年龄组成绩均下降。大学各年龄组在 25 年间有不同程度的提高。前 15 年小学各年龄组成绩均呈下降趋势，中学组除 13 岁、16 岁年龄组无明显变化外，其他各年龄组均有小幅度的提高；大学组随年龄的增加，提高值逐渐减少，至 22 岁年龄组为零。后 10 年，7～9 岁年龄组成绩提高而 10～18 岁年龄组成绩降低，其中 7 岁年龄组增幅最大，16 岁年龄组降幅最大；大学各年龄组成绩均有小幅度的提高。如图 2-49 所示。

25 年间，小学组(除 10 岁年龄组外)乡村男生 50 m 跑成绩有较大幅度的提升，其中后 10 年的提升幅度较为显著；中学组成绩表现为前 15 年大部分年龄组提高而后 10 年大部分年龄组下降；大学组成绩前 15 年及后 10 年均呈现上升趋势。如图 2-50 所示。

25 年间，城市女生 50 m 跑成绩大部分年龄组呈下降趋势，以 16 岁年龄组降幅最大。前15年,除12岁、21岁年龄组无变化外其余所有年龄组成绩均下降。后10年,小学组除12岁年龄组外其余各年龄组成绩均有不同程度的提高,大部分的中学组成绩下降,大学组成绩提高。如图2-51所示。

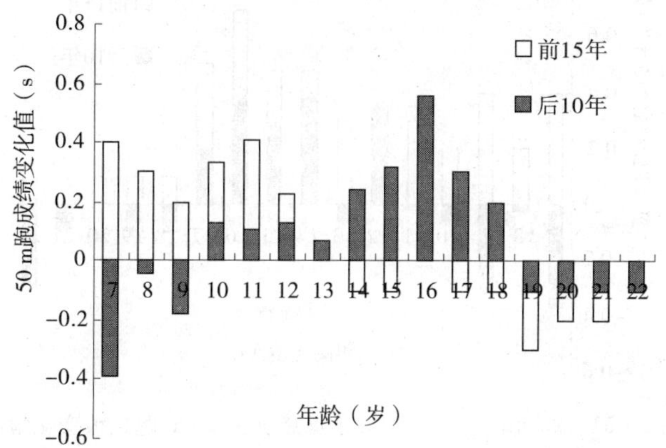

图2-49　25年间7～22岁城市汉族男生50 m跑成绩变化情况

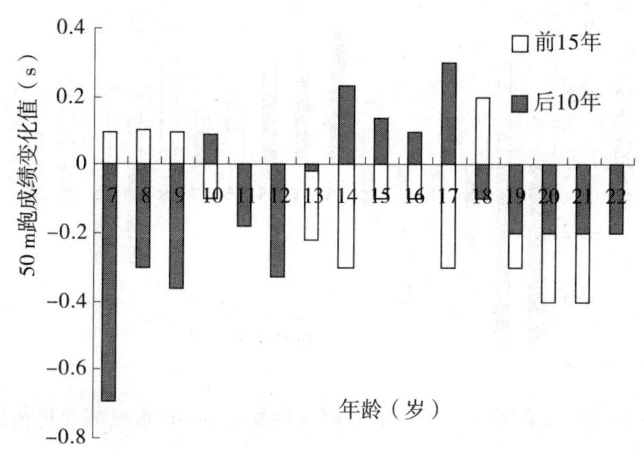

图2-50　25年间7～22岁乡村汉族男生50 m跑成绩变化情况

25年间,乡村女生50 m跑成绩小学组提高,中学组下降,大学组变化不明显。前15年成绩提高的为9～11岁年龄组,下降的为8岁、12岁及15～22岁年龄组。后10年小学组和大学组成绩提高,大部分中学组成绩下降。如图2-52所示。

25年间,7～22岁汉族学生50 m跑成绩平均变化为:城市男生、城市女生有所下降,平均降幅城市女生＞城市男生,乡村男生成绩显著提高,乡村女生成绩变化不明显。前15年城市男生、城市女生、乡村女生均呈现下降趋势,平均降幅依次为:城市女生＞乡村女生＞城市男生;后10年乡村男生、乡村女生成绩上升,平均增幅乡村男生＞乡村女生。城市男生后10年降幅大于前15年,而城市女生却相反。乡村男生 50 m 成绩在两个不同时期均是提高的,后10 年增幅大于前 15 年。如图 2-53 所示。

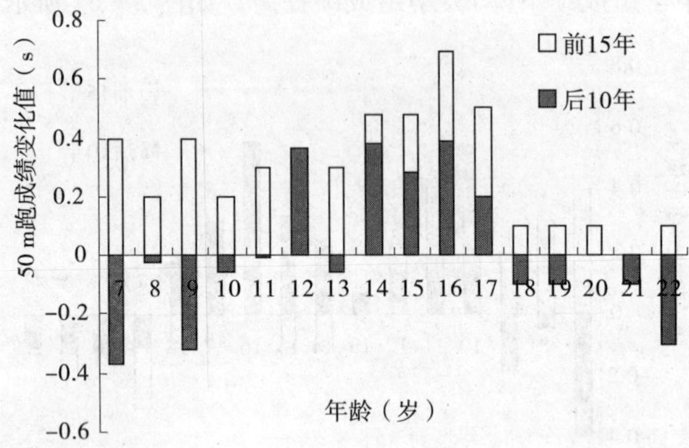

图 2-51　25 年间 7～22 岁城市汉族女生 50 m 跑成绩变化情况

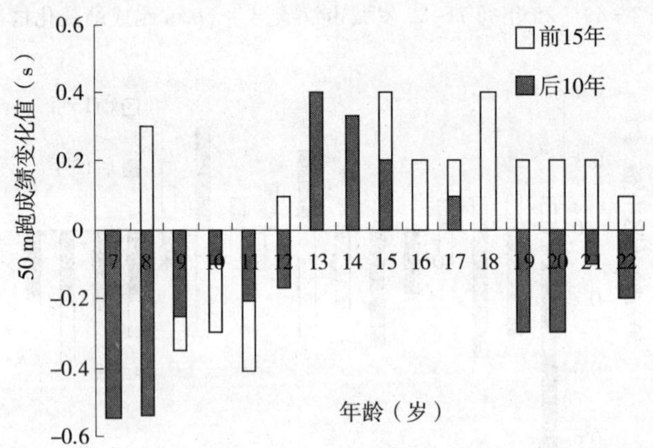

图 2-52　25 年间 7～22 岁乡村汉族女生 50 m 跑成绩变化情况

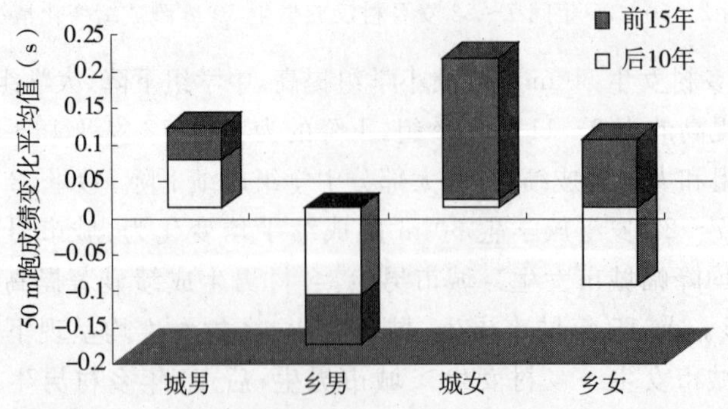

图 2-53　25 年间 7～22 岁汉族学生 50 m 跑成绩变化平均值

2. 立定跳远

25 年间，城市男生立定跳远成绩变化为：小学 7～11 岁年龄组下降，中学除 18 岁年龄组外其余各年龄组略微提高，大学 19～21 岁年龄组提高。前 15 年除 7 岁、18 岁年龄组外，其他各年龄组成绩均提高，其中大学组增幅最大。后 10 年所有年龄组成绩均是下降的，以大学生降幅最大。如图 2－54 所示。

25 年间，乡村男生立定跳远成绩均呈上升趋势。前 15 年除 18 岁年龄组外，其余各年龄组成绩均提高。后 10 年小学除 9 岁、10 岁年龄组外，其余各年龄组均呈不同程度的提高，中学各年龄组均提高，大学各年龄组均下降。如图 2－55所示。

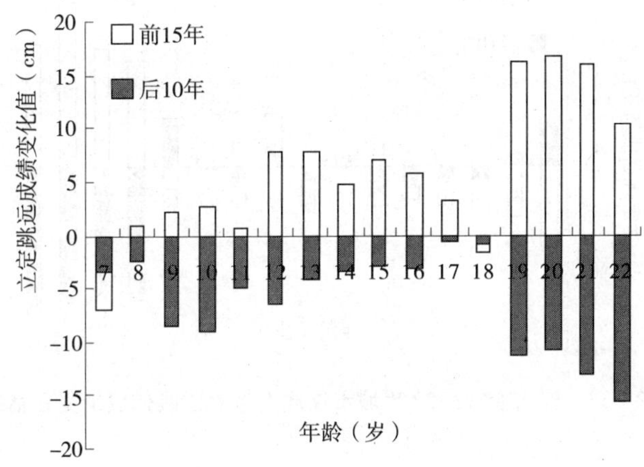

图 2－54　25 年间 7～22 岁城市汉族男生立定跳远成绩变化情况

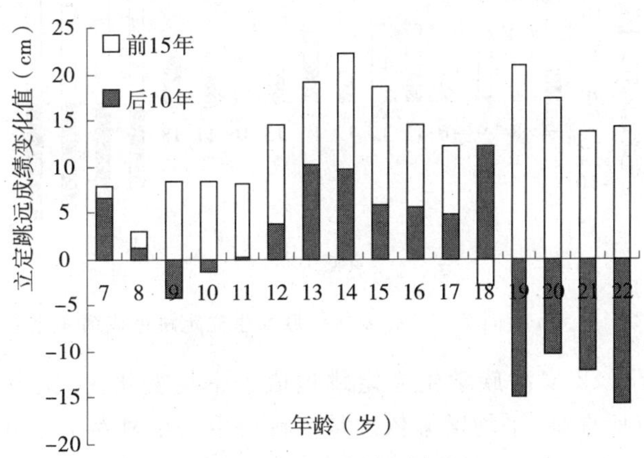

图 2－55　25 年间 7～22 岁乡村汉族男生立定跳远成绩变化情况

25 年间，城市女生立定跳远成绩小学组下降，中学组除 14 岁年龄组外其余各年龄组均提高，大学组变化不明显。前 15 年小学组除 12 岁年龄组外，其余各年龄组均下降;中学组中 14～17 岁年龄组提高而 13 岁、18 岁年龄组下降;大学组各年龄组均提高,以 21 岁年龄组增幅最大。后 10 年小学组中 7 岁、8 岁年龄组提高而 9～12 岁年龄组下降;中学组中增幅最大的为 18 岁年龄组,降幅最大的为 14 岁年龄组;大学组各年龄组均下降。如图 2-56 所示。

25 年间,乡村女生立定跳远成绩变化表现为:中小学组提高,大学组变化不明显。前 15 年除 7 岁、17 岁年龄组外,其余各年龄组均提高,以大学组增幅最大。后 10 年除 12 岁年龄组及大学组外,其余中小学组均提高,以大学组降幅最大。如图 2-57 所示。

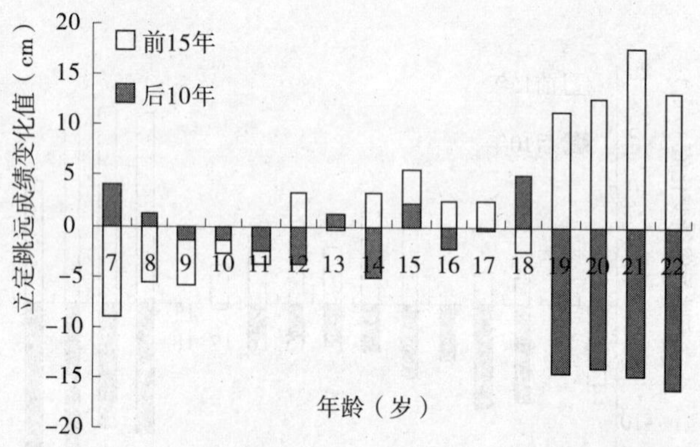

图 2-56　25 年间 7～22 岁城市汉族女生立定跳远成绩变化情况

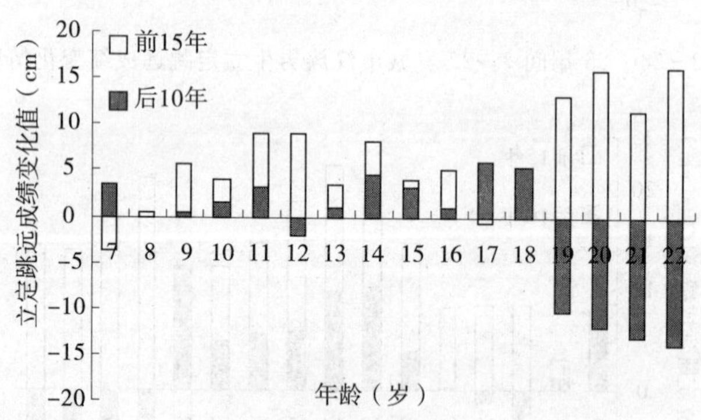

图 2-57　25 年间 7～22 岁乡村汉族女生立定跳远成绩变化情况

25 年间,7～22 岁汉族学生立定跳远成绩平均变化为:城市男生、乡村男生、乡村女生有所提高,平均增幅依次是乡村男生＞乡村女生＞城市男生,城市女生成绩略微下降。前 15 年学生成绩均提高,提高幅度乡村男生＞城市男生＞乡村女生＞城市女生。后 10 年城市男生、城市女生、乡村女生成绩下降,降幅城市男生＞城市女生＞乡村女生,乡村男生成绩略微提高。如图 2-58 所示。

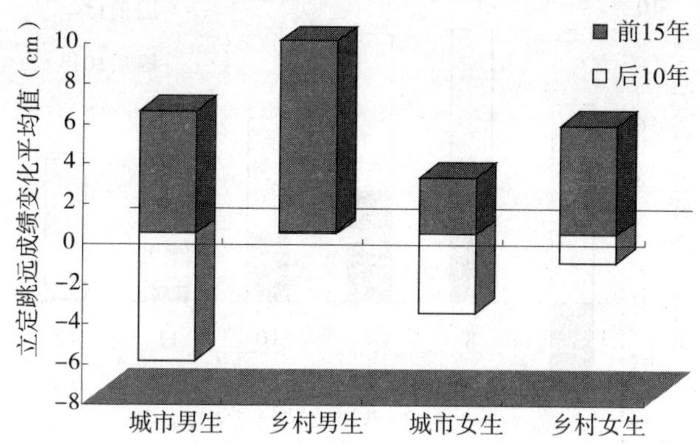

图 2-58 25 年间 7～22 岁汉族学生立定跳远成绩变化平均值

3. 耐力指标

(1)50 m×8 往返跑(7～12 岁)

25 年间,城市男生 50 m×8 往返跑成绩各年龄组均下降,以 11 岁年龄组降幅最大。前 15 年各年龄组成绩均下降,降幅均大于后 10 年。后 10 年除 7 岁年龄组成绩略微提高外,其余各年龄组均下降,以 11 岁年龄组降幅最大。如图 2-59 所示。

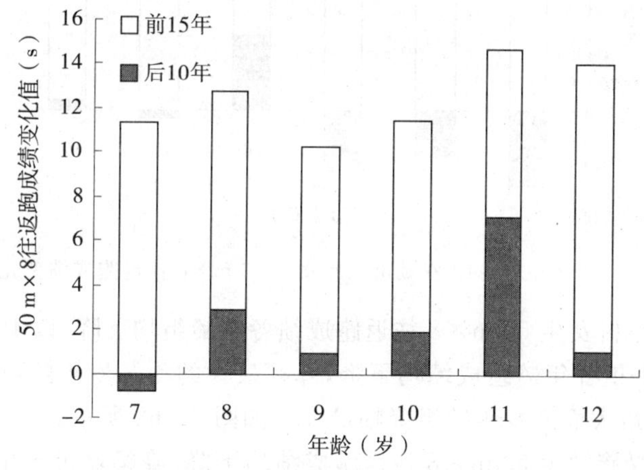

图 2-59 25 年间 7～12 岁城市汉族男生 50 m×8 往返跑成绩变化情况

25 年间,乡村男生 50 m×8 往返跑成绩各年龄组均下降,以 8 岁年龄组降幅最大。前 15 年各年龄组成绩下降,降幅均大于后 10 年,7 岁、8 岁年龄组降幅较大。后 10 年除 7 岁年龄组成绩有所提高外,其余各年龄组均下降,以 9 岁年龄组降幅最大。如图 2-60 所示。

25 年间,城市女生 50 m×8 往返跑成绩各年龄组均下降,前 15 年各年龄组成绩均下降,降幅均大于后 10 年。前 15 年降幅最大的为 9 岁年龄组,后 10 年 7 岁年龄组增幅最大而 10 岁年龄组降幅最大。如图 2-61 所示。

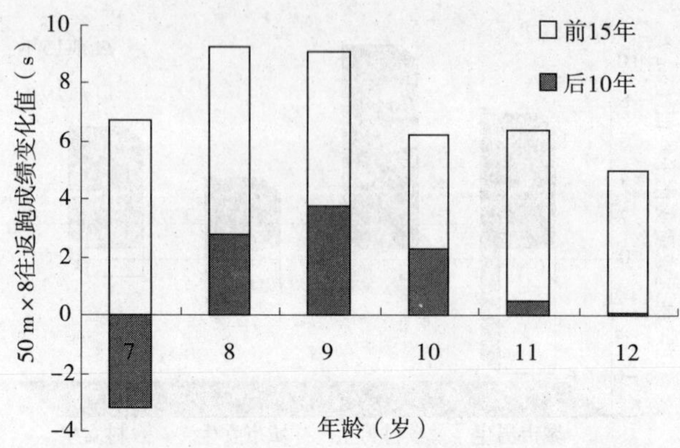

图 2-60　25 年间 7～12 岁乡村汉族男生 50 m×8 往返跑成绩变化情况

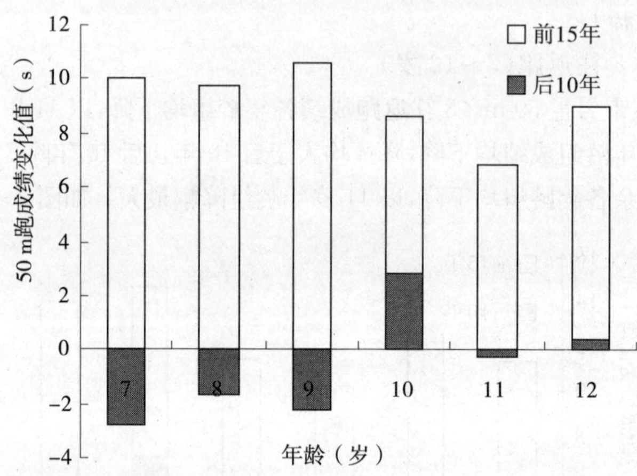

图 2-61　25 年间 7～12 岁城市汉族女生 50 m×8 往返跑成绩变化情况

25 年间，乡村女生 50 m×8 往返跑成绩各年龄组均下降，以 10 岁年龄组降幅最大。前 15 年各年龄组成绩均下降，降幅最大的为 8 岁年龄组，后 10 年 11 岁年龄组增幅最大而 9 岁年龄组降幅最大。如图 2-62 所示。

25 年间，汉族学生 50 m×8 往返跑成绩均下降，降幅城市男生＞城市女生＞乡村男生＞乡村女生。前 15 年降幅城市男生＞城市女生＞乡村女生＞乡村男生。后 10 年成绩表现为男生下降而女生略微提高。下降值城市男生＞乡村男生，提高值城市女生＞乡村女生。城市男生、乡村男生两个不同阶段降幅均是前 15 年＞后 10 年。如图 2-63 所示。

(2)800 m 跑(女生 13～22 岁)

25 年间，城市女生 800 m 成绩以 14 岁年龄组及大学组降幅最大。前 15 年各年龄组成绩均下降，降幅最大的为 16 岁、22 岁年龄组，后 10 年大部分中学组和高年级大学组成绩有所提高。如图 2-64 所示。

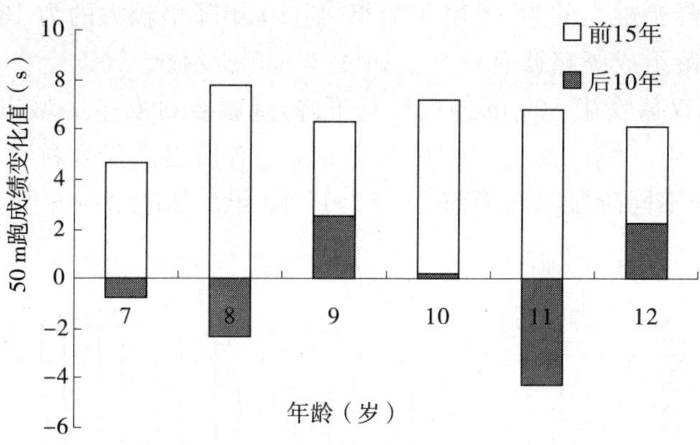

图 2-62　25 年间 7～12 岁乡村汉族女生 50 m×8 往返跑成绩变化情况

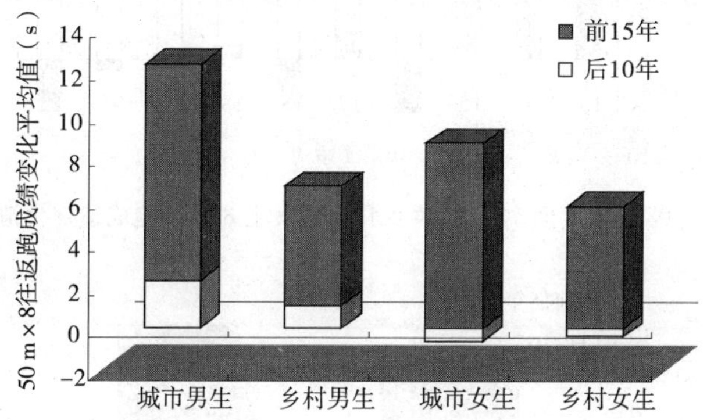

图 2-63　25 年间 7～12 岁汉族学生 50 m×8 往返跑成绩变化平均值

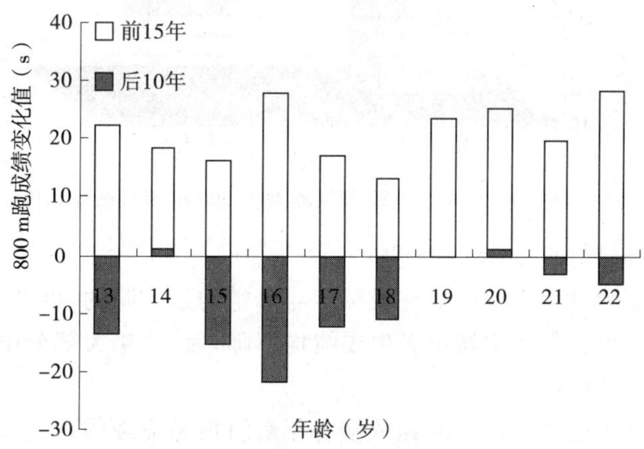

图 2-64　25 年间 13～22 岁城市汉族女生 800 m 跑成绩变化情况

25 年间，乡村女生 800 m 跑成绩各年龄组均是下降的。前 15 年各年龄组成绩均下降，降幅最大的为 21 岁年龄组，后 10 年降幅较大的为 13～15 岁年龄组，小部分年龄组成绩略微有提高。如图 2－65 所示。

25 年间，汉族女生 800 m 跑成绩均下降，降幅乡村女生＞城市女生。前 15 年降幅乡村女生＞城市女生，后 10 年城市女生有所提高而乡村女生略微下降。乡村女生两个不同阶段降幅为前 15 年＞后 10 年。如图 2－66 所示。

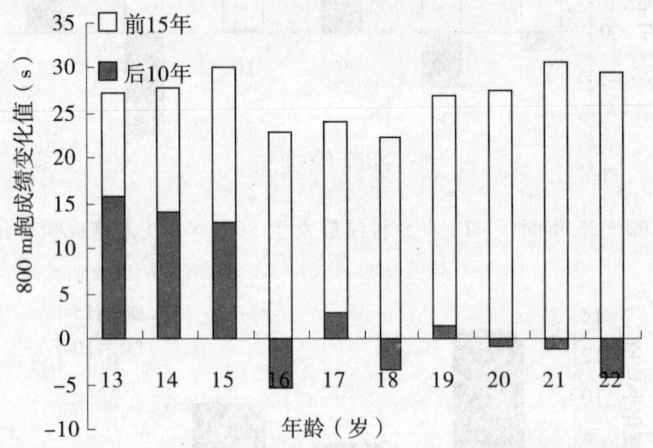

图 2－65　25 年间 13～22 岁乡村汉族女生 800 m 跑成绩变化情况

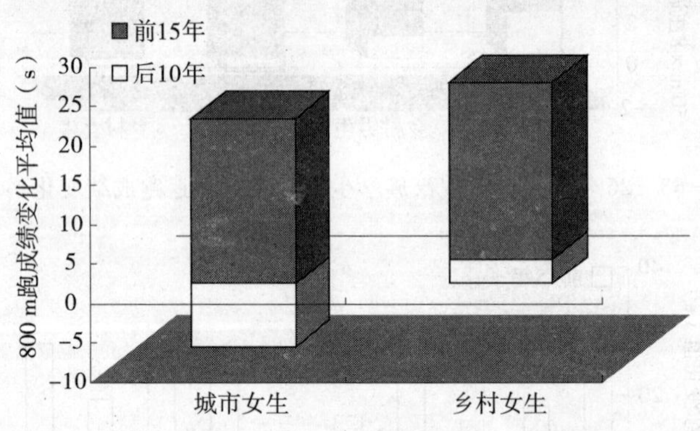

图 2－66　25 年间 13～22 岁汉族女生 800 m 跑成绩平均值

(3)1 000 m 跑(男生 13～22 岁)

25 年间，城市男生 1 000 m 跑成绩各年龄组均是下降的，以 22 岁年龄组降幅最大。前 15 年各年龄组城市男生成绩均下降，后 10 年大部分中学组成绩提高。如图 2－67 所示。

25 年间，乡村男生 1 000 m 跑成绩各年龄组均是下降的，以 22 岁年龄组降幅最大。前 15 年各年龄组乡村男生成绩均下降。后 10 年除 18 岁年龄组成绩提高外，其余各年龄组均提高，以 15 岁年龄组增幅最大。如图 2－68 所示。

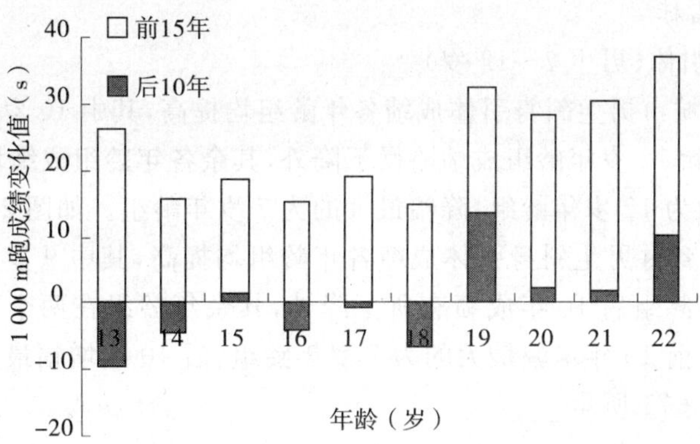

图 2-67　25 年间 13～22 岁城市汉族男生 1 000 m 跑成绩变化情况

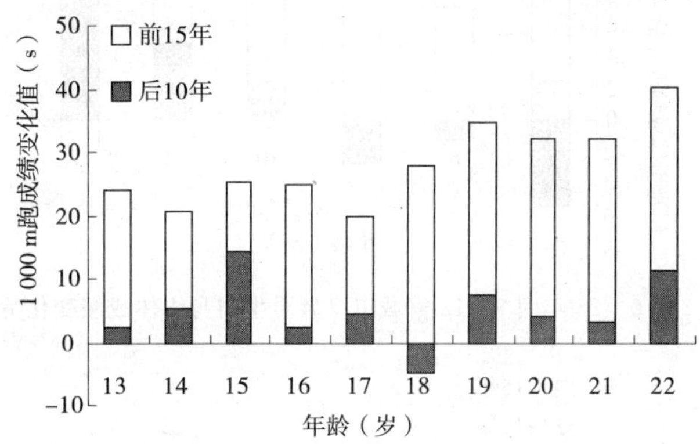

图 2-68　25 年间 13～22 岁乡村汉族男生 1 000 m 跑成绩变化情况

25 年间，汉族男生 1 000 m 跑成绩均下降，降幅乡村男生＞城市男生。前 15 年与后 10 年降幅均是乡村男生＞城市男生，无论城市男生、乡村男生，两个不同阶段降幅均是前 15 年＞后 10 年。如图 2-69 所示。

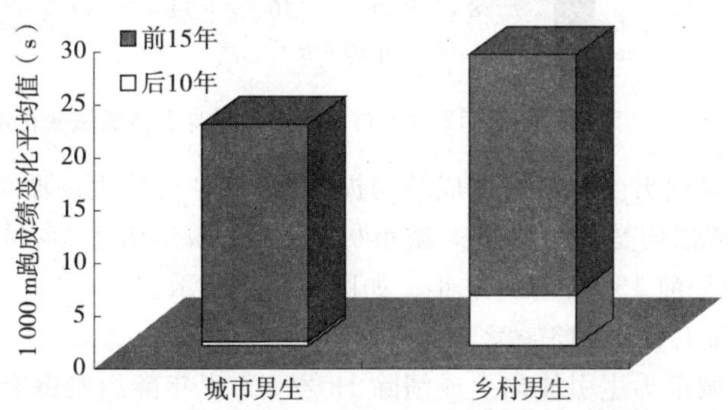

图 2-69　25 年间汉族男生 1 000 m 跑成绩变化平均值

4. 力量指标

(1)斜身引体(男生 7～12 岁)

25 年间,城市男生斜身引体成绩各年龄组均提高,其中 10 岁年龄组增幅最大。前 15 年除 12 岁年龄组成绩略微下降外,其余各年龄组成绩均提高。后 10 年增幅最大的为 12 岁年龄组,降幅最大的为 7 岁年龄组。如图 2－70 所示。

25 年间,乡村男生斜身引体成绩各年龄组均提高,其中 9 岁年龄组增幅最大。除 7 岁年龄组后 10 年成绩有所下降外,其余年龄组在两个不同时期成绩均是提高的。前 15 年增幅最大的为 7 岁年龄组,后 10 年增幅最大的为 9 岁年龄组。如图 2－71 所示。

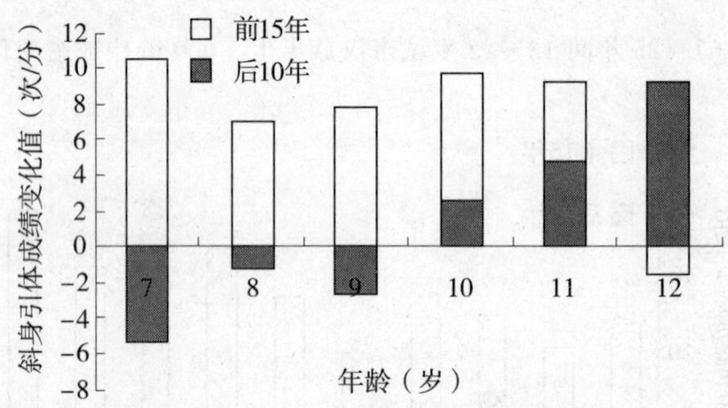

图 2－70　25 年间 7～12 岁城市汉族男生斜身引体成绩变化情况

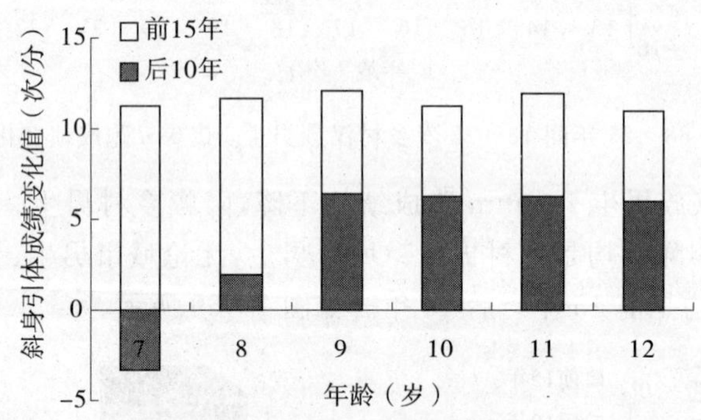

图 2－71　25 年间安 7～12 岁乡村汉族男生斜身引体成绩变化情况

25 年间,汉族男生斜身引体成绩均提高,增幅乡村男生＞城市男生。前 15 年与后 10 年增幅均是乡村男生＞城市男生,无论城市男生、乡村男生,两个不同阶段增幅均是前 15 年＞后 10 年。如图 2－72 所示。

(2)引体向上(男生 13～22 岁)

25 年间,城市男生引体向上成绩除 13 岁、14 岁年龄组略微有提高外,其余年龄组均下降,以 20 岁年龄组降幅最大。前 15 年 15～22 岁年龄组成绩有大幅度的下降,后 10 年以大学组下降最显著。如图 2－73 所示。

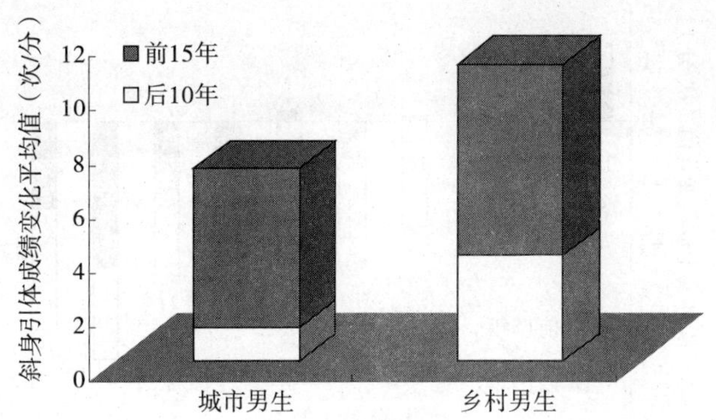

图 2-72　25 年间 7～12 岁汉族男生斜身引体成绩变化平均值

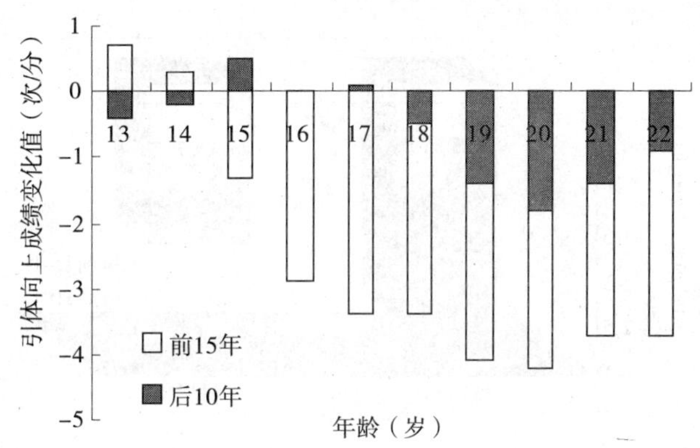

图 2-73　25 年间 13～22 岁城市汉族男生引体向上成绩变化情况

25 年间，乡村男生引体向上成绩除 13 岁和 14 岁年龄组提高外，其余年龄组成绩均下降，其中 21 岁年龄组降幅最大，13 岁年龄组增幅最大。前 15 年以 18 岁年龄组降幅最大，后 10 年以大学组下降最显著。如图 2-74 所示。

25 年间，汉族男生引体向上成绩均下降，降幅城市男生＞乡村男生。前 15 年降幅城市男生＞乡村男生。无论城市男生、乡村男生，两个不同阶段降幅均是前 15 年＞后 10 年。如图 2-75 所示。

(3)仰卧起坐(女生 7～22 岁)

25 年间，城市女生仰卧起坐成绩各年龄组变化不明显。前 15 年各年龄组成绩均提高，以 17 岁年龄组增幅最大；后 10 年各年龄组成绩均下降，以 17 岁年龄组降幅最大。如图 2-76 所示。

25 年间，乡村女生仰卧起坐成绩除 8 岁年龄组外，其余各年龄组变化不明显。前 15 年各年龄组成绩均提高，以 11 岁年龄组增幅最大；后 10 年除 8 岁年龄组外，其余各年龄组成绩均下降，以 21 岁年龄组降幅最大。如图 2-77 所示。

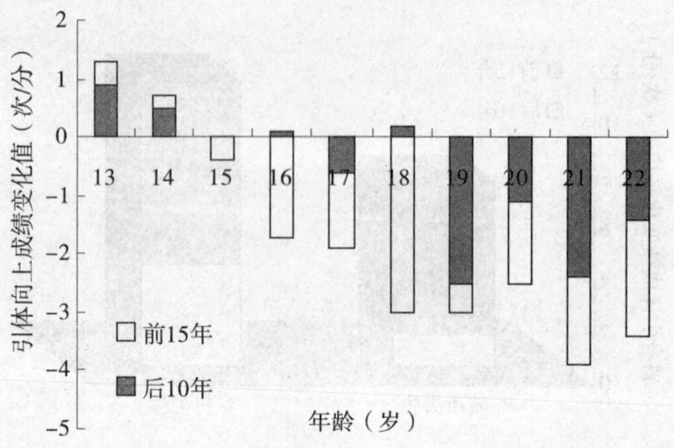

图 2-74　25 年间 13～22 岁乡村汉族男生引体向上成绩变化情况

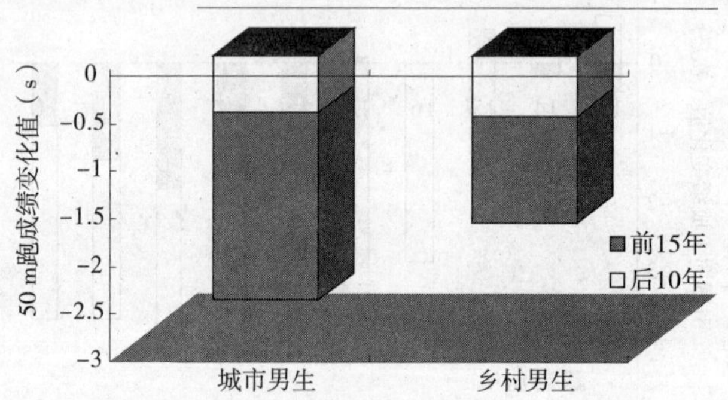

图 2-75　25 年间 13～22 岁汉族男生引体向上成绩变化平均值

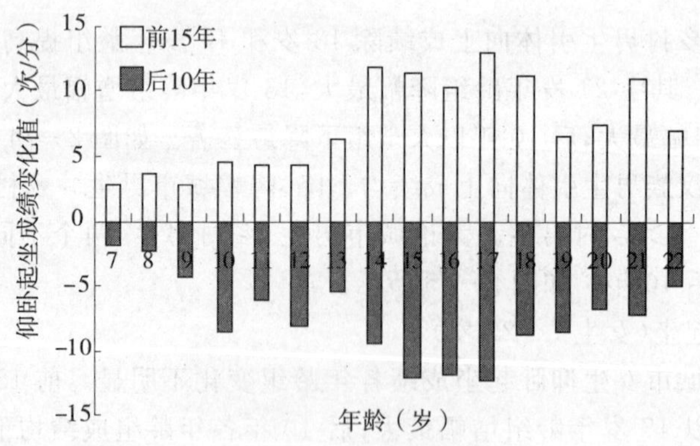

图 2-76　25 年间 7～22 岁城市汉族女生仰卧起坐成绩变化情况

25 年间，汉族女生仰卧起坐成绩略微提高，增幅乡村女生＞城市女生。前 15 年增幅乡村女生＞城市女生，后 10 年降幅城市女生＞乡村女生。无论城市女生、乡村女生，前 15 年成绩均提高，后 10 年成绩均下降。如图 2-78 所示。

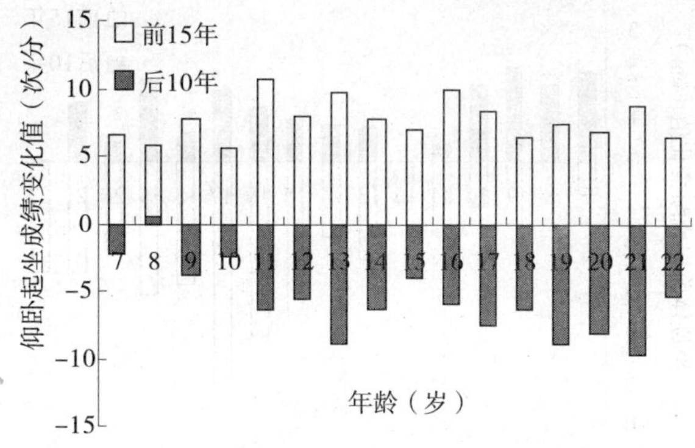

图 2-77　25 年间 7～22 岁乡村汉族女生仰卧起坐成绩变化情况

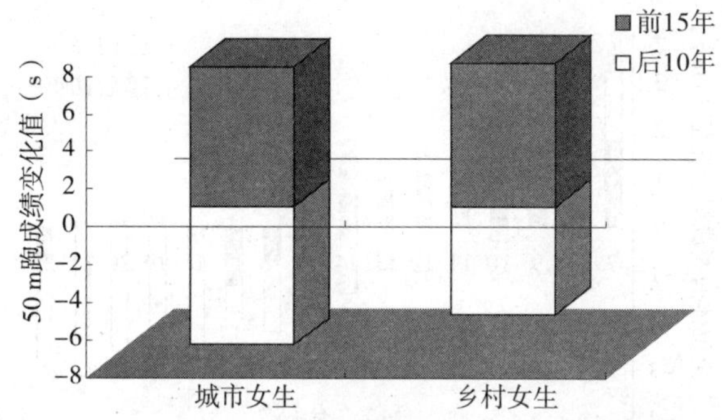

图 2-78　25 年间 7～22 岁汉族女生仰卧起坐成绩变化平均值

5．坐位体前屈

25 年间，城市男生坐位体前屈成绩小学 7～10 岁年龄组提高，中学组和大学组下降，其中 8 岁年龄组增幅最大，17 岁年龄组降幅最大。前 15 年除 8 岁年龄组略微提高外，其余年龄组均下降，降幅最大的为 17 岁年龄组。后 10 年除 12 岁年龄组成绩无变化外，其余年龄组均有所提高。如图 2-79 所示。

25 年间，乡村男生坐位体前屈成绩 7～14 岁年龄组提高而 15～22 岁年龄组下降。前 15 年小学组中除 10 岁年龄组外，其余年龄组均提高；中学组和大学组成绩下降，以 18 岁年龄组及大学组降幅最显著。后 10 年增幅最大的为 8 岁年龄组，降幅最大的为 17 岁年龄组。如图 2-80 所示。

25 年间，城市女生坐位体前屈成绩各年龄组均提高，后 10 年各年龄组成绩增幅较前 15 年显著。前 15 年除大学组和部分中小学年龄组，其余年龄组成绩有所上升。如图 2-81 所示。

25 年间，乡村女生坐位体前屈成绩为：小学组、部分中大学组提高，以 7 岁年龄组增幅最大。前 15 年大学组和部分中学组下降，降幅最大的为 22 岁年龄组。后 10 年除 15 岁年龄组外，其余各年龄组均提高，以 7 岁年龄组增幅最大。如图 2-82 所示。

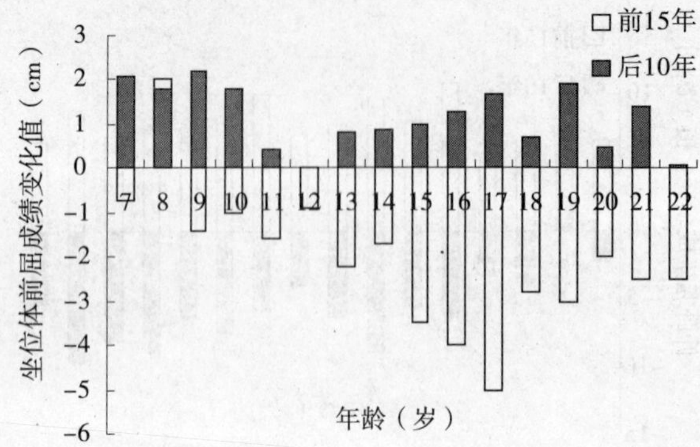

图 2-79 25 年间 7～22 岁城市汉族男生坐位体前屈成绩变化情况

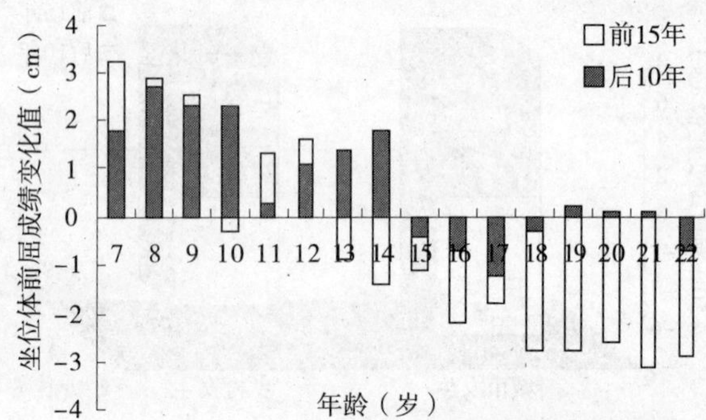

图 2-80 25 年间 7～22 岁乡村汉族男生坐位体前屈成绩变化情况

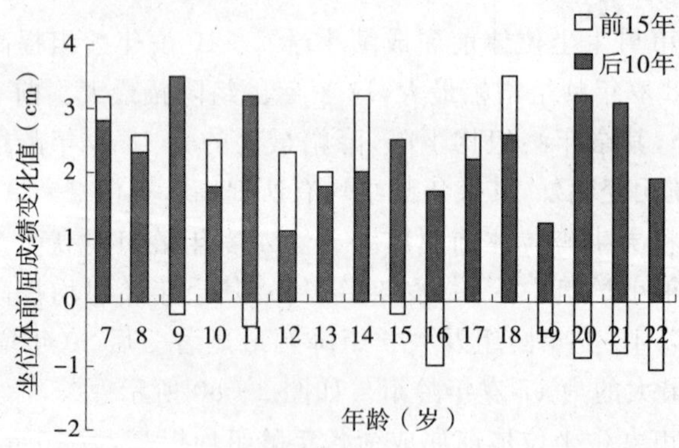

图 2-81 25 年间 7～22 岁城市汉族女生坐位体前屈成绩变化情况

25 年间，汉族学生坐位体前屈成绩女生有所提高，增幅城市女生＞乡村女生，男生有所下降，降幅城市男生＞乡村男生。前 15 年降幅城市男生＞乡村男生＞乡村女生，城市女生略微有提高。后 10 年增幅城市女生＞乡村女生＞城市男生＞乡村男生。城市女生增幅后 10 年＞前 15 年。如图 2-83 所示。

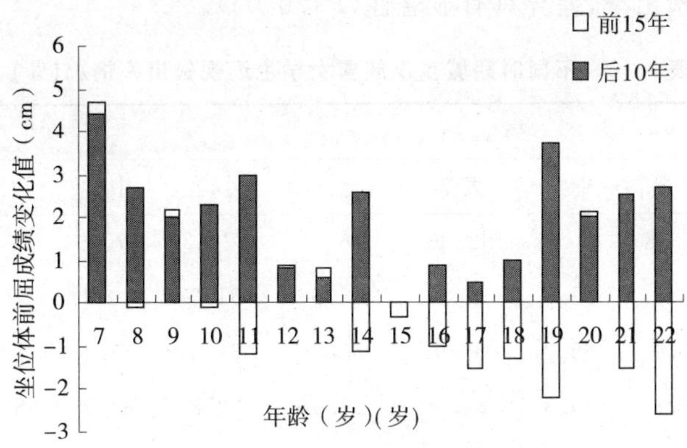

图 2－82　25 年间 7～22 岁乡村汉族女生坐位体前屈成绩变化情况

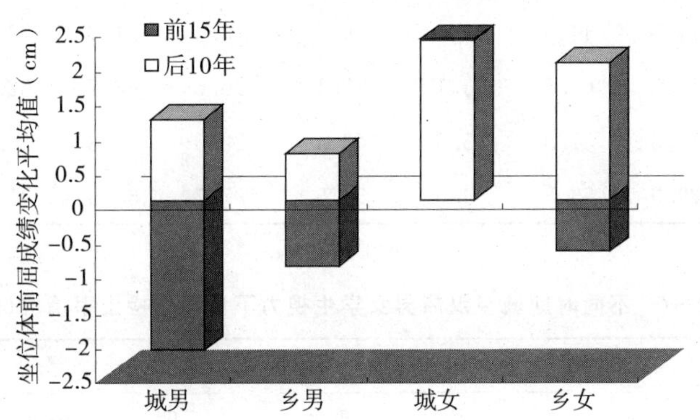

图 2－83　25 年间 7～22 岁汉族学生坐位体前屈成绩变化平均值

三、学生常见病动态分析

学生常见病是影响儿童生长发育及成年期健康的重要影响因素，随着我国经济社会的发展，一些危害学生的常见疾病，如低血红蛋白、营养不良及寄生虫病等发生率已经明显下降，但另一些健康问题如视力不良、超重肥胖等日益突显。

（一）视力不良

1985 年、1995 年、2000 年、2005 年和 2010 年五个不同时期全省城乡男女学生视力不良检出率为 23.0%～62.9%。随着年代的增长，学生的视力不良率不断升高。

2000～2005 年城乡男生近视率略有下降，但是仍然居高不下。2005～2010 年近视率显著上升，由 55.2%上升到 62.6%。比较 2005 年与 2010 年城乡男女学生视力不良检出率，差异具有显著性($P<0.05$)。

表 2-6 不同时期城乡汉族男女学生近视检出率情况(%)

区域	年份	男生				女生			
		小学	中学	大学	合计	小学	中学	大学	合计
城市	1985	17.58	49.84	82.86	46.4	22.62	57.09	77.48	45.70
	1995	24.9	57.8	70.3	46.6	31.0	70.7	76.0	55.4
	2000	25.0	65.7	86.9	53.6	31.5	81.1	83.7	61.5
	2005	22.3	69.3	84.8	52.9	33.8	81.7	82.0	62.1
	2010	46.1	81.4	85.5	67.2	50.4	84.8	86.1	70.9
乡村	1985	5.5	23.0	61.2	32.8	6.8	31.9	63.2	23.0
	1995	11.8	44.9	73.0	36.5	18.0	51.7	75.0	42.1
	2000	15.3	60.6	83.1	47.1	20.6	68.7	82.9	51.5
	2005	17.3	51.3	85.5	43.4	22.0	65.8	86.0	51.5
	2010	29.9	58.8	89.5	52.5	37.7	68.5	91.1	60.0

表 2-7 不同时期城乡汉族男女学生视力不良程度检出率情况(%)

区域	年份	男生			女生		
		轻度	中度	重度	轻度	中度	重度
城市	1985	5.2	10.4	30.9	5.6	9.3	30.7
	1995	10.8	32.04	57.16	9.54	30.41	60.05
	2005	3.87	0	22	4.97	0	27.82
	2010	9.1	17.4	41.2	9.1	16.9	45.2
乡村	1985	3.5	6.9	22.4	4.5	5.1	13.4
	1995	12.15	29.56	58.29	15	31.02	53.98
	2005	3.87	48.67	19.42	3.95	4.38	2.53
	2010	7.7	12.2	33	8.1	15.5	36.3

(二)龋齿

学生龋患率从 1985～2005 年呈上升趋势，即从 32.1%上升到 42.6%，但是 2005 年下降至 18.8%后 2010 年又上升至 29.0%($P<0.05$)，差异具有显著性。各年份间学生龋患率城市均高于农村，差异同样具有显著性($P<0.05$)。

表 2-8　不同时期城乡汉族男女学生混合龋患情况

区域	年份	检查人数	患龋人数	龋均	患龋率(%)
城市	1985	3000	1135	0.85	37.8
	1995	1500	700	1.16	46.7
	2000	1480	658	1.09	44.5
	2005	1500	361	0.73	24.1
	2010	3016	905	0.99	30.1
乡村	1985	3000	792	0.55	26.4
	1995	1500	541	0.80	36.1
	2000	1474	601	1.06	40.8
	2005	1500	203	0.63	13.5
	2010	2910	815	0.85	28.0

(三)贫血

1985～2005 年学生贫血检出率逐年下降,2005 年尤为明显,但是从 2005～2010 年学生的贫血检出率呈现一定程度的回升,总体贫血检出率从 5.3%上升到 10.5%($\chi^2=61.234, P<0.01$),差异具有显著性。

表 2-9　不同时期城乡汉族男女学生贫血检出率的比较

区域	年份	男			女			总贫血检出率(%)
		检查人数	贫血人数	贫血检出率(%)	检查人数	贫血人数	贫血检出率(%)	
城市	1985	790	471	59.6	655	454	69.3	64
	1995	750	247	32.93	750	258	34.4	33.7
	2000	849	187	22	849	234	27.6	24.8
	2005	750	21	2.8	750	28	3.7	3.3
	2010	945	39	6.2	927	91	9.8	8
乡村	1985	1603	713	44.5	653	416	63.7	50
	1995	750	273	36.4	749	271	36.18	36.3
	2000	842	235	27.9	852	314	36.9	32.4
	2005	750	43	5.7	750	66	8.8	7.3
	2010	931	115	12.4	889	144	16.2	14.2

(四)营养不良

比较1985年、1991年、2005年、2010年体质健康调研学生营养状况的数据,除了2000年的资料不全剔除了以外,各年份轻度营养状况的男女比较结果显示,1991年的检出率最高(男28.6%、女31.74%),1985年的最低;各年份相比较,2005年的重度营养不良检出率最高,2010年的重度营养不良检出率最低,2010年相比2005年营养不良检出率有一定程度的下降,差异具有显著性($P<0.05$),但是超重和肥胖的检出率都呈上升趋势。随着经济的增长和保健知识的普及,安徽省儿童营养不良检出率有着一定程度的下降,但是超重和肥胖检出率的增长将会引发新的健康问题,需要引起重视。如图2-84和图2-85所示。

表2-10　不同时期男女学生营养状况的比较(%)

年份	性别	营养正常	营养不良			超重	肥胖
			轻度	中度	重度		
1985	男	72.20	23.50	2.21	0.04	2.21	0.29
	女	65.30	56.54	4.77	0.16	3.15	0.35
1991	男	69.62	28.60	3.52	0.04	3.52	1.97
	女	56.74	31.74	6.22	0.22	3.49	1.43
2005	男	60.16	24.10	3.16	0.07	7.48	5.03
	女	56.43	30.10	4.97	0.25	5.55	2.70
2010	男	57.50	18.20	2.30	0.00	12.90	8.80
	女	55.40	27.98	4.00	0.00	8.80	3.58

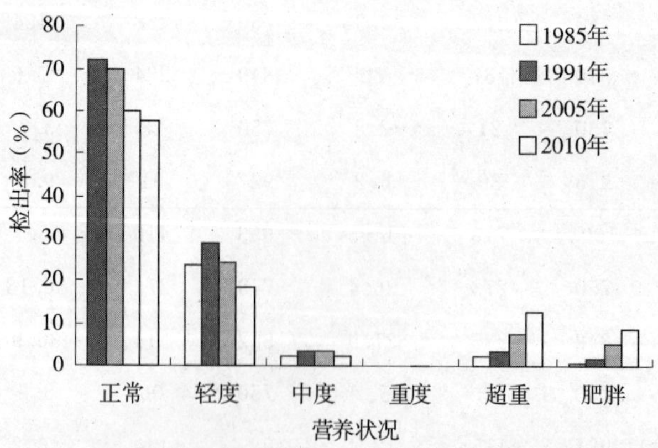

图2-84　不同时期城乡男生营养状况检出率

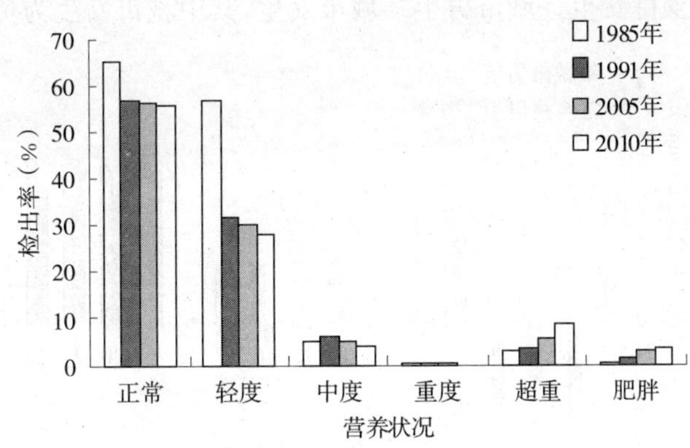

图 2-85　不同时期城乡女生营养状况检出率

四、学生皮褶厚度动态变化

由于儿童肥胖问题已经成为一个重要的公共卫生问题，如何简便、准确地评价肥胖成为相关研究重要领域之一。我省于 2005 年学生体质健康调研中首次进行了皮褶厚度的测量，在本次研究中也继续测量了这一指标，通过对 5 年间学生皮褶厚度变化分析，可以从形态学角度更好地反映儿童肥胖问题的变化。

（一）肱三头肌

1. 肱三头肌皮褶厚度平均变化情况

如图 2-86 所示，2005～2010 年，7～22 岁城市男生肱三头肌皮褶厚度同年龄组比较，皮褶厚度增幅为－1.7～2.8 mm，平均增长 0.45 mm。其中 7 岁、11～12 岁、14 岁和 18～22 岁年龄组为正增长，增幅最大的为 21 岁年龄组。8～10 岁、13 岁和 15～17 岁年龄组为负增长，最大负增长值出现在 8 岁年龄组。7～22 岁乡村男生肱三头肌皮褶厚度增幅为－0.2～2.9 mm，平均增长 1.29 mm。乡村男生在 7～12 岁、14 岁、16～17 岁和 19～22 岁年龄组为正增长，其中增幅最大的年龄组为 19 岁年龄组。在 13 岁、15 岁和 18 岁年龄组为负增长，最大负增长值出现在 13 岁和 18 岁年龄组。如图 2-87 所示，增幅为－0.2 mm。7～22 岁城市女生肱三头肌皮褶厚度同年龄组比较，皮褶厚度增幅为－1.9～1.6 mm，平均增长－0.46 mm。在 12 岁、19～22 岁年龄组为正增长，增幅最大的为 19 岁年龄组，在 13 岁年龄组为零增长。其中 7～11 岁、14～18 岁年龄组为负增长，增幅最小的为 18 岁年龄组。7～22 岁乡村女生肱三头肌皮褶厚度增幅为－0.8～2.5 mm，平均增长 0.88 mm。其中 7～14 岁、16 岁和 19～22 岁年龄组为正增长，增幅最大的为 19 岁年龄组。15 岁、17～18 岁年龄组为负增长，最大负增长为 15 岁年龄组。5 年间，肱三头肌皮褶厚度平均增幅依次是乡村男生＞乡村女生＞城市男生＞城市女生，其中城市女生为负增长。

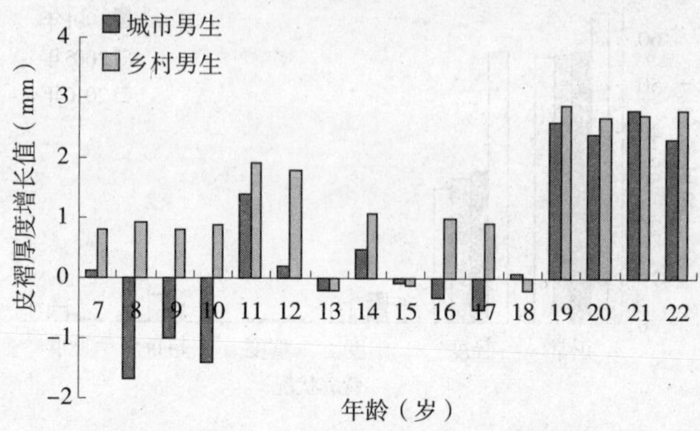

图 2－86　2005～2010 年 7～22 岁城乡男生肱三头肌皮褶厚度平均增长情况

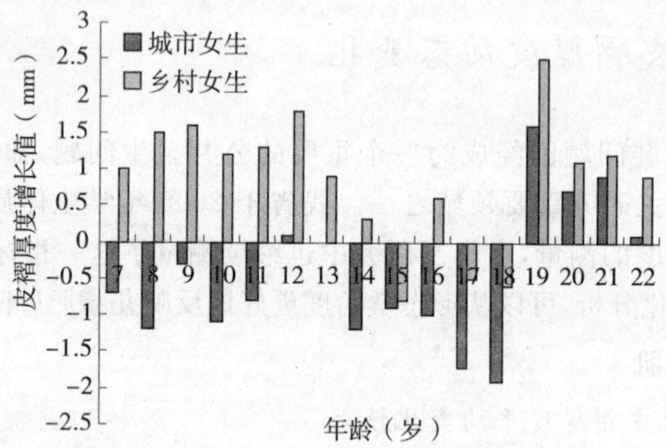

图 2－87　2005～2010 年 7～22 岁城乡女生肱三头肌皮褶厚度平均增长情况

2. 肱三头肌皮褶厚度年增长值动态变化

如图 2－88 所示，2010 年城市男生肱三头肌皮褶厚度在 8～9 岁年龄组为缓慢增长水平，在 10 岁年龄组出现突增峰，突增年龄为 10 岁。10～11 岁年龄组皮褶厚度增长曲线表现为下降趋势，在 12～16 岁年龄组为负增长，13 岁出现最大负增长值，在 17～18 岁年龄组为正增长。2005 年城市男生肱三头肌皮褶厚度年增长值在 8 岁年龄组处于较高水平，与 2010 年情况不同，8～9 岁年龄组皮褶厚度年增长值为下降水平，9～10 岁年龄组为增长水平，在 10 岁年龄组出现突增峰。在 11 岁、13～16 岁、18 岁年龄组均为负增长，且 11 岁年龄组出现最大负增长值，在 12 岁、16～17 岁年龄组为正增长。2010 年与 2005 年突增年龄相同，均出现在 10 岁年龄组。

2010 年城市女生肱三头肌皮褶厚度在 8～16 岁年龄组为正增长，13～15 岁年龄组出现突增峰，最大突增年龄在 14 岁，15～16 岁年龄组年增长值呈下降趋势。在 17～18 岁年龄组为负增长，17 岁出现最大负增长值。2005 年城市女生肱三头肌皮褶厚度年增长值在8岁年龄组处于较高水平，在8～18岁年龄组为正增长，与2010突增年龄相同，均出现在14岁年龄组，但突增值远远高于2010年。如图2-89所示。

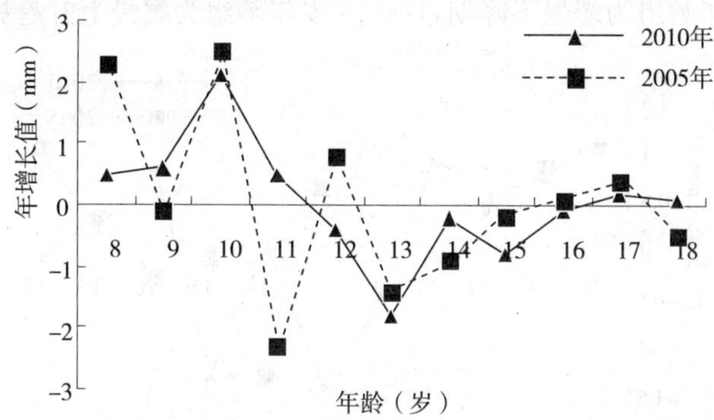

图2-88　2005～2010年城市男生肱三头肌皮褶厚度年增长值动态变化

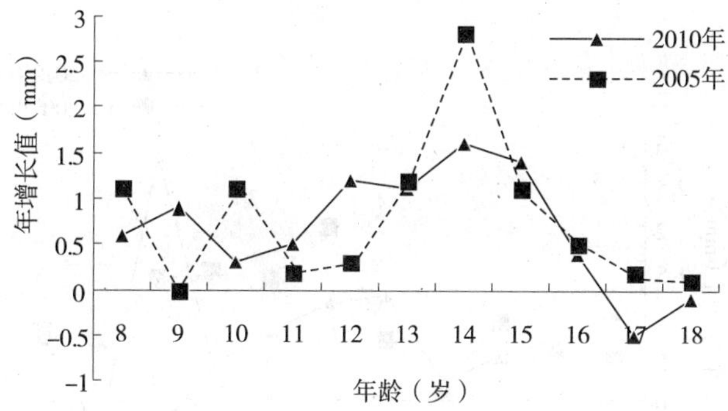

图2-89　2005～2010年城市女生肱三头肌皮褶厚度年增长值动态变化

如图2-90所示，2010年乡村男生肱三头肌皮褶厚度在8～11岁年龄组为正增长，8～10岁年龄组增幅缓慢下降，在11岁年龄组出现突增峰，突增年龄为11岁。在12岁、13岁、15岁、18岁年龄组为负增长，14组出现零增长，在13岁年龄组出现最大负增长值。16～17岁年龄组为正增长，18岁年龄组出现负增长。2005年乡村男生肱三头肌皮褶厚度年增长值在8岁年龄组处在较高水平，在8～10岁年龄组为正增长，处在缓慢下降水平。11～12岁年龄组为负增长，13岁年龄组为正增长，且13岁为最大突增年龄。14～16岁年龄组为负增长，在14岁年龄组出现最大负增长值。17～18岁年龄组为正增长，呈上升水平。

如图2-91所示，2010年乡村女生肱三头肌皮褶厚度8～16岁年龄组为正增长，在8～11岁年龄组年增长值处在缓慢降低水平，11～12岁年龄组为持续增长形式，12～15岁年龄组为下降趋势，16岁年龄组出现突增峰，最大突增年龄为16岁。17岁年龄组出现负增长，最大负增长值在17岁年龄组。18岁年龄组为正增长，呈上升水平。2005 年乡村女生肱三头肌皮褶厚度年增长值在 8 岁年龄组处在较低水平，在 8～18 岁年龄组为正增长，其中 8～10 岁年龄组处在缓慢增长期，10～11 岁年龄组为下降趋势，11～13 岁年龄组为缓慢增长期，13 岁为最大突增年龄，14～17 岁年龄组为缓慢下降期，17～18 岁年龄组为缓慢上升趋势。

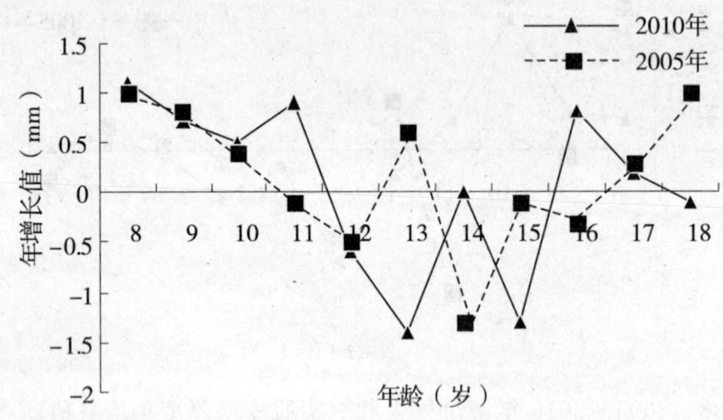

图 2－90　2005～2010 年乡村男生肱三头肌皮褶厚度年增长值动态变化

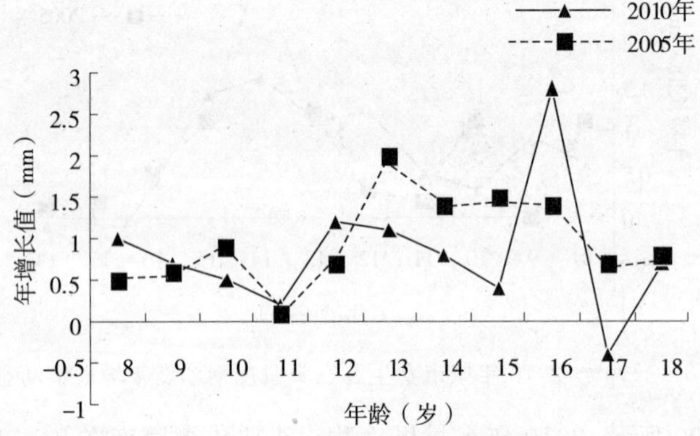

图 2－91　2005～2010 年乡村女生肱三头肌皮褶厚度年增长值动态变化

(二)肩胛下

1. 肩胛下皮褶厚度平均变化情况

如图 2－92 所示，2005～2010 年，7～22 岁城市男生肩胛下皮褶厚度同龄组比较，皮褶厚度增幅为－1.0～2.1 mm，平均增长 0.04 mm。在 7 岁、9 岁、11 岁、12 岁、19 岁年龄组为正增长，其中增幅最大的年龄组为 11 岁年龄组。在 18 岁年龄组和 21 岁年龄组为零增长。在 8 岁、10 岁、13～17 岁、20 岁和 22 岁年龄组为负增长，其中 13 岁年龄组出现最大负增长值。7～22 岁乡村男生肩胛下皮褶厚度增幅为－0.4～2.1 mm，平均增长 0.84 mm。乡村男生在 7～12 岁、14 岁、16～17 岁和 19～22 岁年龄组为正增长，其中增幅最大的年龄组为 11 岁年龄组。在13岁、15岁和18岁年龄组为负增长，其中最大负增长值出现在13岁和18岁年龄组，为－0.4 mm，如图2－93所示。7～22岁城市女生肩胛下皮褶厚度同龄组比较，皮褶厚度增幅为－3.5～0.9 mm，平均增长－0.71 mm。城市女生在7岁、9岁、11～12岁和15岁年龄组为正增长，其中增幅最大的为12岁年龄组。在8岁、13岁为零增长。在10岁、14岁和16～22岁年龄组为负增长，其中最大负增长值出现在21岁年龄组。7～22岁乡村女生肩胛下皮褶厚度增幅为－2.1～1.4 mm，平均增长－0.36 mm。在7～12岁、14岁年龄组为正增长，其中增幅最大的为12岁年龄组。在13岁、15～22岁年龄组为负增长，其中最大负增长值在21岁年龄组。5年间，肩胛下皮褶厚度平均增幅依次是乡村男生＞城市男生＞乡村女生＞城市女生，其中城市女生和乡村女生为负增长。

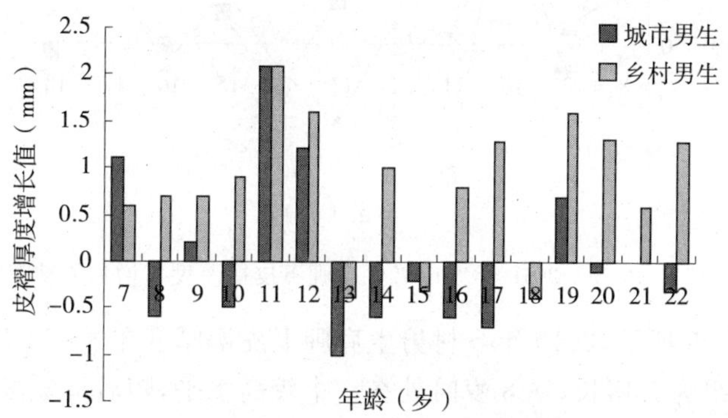

图2－92 2005～2010年7～22岁城乡男生肩胛下皮褶厚度平均增长情况

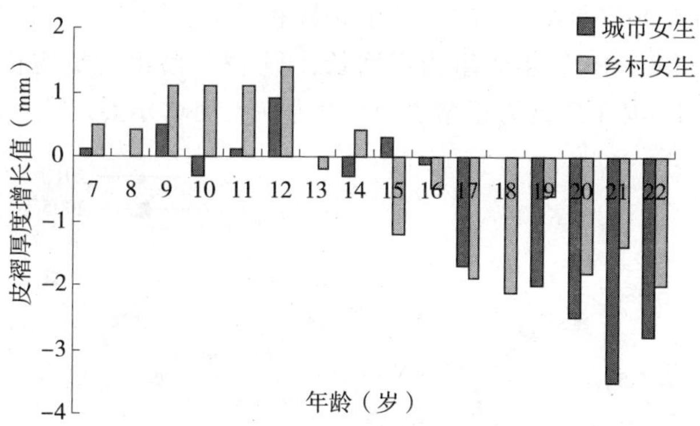

图2－93 2005～2010年7～22岁城乡女生肩胛下皮褶厚度平均增长情况

2. 肩胛下皮褶厚度年增长值动态变化

如图2－94所示，2010年城市男生肩胛下皮褶厚度在8～12岁年龄组为正增长，在10岁年龄组出现突增峰，突增年龄为10岁。在13～14岁年龄组为负增长，并在13岁年龄组出现最大负增长值，16岁年龄组也出现负增长。15岁、

17～18 岁年龄组为正增长。2005 年城市男生肩胛下皮褶厚度年增长值在 8 岁、10 岁、12～13 岁、15～17 岁年龄组为正增长。在 8 岁年龄组处在较高水平，随后在 8～9 岁年龄组皮褶厚度年增长值为缓慢下降水平，在 9 岁年龄组出现负值，在 9～11 岁年龄组出现突增峰，突增年龄为 10 岁。在 11 岁、14 岁和 18 岁年龄组为负增长，在 11 岁年龄组出现最大负增长值。2010 年与 2005 年突增年龄相同，均出现在 10 岁年龄组。

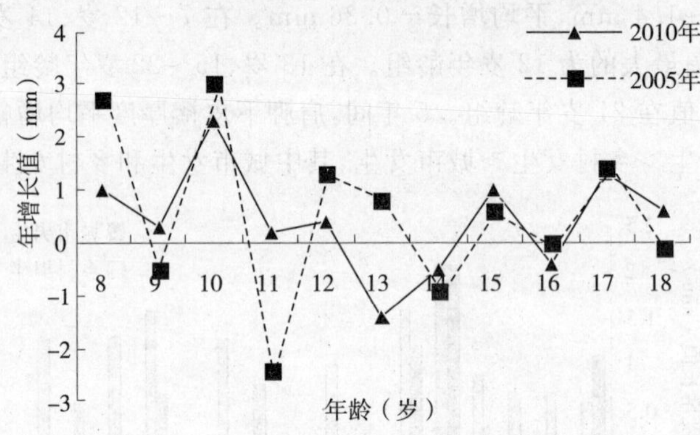

图 2-94　2005～2010 年城市男生肩胛下皮褶厚度年增长值动态变化

如图 2-95 所示，2010 年乡村男生肩胛下皮褶厚度在 8～11 岁、14 岁和 16～17 岁年龄组为正增长，在 8 岁时处在一个较高水平，随后呈缓慢下降趋势，在 10～12 岁年龄组出现突增峰，最大突增年龄为 11 岁。在 12～13 岁、15 岁和 18 岁年龄组为负增长，在 13 岁出现最大负增长值。2005 年乡村男生肩胛下皮褶厚度年增长值在 8 岁年龄组与 2010 年大致相同，随后在 8～11 岁年龄组呈缓慢下降水平，在 8～13 岁年龄组为正增长。14 岁年龄组为负增长，也为最大负增长值。15～18 岁年龄组为正增长，18 岁为最大突增年龄。

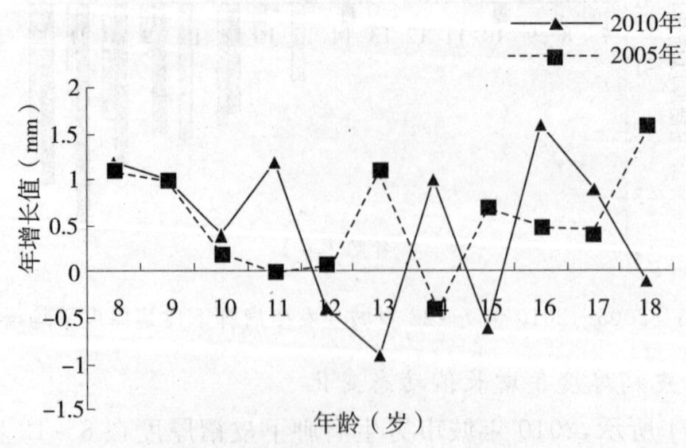

图 2-95　2005～2010 年乡村男生肩胛下皮褶厚度年增长值动态变化

如图 2-96 所示，2010 年城市女生肩胛下皮褶厚度 8～17 岁年龄组为正增长，15 岁为最大突增年龄。18 岁年龄组为负增长，也出现最大负增长值。2005 年城市女生肱三头肌皮褶厚度年增长值在 8～17 岁年龄组为正增长，17 岁为最大突增年龄。18 岁年龄组为负增长，与 2010 年相近。

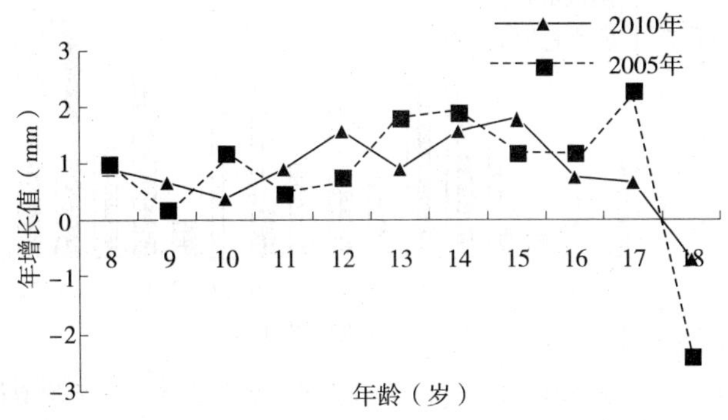

图 2-96　2005～2010 年城市女生肩胛下皮褶厚度年增长值动态变化

如图 2-97 所示，2010 年乡村女生肩胛下皮褶厚度 8～16 岁、18 岁年龄组为正增长，15～17 岁年龄组出现突增峰，16 岁为最大突增年龄。17 岁年龄组出现负增长，也出现最大负增长值。2005 年乡村女生肩胛下皮褶厚度在 8～18 岁年龄组为正增长，在 11～14 岁年龄组出现突增峰，13 岁为最大突增年龄。

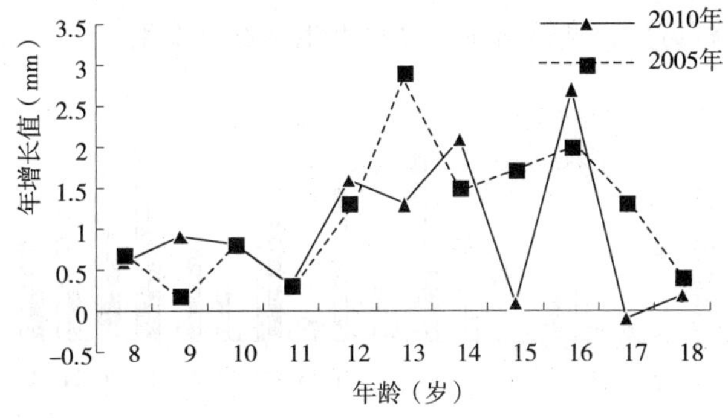

图 2-97　2005～2010 年乡村女生肩胛下皮褶厚度年增长值动态变化

（三）腹部

1. 腹部皮褶厚度平均变化情况

如图 2-98 所示，2005～2010 年，7～22 岁城市男生腹部皮褶厚度同年龄组比较，皮褶厚度增幅为－0.4～4.6 mm，平均增长为 1.65 mm。在 7 岁、9～16 岁和 18～22 岁年龄组为正增长，其中增幅最大的为 21 岁年龄组。在 8 岁和 17 岁年龄组为负增长，其中出现最大负增长值为 8 岁年龄组。7～22 岁年龄组乡村男生腹部皮褶厚度增幅为－0.3～4.8 mm,平均增长 2.48 mm。在 8～22 岁年龄组为正增长,其中增幅最大的为 11 岁年龄组。在 7 岁年龄组出现最小负增长值。

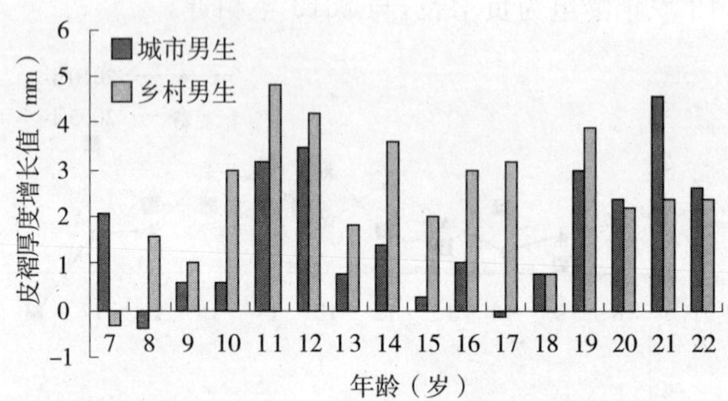

图 2－98 2005～2010 年 7～22 岁城乡男生腹部皮褶厚度平均增长情况

如图 2－99 所示,2005～2010 年,7～22 岁城市女生腹部皮褶厚度同年龄组比较,皮褶厚度增幅为－0.3～2.7 mm,平均增长 0.99 mm。在 7～9 岁、11～22 岁年龄组为正增长,其中增幅最大的为 16 岁年龄组。10 岁年龄组出现负增长。7～22 岁乡村女生腹部皮褶厚度增幅为－1.6～3.8 mm,平均增长 1.6 mm。在 8～22 岁年龄组为正增长,其中增幅最大的为 12 岁年龄组。7 岁和 9 岁年龄组为负增长,9 岁年龄组出现最大负增长值。5 年间,腹部皮褶厚度平均增幅依次是乡村男生＞城市男生＞乡村女生＞城市女生。

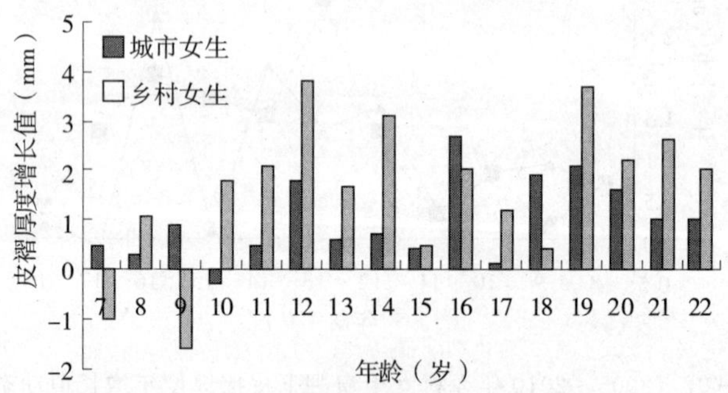

图 2－99 2005～2010 年 7～22 岁城乡女生腹部皮褶厚度平均增长情况

2. 腹部皮褶厚度年增长值动态变化

如图 2－100 所示,2010 年城市男生腹部皮褶厚度在 8 岁年龄组处在一个较低水平,随后在 8～9 岁年龄组皮褶厚度年增长值处于下降水平,9～11 岁年龄组出现突增峰,最大突增年龄为 10 岁。8～10 岁、12 岁和 17～18 岁年龄组为正增长。在 11 岁、13～16 岁为负增长,13 岁年龄组时出现最大负增长值。2005 年城市男生腹部皮褶厚度年增长值在 8 岁年龄组处于较高水平,在随后 8

～9 岁年龄组出现下降趋势，9 岁年龄组出现负值，10 岁、12～13 岁、15 岁和 17 岁年龄组为正增长，9～11 岁年龄组出现突增峰，最大突增年龄为 10 岁年龄组。9 岁、11 岁、14 岁、16 岁和 18 岁年龄组为负增长，11 岁年龄组时出现最大负增长值。

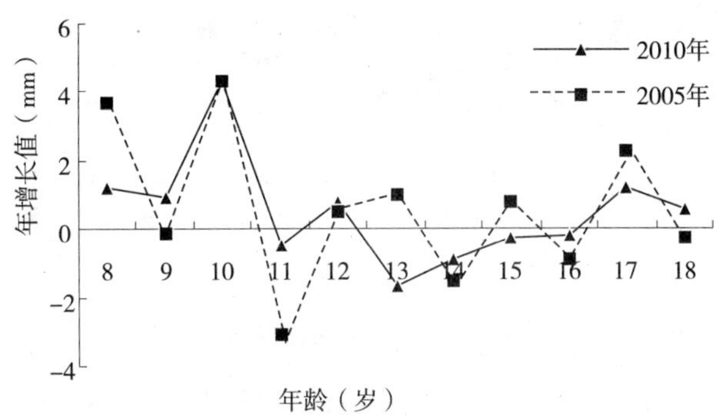

图 2－100　2005～2010 年城市男生腹部皮褶厚度年增长值动态变化

如图 2－101 所示，2010 年乡村男生腹部皮褶厚度在 8 岁年龄组时处在一个较高水平，8～11 岁、14 岁和 16～17 岁年龄组为正增长，在 15～16 岁年龄组出现突增峰，16 岁为最大突增年龄。12～13 岁、15 岁和 18 岁年龄组为负增长，15 岁年龄组出现最大负增长值。2005 年乡村男生皮褶厚度年增长值处于较低水平，为负值，随后 8～9 岁年龄组为上升趋势，9 岁为最大突增年龄。9 岁、13 岁和 16～18 岁年龄组为正增长，15 岁年龄组为零增长，8 岁、10～12 岁和 14 岁年龄组为负增长，8 岁年龄组出现最大负增长值。

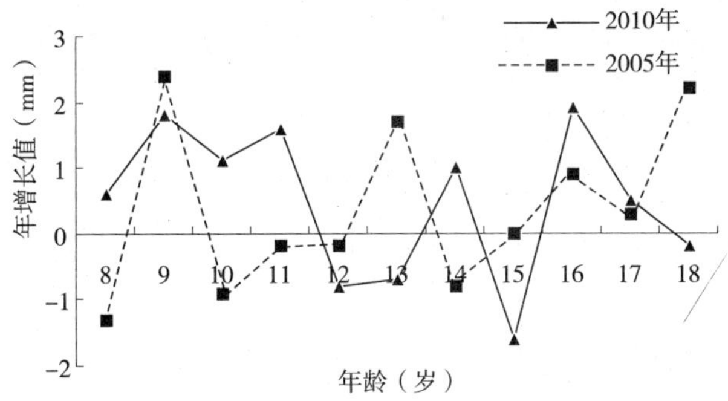

图 2－101　2005～2010 年乡村男生腹部皮褶厚度年增长值动态变化

如图 2－102 所示，2010 年城市女生腹部皮褶厚度在 8～10 岁年龄组呈缓慢下降水平，在 10～13 岁年龄组呈缓慢上升水平，8～18 岁年龄组为正增长，13 岁为最大突增年龄。2005 年城市女生腹部皮褶厚度年增长值在 8～15 岁、17 岁年龄组为正增长，12～14 岁年龄组出现突增峰，13 岁年龄组为最大突增年龄。在 16 岁和 18 岁年龄组为负增长，16 岁年龄组出现最大负增长值。

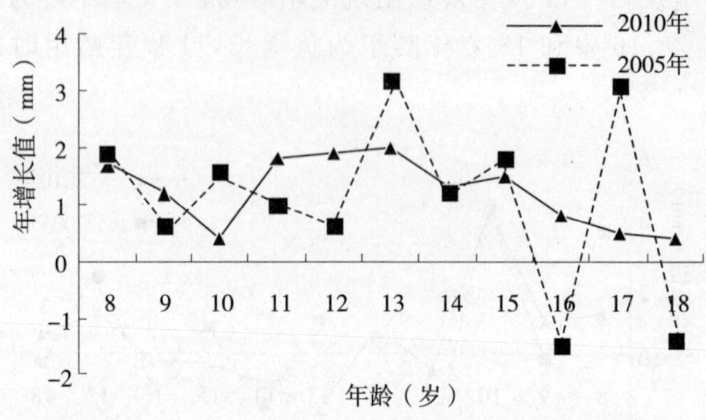

图 2-102　2005～2010 年城市女生腹部皮褶厚度年增长值动态变化

如图 2-103 所示，2010 年乡村女生腹部皮褶厚度 8～14 岁、16～17 岁年龄组为正增长，16～17 岁年龄组出现突增峰，16 岁为最大突增年龄。15 岁和 18 岁年龄组为负增长，15 岁年龄组出现最大负增长值。2005 年乡村女生腹部皮褶厚度年增长值在 8 岁年龄组处在一个较低水平，8 岁年龄组为负增长，9 岁和 11～18 岁年龄组为正增长，12～14 岁年龄组出现最大突增峰，13 岁年龄组为最大突增值。10 岁年龄组为负增长，也出现最大负增长值。

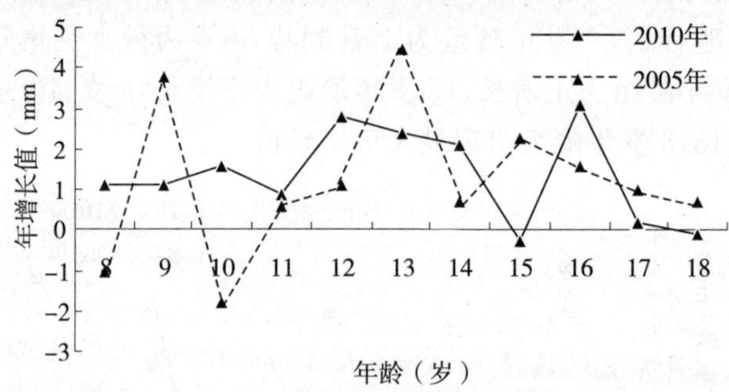

图 2-103　2005～2010 年乡村女生腹部皮褶厚度年增长值动态变化

五、学生 BMI、腰围、腰高比动态变化

反映肥胖的形态学指标众多，目前 BMI、腰围和腰高比被认为是反映肥胖的良好指标，本次调研通过分析近 5 年这些指标的改变，从而了解学生肥胖问题变化的特点。

(一)BMI

1. BMI水平的动态变化

2005～2010年,7～22岁城市男生BMI同年龄组比较,BMI增幅为0.23～1.62 kg/m²,平均增长0.70 kg/m²,增幅最小和最大的年龄组分别为10岁和12岁年龄组;城市女生增幅为－0.02～0.63 kg/m²,平均增长0.32 kg/m²,增幅最小和最大的年龄组分别为21岁和16岁年龄组;乡村男生增幅为0～1.65 kg/m²,平均增长0.88 kg/m²,增幅最小和最大的年龄组分别为21岁和12岁年龄组;乡村女生增幅为－0.27～0.91 kg/m²,平均增长0.39 kg/m²,增幅最小和最大的年龄组分别为18岁和11岁年龄组。如图2－104～2－108所示。

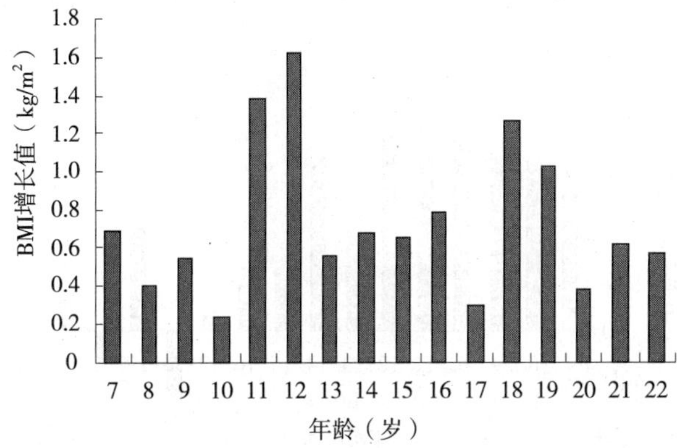

图2－104　2005～2010年7～22岁城市男生BMI平均增长情况

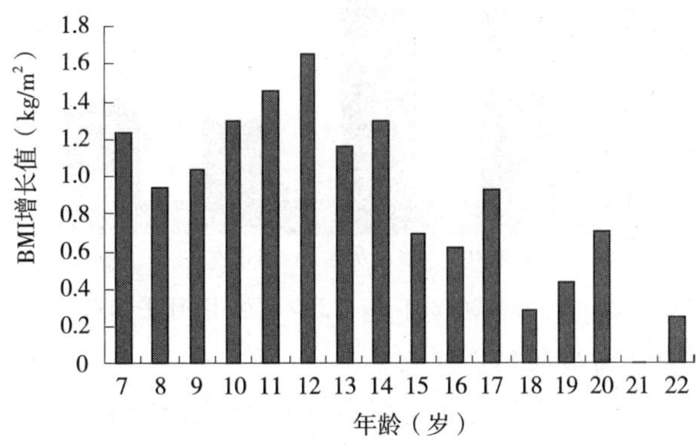

图2－105　2005～2010年7～22岁乡村男生BMI平均增长情况

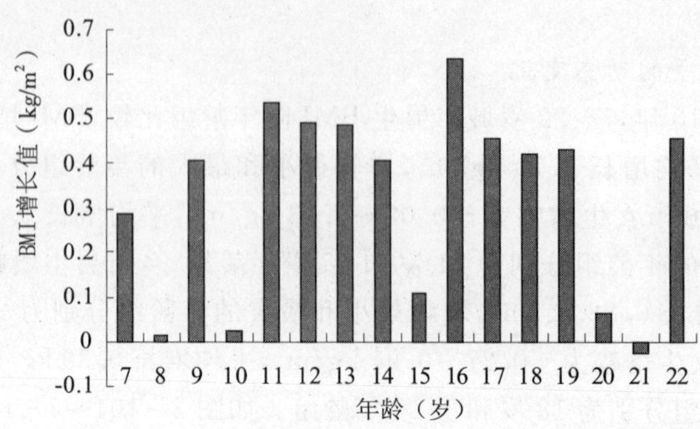

图 2-106　2005～2010 年 7～22 岁城市女生 BMI 平均增长情况

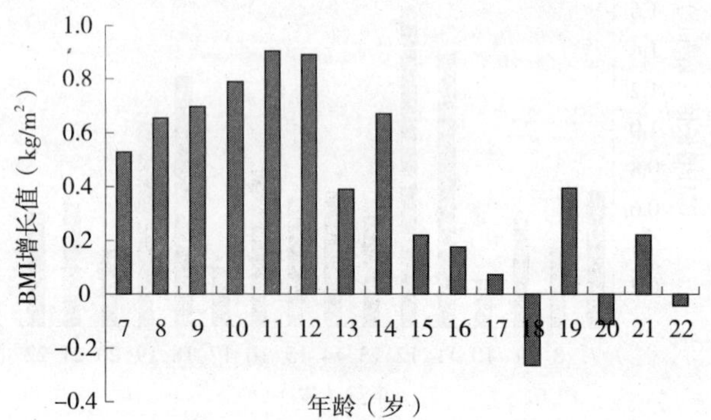

图 2-107　2005～2010 年 7～22 岁乡村女生 BMI 平均增长情况

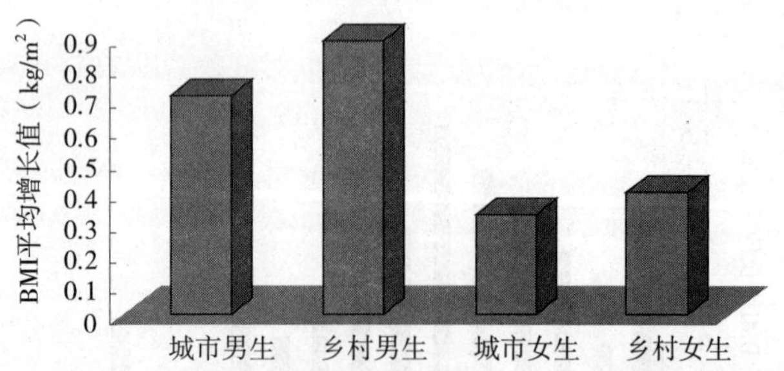

图 2-108　2005～2010 年 7～22 岁学生 BMI 平均增长情况

2. 男女生 BMI 曲线的动态变化

2005 年城市男女生 BMI 曲线存在多次交叉,差值无明显的变化规律。2010 年城市男生 BMI 在 16 岁之前均高于城市女生,随着年龄的增长,差值逐渐减小,16 岁时城市男生的 BMI 低于城市女生,16 岁以后城市男生的 BMI 又高于城市女生,并且差值有逐渐增大的趋势。2005 年乡村男生 BMI 在 12～18 岁年龄组低于乡村女生,平均低 0.7 kg/m²;2010 年乡村男生 BMI 在 14～16

岁年龄组低于乡村女生，平均低 0.4 kg/m²。与 2005 年相比，乡村男生 BMI 值低于女生的年龄段缩短，且 BMI 差值减小。如图 2－109～2－112 所示。

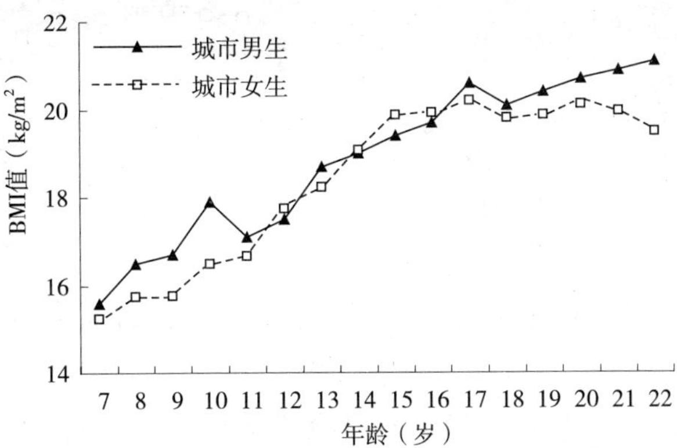

图 2－109　2005 年城市汉族男女生 BMI 曲线

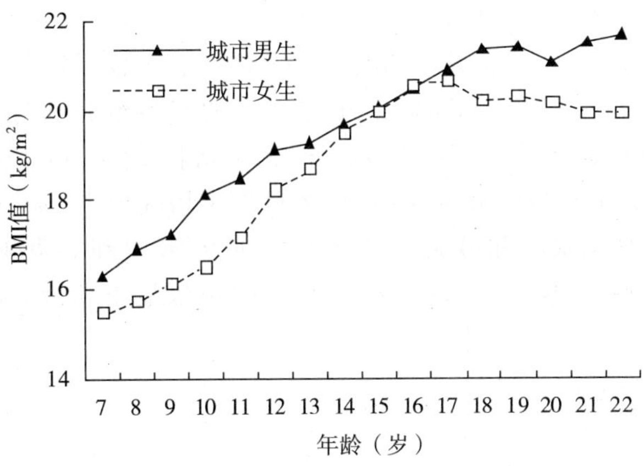

图 2－110　2010 年城市汉族男女生 BMI 曲线

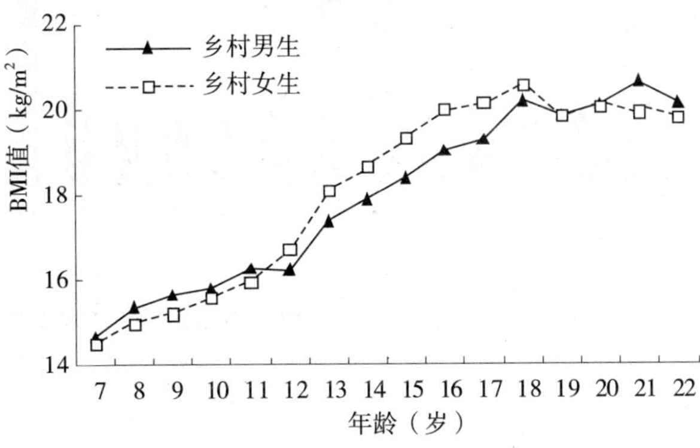

图 2－111　2005 乡村汉族男女生 BMI 曲线

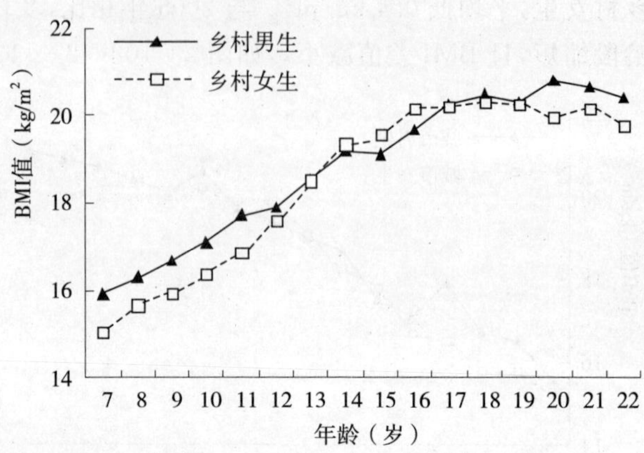

图 2-112　2010 年乡村汉族男女生 BMI 曲线

(二)腰围

1. 腰围发育水平的动态变化

2005～2010 年,7～18 岁城市男生同年龄组比较,腰围增幅为 0.66～4.22 cm,平均增长 1.63 cm,增幅最小和最大的年龄组分别为 10 岁和 12 岁年龄组;城市女生增幅为 0.66～3.72 cm,平均增长 2.28 cm,增幅最小和最大的年龄组分别为 14 岁和 16 岁年龄组;乡村男生增幅为 1.14～6.79 cm,平均增长 3.42 cm,增幅最小和最大的年龄组分别为 18 岁和 9 岁年龄组;乡村女生增幅为 0.65～5.90 cm,平均增长 2.65 cm,增幅最小和最大的年龄组分别为 8 岁和 9 岁年龄组。如图 2-113～2-117 所示。

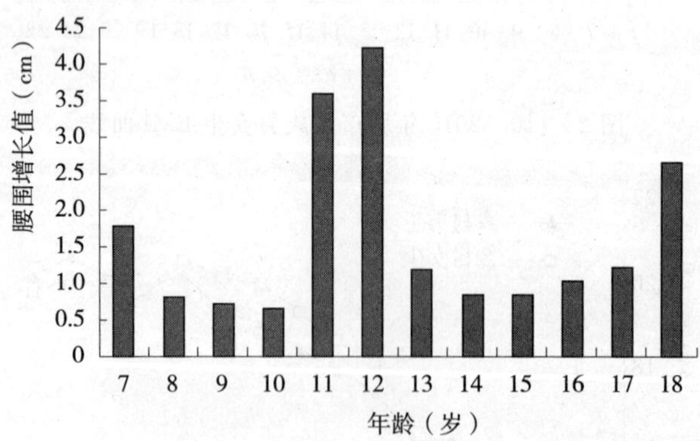

图 2-113　2005～2010 年 7～18 岁城市男生腰围平均增长情况

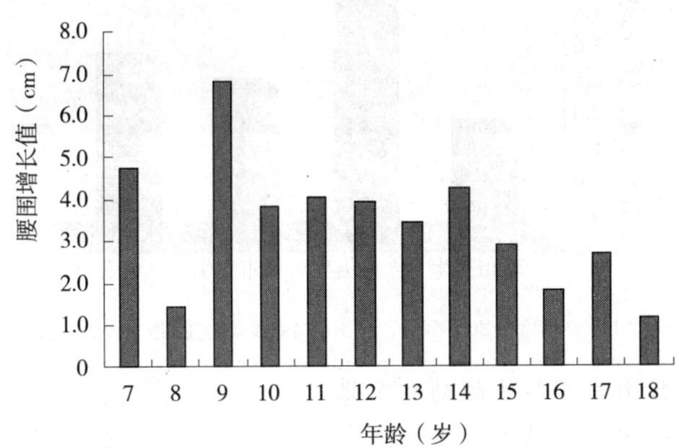

图 2-114 2005～2010 年 7～18 岁乡村男生腰围平均增长情况

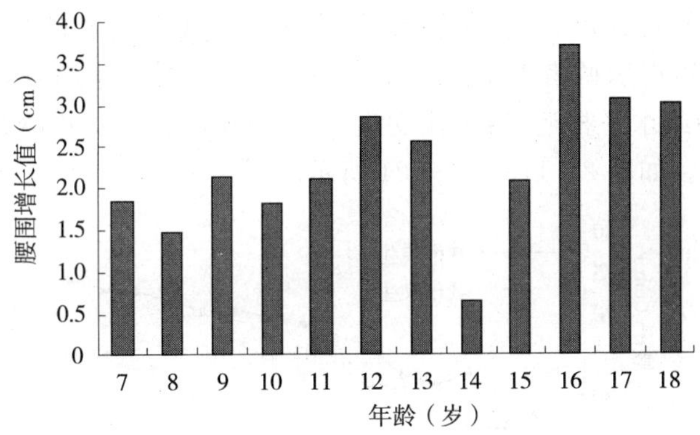

图 2-115 2005～2010 年 7～18 岁城市女生腰围平均增长情况

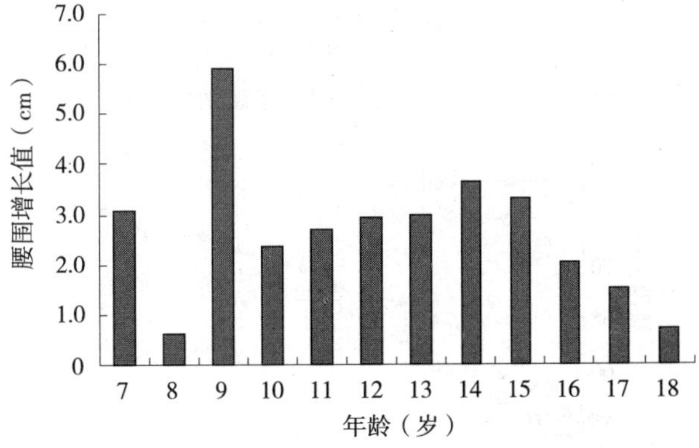

图 2-116 2005～2010 年 7～18 岁乡村女生腰围平均增长情况

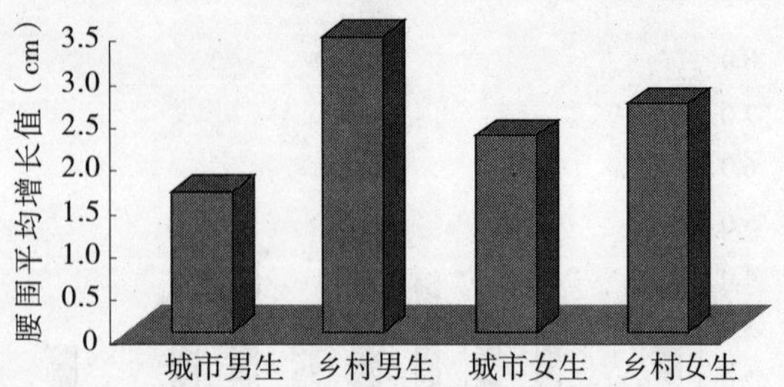

图 2-117　2005～2010 年 7～22 岁汉族学生腰围平均增长情况

2. 男女生腰围发育曲线的动态变化

2005 年城市男生与城市女生腰围在 7～12 岁、13～18 岁、19～22 岁年龄组的平均差值分别为 3.5 cm、3.9 cm、7.2 cm，2010 年则分别为 3.4 cm、2.6 cm、7.0 cm，均低于 2005 年的相应组别。2005 年乡村男生与乡村女生腰围在 18 岁年龄组以前增长趋势相似，且水平相近，乡村男生腰围比乡村女生平均高 0.8 cm，18 岁年龄组以后两者差值逐渐增大；2010 年乡村男生与乡村女生腰围在 13～16 岁年龄组水平相近，男生比女生高 0.5 cm，从 17 岁年龄组开始两者的差值逐渐增大。如图 2-118～2-121 所示。

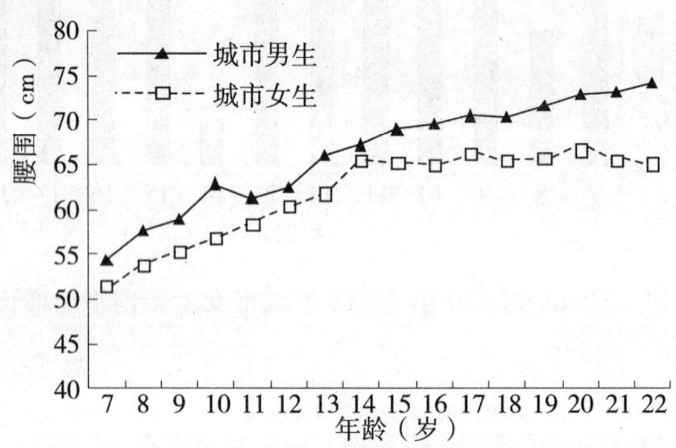

图 2-118　2005 年城市男女生腰围发育曲线

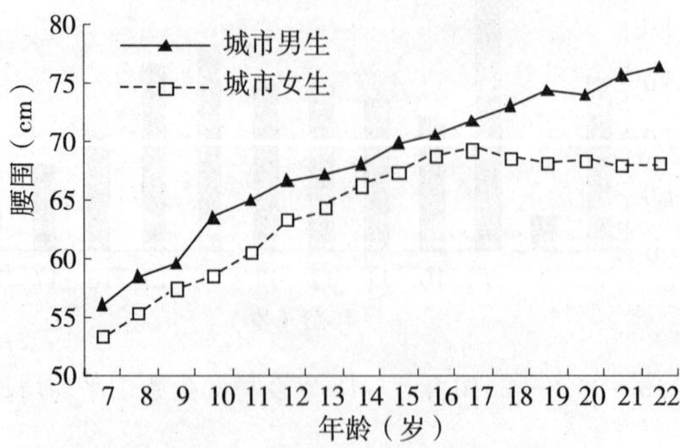

图 2-119　2010 年城市男女生腰围发育曲线

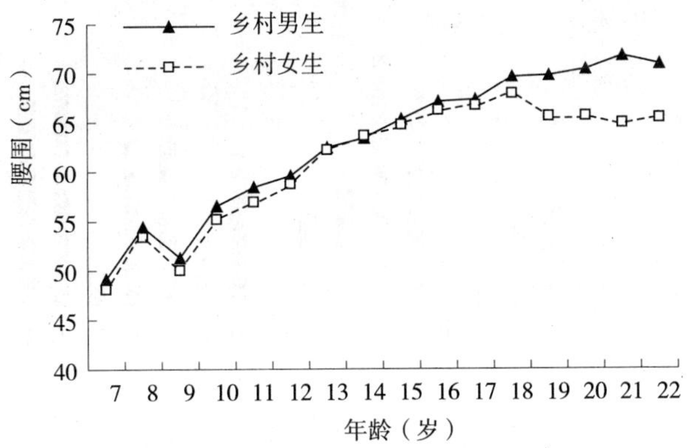

图 2-120　2005 年乡村男女生腰围发育曲线

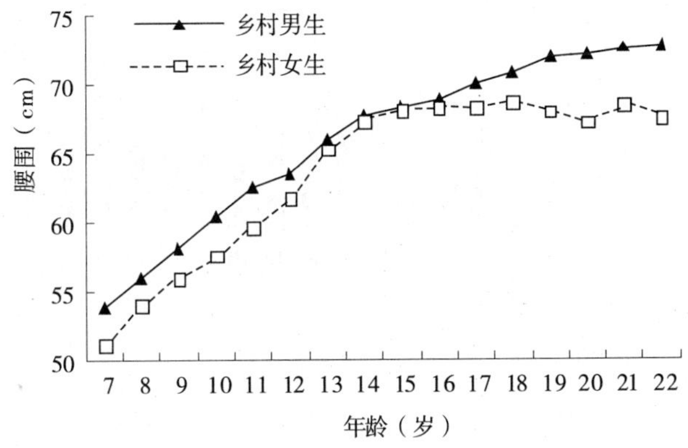

图 2-121　2010 年乡村男女生腰围发育曲线

(三)腰高比

1. 腰高比水平的动态变化

2005～2010 年,7～22 岁城市男生同年龄组比较,腰高比增幅为－0.001～0.018,平均增长 0.008,增幅最小和最大的年龄组分别为 10 岁和 12 岁年龄组;城市女生增幅为 0.001～0.024,平均增长 0.013,增幅最小和最大的年龄组分别为 14 岁和 18 岁年龄组;乡村男生增幅为－0.007～0.012,平均增长 0.007,增幅最小和最大的年龄组分别为 8 岁和 11 岁年龄组;乡村女生增幅为－0.002～0.019,平均增长 0.009,增幅最小和最大的年龄组分别为 8 岁和 14 岁年龄组。如图 2-122～2-126 所示。

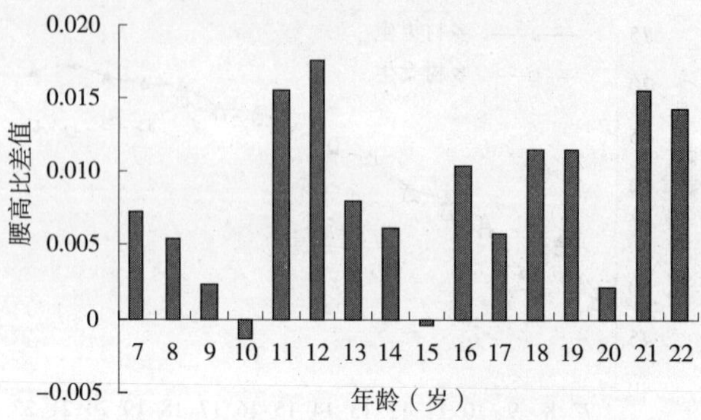

图 2-122　2005～2010 年城市男生腰高比增长情况

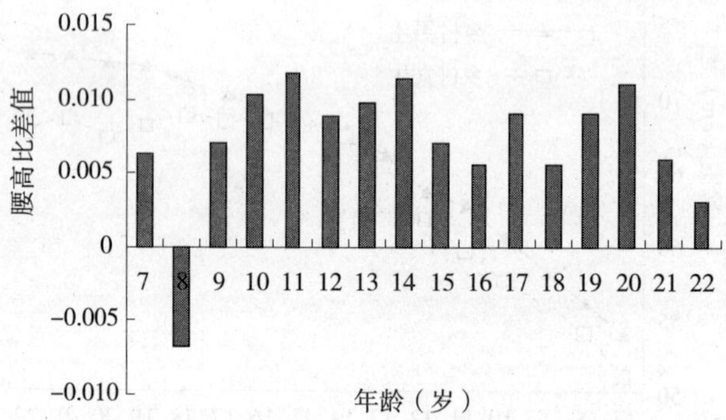

图 2-123　2005～2010 年乡村男生腰高比增长情况

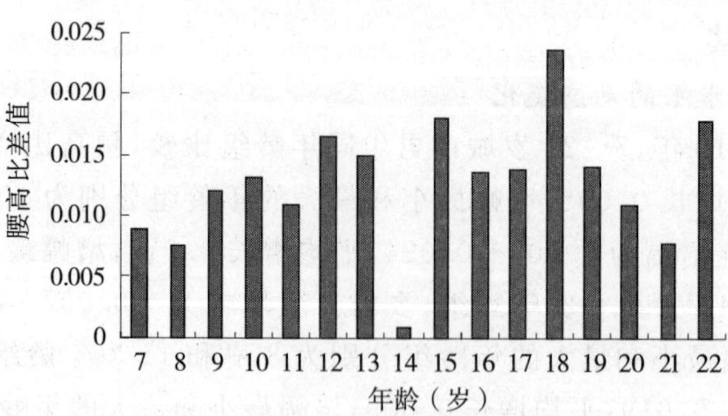

图 2-124　2005～2010 年城市女生腰高比增长情况

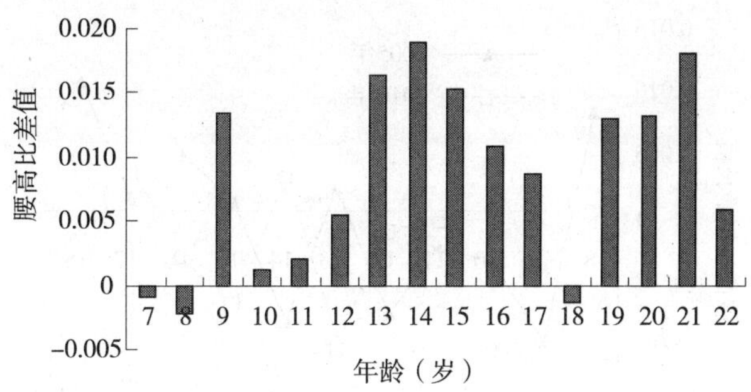

图 2-125　2005～2010 年乡村女生腰高比增长情况

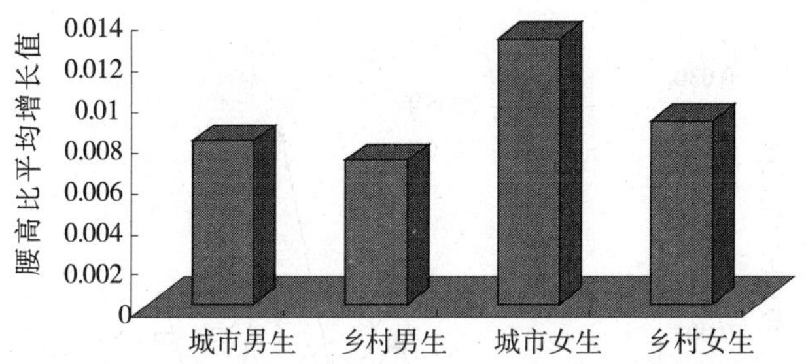

图 2-126　2005～2010 年 7～22 岁汉族学生腰高比平均增长情况

2. 腰高比年增长水平的动态变化

2005 年城市男生腰高比最大年增长值在 17 岁年龄组，2010 年在 16 岁年龄组。2005 和 2010 年乡村男生腰高比最大年增长值均在 18 岁年龄组。2005 年城市女生腰高比最大年增长值在 16 岁年龄组，2010 年在 14 岁年龄组。2005 和 2010 年乡村女生腰高比最大年增长值均在 14 岁年龄组。如图 2-127～2-130 所示。

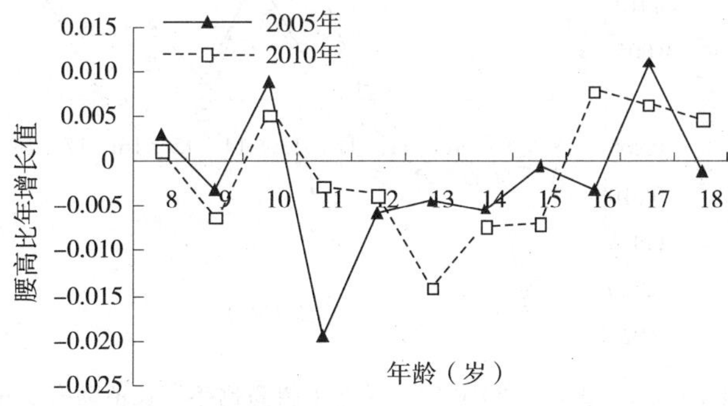

图 2-127　2005～2010 年城市男生腰高比年增长值动态变化

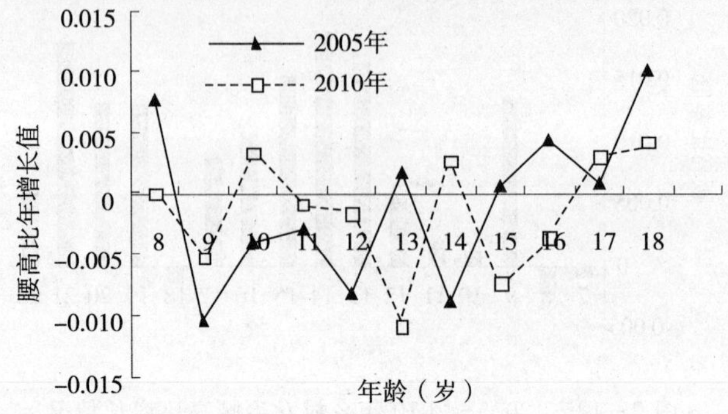

图 2-128　2005～2010 年乡村男生腰高比年增长值动态变化

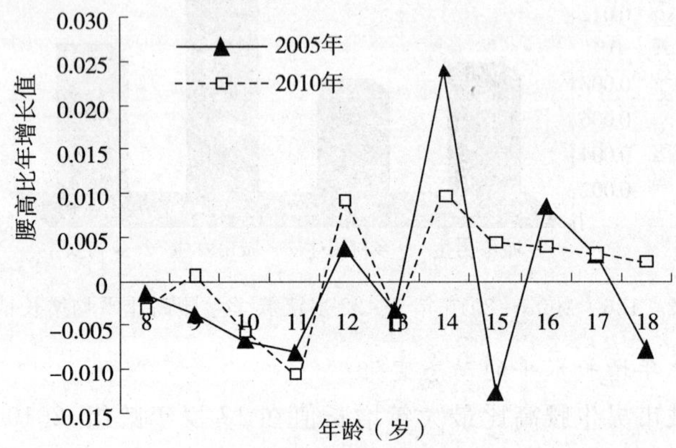

图 2-129　2005～2010 年城市女生腰高比年增长值动态变化

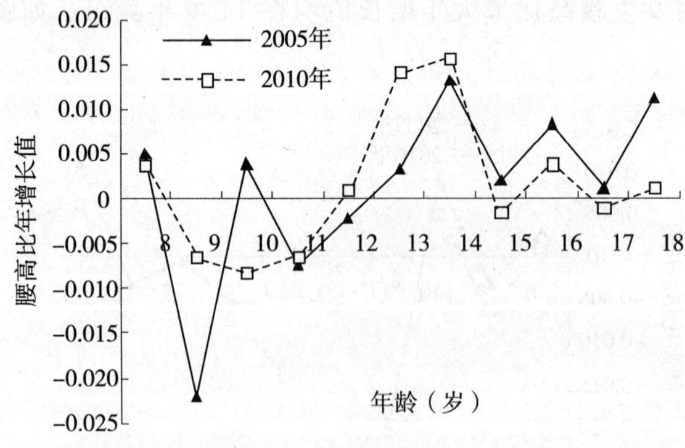

图 2-130　2005～2010 年乡村女生腰高比年增长值动态变化

3. 男女生腰高比曲线的动态变化

2005 年与 2010 年的 7～13 岁年龄组城市男生腰高比均高于城市女生，

2005 年平均高出 0.021,2010 年平均高出 0.017,在 14～18 岁年龄组城市男生的腰高比低于城市女生,2005 年平均低 0.008,2010 年平均低 0.015。2005 年 14～18 岁年龄组乡村男生腰高比低于乡村女生,平均差值为 0.022,2010 年 13～18 岁年龄组乡村男生腰高比低于乡村女生,平均差值为 0.021。如图 2-131～图 2-134 所示。

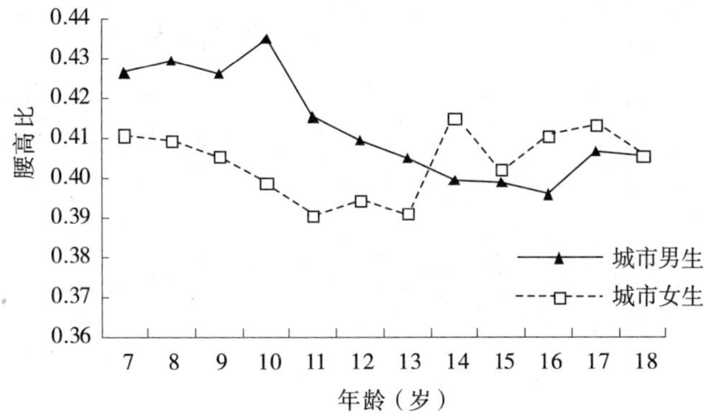

图 2-131　2005 年城市男女生腰高比曲线

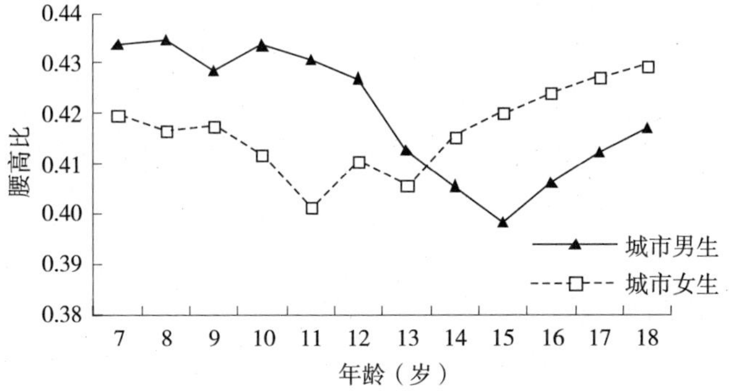

图 2-132　2010 年城市男女生腰高比曲线

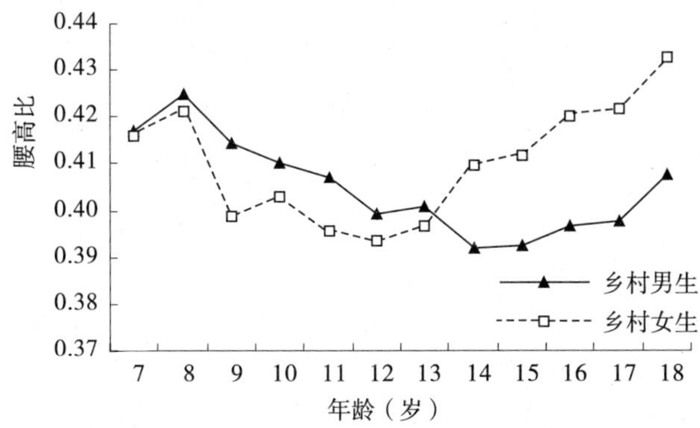

图 2-133　2005 年乡村男女生腰高比曲线

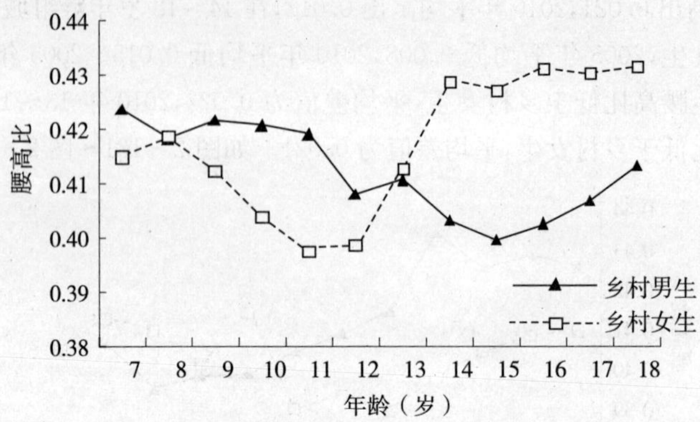

图 2 - 134　2010 年城市男女生腰高比曲线

第三部分　专题研究

高血压儿童腰围发育曲线及其与高血压风险关联的研究

朱鹏 王法艳 赵玉秋 王磊 唐青松 陶芳标

【摘　要】 **目的**　了解高血压儿童腰围发育曲线特点，并探讨预测儿童高血压风险的腰围正常值合理切点。**方法**　研究对象为安徽省北、中、南三个地市的 8 194 名 7～17 岁汉族城乡中小学生，测量腰围与血压。以 LMS 法拟合腰围随年龄变化的百分位数曲线，建立 Logistic 回归模型，计算不同百分位数腰围学生发生高血压的 *OR* 值。**结果**　高血压男生的腰围发育曲线明显向上平行偏离总体男生标准曲线，而高血压女生腰围发育曲线在 12 岁前向上逐渐偏离总体女生标准曲线，之后逐渐回归。男生同年龄别腰围上升至第 60 百分位数、女生同年龄别腰围上升至第 70 百分位数时，高血压发生风险即开始显著增加。男生腰围 P_{60}～组、P_{70}～组、P_{80}～组和 P_{90}～组的 *OR* 值从 1.88(95%*CI*:1.18～2.99)逐渐上升至 4.87(95%*CI*:3.31～7.16)，女生腰围 P_{70}～组、P_{80}～组和 P_{90}～组的 *OR* 值从 1.71(95%*CI*:1.07～2.73)逐渐上升至 3.32(95%*CI*:2.16～5.09)。**结论**　高血压男生和女生的腰围发育曲线轨迹明显不同。从第 85 百分位数向下适当降低儿童腰围正常值切点有利于儿童心血管疾病风险的预防。

【关键词】　高血压；腰围；发育轨迹；儿童

儿童期高血压不仅增加成年期高血压的患病风险，还会增加成年高血压的严重程度[1]，积极控制儿童期高血压是减轻成人心血管慢性病的重要防治策略。腰围可以间接反映腹部皮下脂肪、网膜和内脏及其外周脂肪沉积，儿童腰围与高血压发生风险间存在较为密切的关联[2-4]，其对心血管疾病风险的单独预测作用比体质量指数(body mass index, BMI)更精确[5-7]，加之腰围测量简便易行，其作为预防心血管疾病风险指标具有重要的公共卫生意义。我国已经制定了中国成年男女腰围正常值界限，分别为 85 cm 和 80 cm。由于学龄儿童的腰围和血压均处于发育变化时期，其正常划界值的制定需要考虑性别、年龄等因素，其复杂程度要高于成人标准的制定。尽管我国学龄儿童腰围的百分位数值已公布[8]，但腰围正常值的划界标准尚未建立，一些研究提出的以第 85 百分位数作为心血管疾病风险正常值切点可能低估了中等偏上腰围的风险[3,9-10]。本研究拟利用 2010 年安徽省学生体质调研资料，描述高血压儿童的腰围发育曲线轨迹，重点探讨中等偏上腰围水平与高血压患病率的关系，为最终制定我国学龄儿童腰围相关标准提供科研依据。

1　对象和方法

1.1　对象　以安徽省北、中、南三个地市的 7～17 岁汉族城乡男女在校学生为目标人群，将学生分为四类，即城市男生、城市女生、乡村男生和乡村女生，各地市 7～17 岁共 11 个年龄组各类学生检测人数至少为 50 人。最终检测样本共计 8 194 人。样本的城乡、性别和年龄分布情况见表 1 所列。

表 1　安徽省 7～17 岁学龄儿童不同年龄城乡性别高血压患病分布情况

年龄(岁)	城市男生		城市女生		乡村男生		乡村女生	
	例数	高血压人数(%)	例数	高血压人数(%)	例数	高血压人数(%)	例数	高血压人数(%)
7	187	5(2.7)	187	2(1.1)	187	9(4.8)	173	6(3.5)
8	186	11(5.9)	188	3(1.6)	185	11(5.9)	189	6(3.2)
9	206	10(4.9)	187	12(6.4)	187	11(5.9)	171	15(8.8)
10	189	17(9.0)	190	14(7.4)	191	17(8.9)	190	8(4.2)
11	181	9(5.0)	187	14(7.5)	187	8(4.3)	191	6(3.1)
12	188	11(5.9)	189	7(3.7)	187	19(10.2)	185	10(5.4)
13	185	24(13.0)	185	8(4.3)	183	18(9.8)	190	9(4.7)
14	181	23(12.7)	182	8(4.4)	184	14(7.6)	187	7(3.7)
15	187	33(17.6)	187	14(7.5)	186	11(5.9)	190	14(7.4)
16	189	24(12.7)	186	15(8.1)	190	15(7.9)	190	17(8.9)
17	183	10(5.5)	182	18(9.9)	186	5(2.7)	173	17(9.8)
合计	2062	177(8.6)	2050	115(5.6)	2053	138(6.7)	2029	115(5.7)

1.2　方法

(1)抽样方法　选择安徽省北部(宿州市)、中部(合肥市)和南部(池州市)的三个地市各 12 所学校(6 所城市学校和 6 所乡村学校)，样本能够较好地代表安徽省城乡中小学生。采用分层随机整群抽样，即在确定点校的基础上，按年级分层，以班级为单位整群抽样。内科检查排除正在患病的学生。

(2)腰围测量方法　测量者使用带 mm 刻度的软皮尺，使用前经标准钢尺校对，每 m 误差不得超过 0.2 mm。要求被测者站立，双臂自然下垂，露出腹部皮肤，平缓呼吸。将皮尺(刻度下缘在脐上缘 1 cm 处)环绕脐水平 1 周(贴近皮肤但不紧陷皮内)，目光和皮尺同一水平面读数，助手在受试者身后协助其保持皮尺水平位。测量 3 次，要求测量误差小于 0.5 cm，取中间值或 2 次相同值。

(3)血压测量与高血压诊断方法 使用立柱式水银血压计测量。受试者测量前静坐 10 分钟，测量 3 次血压，取其平均值进行记录。舒张压读数取柯氏音第Ⅴ时相记录。首次测量血压高于 2000 年全国学生体质健康调研资料中性别年龄别第 97 百分位数时，要求受检者休息 15 分钟后再次测量。参考《中国高血压防治指南(2010 版)》中儿童青少年高血压诊断标准[11]，分年龄和性别进行诊断。

(4)数据的处理 使用 SPSS 13.0 对数据进行分析。调查对象的城乡性别分布采用χ^2检验。采用 LMS 法获得总体男女生各年龄组腰围十分位数值，将各年龄组男女生的腰围分为 10 组，以$<P_{30}$作为对照组，采用 Logistic 回归分析计算不同百分位数腰围发生高血压的 *OR* 值。使用 Lmschartmaker 软件拟合腰围随年龄变化的百分数曲线。

2 结果

2.1 高血压在学龄儿童中的发生情况 各年龄组、各类学生高血压的患病率见表 1 所列。城市男生、城市女生、乡村男生和乡村女生高血压患病率最高年龄组分别是 15 岁、17 岁、12 岁和 17 岁年龄组。城市男生高血压总患病率显著高于乡村男生，差异有统计学意义($\chi^2=5.04$，$P=0.025$)；城市女生与乡村女生高血压总患病率差异无统计学意义。城市男生高血压总患病率显著高于城市女生，差异有统计学意义($\chi^2=13.78$，$P<0.001$)；乡村男生与乡村女生高血压总患病率差异无统计学意义。

2.2 高血压男女儿童腰围发育曲线的比较 7～17 岁高血压儿童和总体儿童男女各年龄组的 L、M、S 参数和腰围 P_{10}、P_{25}、P_{50}、P_{75}和 P_{90} 百分位数值见表 2 所列，经 LMS 修匀、平滑的曲线图如图 1 所示。高血压男生腰围发育曲线向上平行偏离总体男生的腰围标准曲线，高血压男生腰围 P_{50} 平均较总体男生 P_{50} 高 3.36 ～5.86 cm，12 岁前后高血压男生腰围年增长值分别为 1.90 cm 和 1.07 cm，与总体男生的 1.88 cm 和 1.36 cm 基本相似。高血压女生 7 岁时腰围水平与总体女生基本一致，7～12 岁高血压女生腰围的年增长值平均为 2.42 cm，高于总体女生的 1.86 cm，腰围曲线逐渐向上偏离总体学生标准曲线，但在 12 岁后，高血压女生腰围的年增长值平均为 0.52 cm，低于总体女生的 1.29 cm，腰围曲线逐渐向下回归总体女生标准曲线。

表 2 安徽省 7～17 岁学龄儿童及高血压儿童腰围百分位数 LMS 法分析结果

年龄(岁)	总体男生								总体女生							
	L	M	S	百分位数(cm)					L	M	S	百分位数(cm)				
				P_{10}	P_{25}	P_{50}	P_{75}	P_{90}				P_{10}	P_{25}	P_{50}	P_{75}	P_{90}
7～	−3.61	53.01	0.09	48.04	50.11	53.01	56.87	61.84	−3.50	51.06	0.08	46.78	48.60	51.06	54.21	57.97
8～	−3.43	54.79	0.10	49.39	51.64	54.79	59.01	64.45	−3.19	52.84	0.08	48.15	50.15	52.84	56.26	60.33
9～	−3.25	56.74	0.10	50.88	53.32	56.74	61.33	67.27	−2.89	54.65	0.09	49.55	51.73	54.65	58.35	62.70
10～	−3.07	58.79	0.11	52.47	55.10	58.79	63.73	70.09	−2.62	56.43	0.09	50.93	53.28	56.43	60.37	64.95
11～	−2.92	60.71	0.11	54.04	56.83	60.71	65.90	72.51	−2.40	58.29	0.09	52.44	54.95	58.29	62.44	67.19
12～	−2.84	62.41	0.11	55.55	58.42	62.41	67.70	74.36	−2.25	60.37	0.09	54.24	56.88	60.37	64.67	69.53
13～	−2.84	64.07	0.11	57.16	60.06	64.07	69.35	75.92	−2.18	62.66	0.09	56.36	59.08	62.66	67.04	71.95
14～	−2.88	65.62	0.10	58.78	61.66	65.62	70.80	77.19	−2.22	64.83	0.09	58.48	61.23	64.83	69.22	74.11
15～	−2.94	66.95	0.10	60.23	63.07	66.95	71.99	78.14	−2.33	66.41	0.09	60.15	62.86	66.41	70.73	75.55
16～	−2.99	68.13	0.09	61.54	64.33	68.13	73.01	78.90	−2.50	67.31	0.08	61.23	63.86	67.31	71.52	76.23
17～	−3.03	69.24	0.09	62.80	65.54	69.24	73.96	79.59	−2.69	67.81	0.08	61.92	64.47	67.81	71.89	76.48

（续表）

年龄（岁）	高血压男生								高血压女生							
	L	M	S	百分位数(cm)					L	M	S	百分位数(cm)				
				P_{10}	P_{25}	P_{50}	P_{75}	P_{90}				P_{10}	P_{25}	P_{50}	P_{75}	P_{90}
7～	−0.91	57.88	0.17	47.39	51.86	57.88	65.39	73.94	−1.96	52.05	0.10	46.38	48.83	52.05	55.99	60.40
8～	−1.11	60.15	0.16	49.82	54.21	60.15	67.67	76.36	−2.02	53.77	0.10	47.84	50.39	53.77	57.94	62.67
9～	−1.31	62.57	0.16	52.42	56.72	62.57	70.04	78.83	−2.13	56.31	0.11	49.96	52.67	56.31	60.86	66.13
10～	−1.51	64.65	0.15	54.72	58.91	64.65	72.03	80.81	−2.33	58.73	0.11	51.96	54.82	58.73	63.74	69.75
11～	−1.67	66.22	0.14	56.53	60.61	66.22	73.46	82.16	−2.56	61.60	0.11	54.45	57.45	61.60	67.06	73.84
12～	−1.81	67.38	0.14	57.92	61.90	67.38	74.47	83.04	−2.67	64.14	0.11	56.87	59.92	64.14	69.71	76.65
13～	−1.93	68.37	0.13	59.12	63.02	68.37	75.31	83.73	−2.70	66.26	0.10	59.15	62.15	66.26	71.60	78.11
14～	−2.05	69.38	0.13	60.34	64.15	69.38	76.17	84.43	−2.69	67.71	0.10	60.86	63.77	67.71	72.73	78.68
15～	−2.17	70.42	0.12	61.59	65.31	70.42	77.06	85.12	−2.67	68.14	0.09	61.44	64.30	68.14	72.99	78.67
16～	−2.29	71.49	0.12	62.88	66.51	71.49	77.96	85.82	−2.67	68.21	0.09	61.55	64.40	68.21	73.02	78.63
17～	−2.42	72.73	0.11	64.34	67.88	72.73	79.00	86.62	−2.67	68.35	0.09	61.80	64.60	68.35	73.04	78.47

2.3　男女学生腰围与高血压的关联性分析　采用LMS法获得总体男女生各年龄组腰围十分位数值，将各年龄组男女生的腰围分为10组，趋势性卡方检验发现，男女生的高血压患病率均有随腰围增长而升高的趋势（男生：$\chi^2=63.97$，$P<0.001$；女生：$\chi^2=29.87$，$P<0.001$）。男女生腰围$<P_{10}$组、$P_{10}\sim$组和$P_{20}\sim$组高血压患病率均低于5%。将三组合并后作为对照组，控制城乡和年龄变量后，Logistic回归模型结果显示，当男生腰围上升至P_{60}时，高血压风险即开始显现，并随腰围上升而逐渐增加，腰围$P_{60}\sim$组、$P_{70}\sim$组、$P_{80}\sim$组和$P_{90}\sim$组发生高血压的OR值分别为1.88、2.74、3.30和4.87。女生腰围上升至P_{70}时，高血压的发生风险亦开始显现并逐渐增加，腰围$P_{70}\sim$组、$P_{80}\sim$组和$P_{90}\sim$组发生高血压的OR值分别为1.71、1.83和3.32。见表3所列。

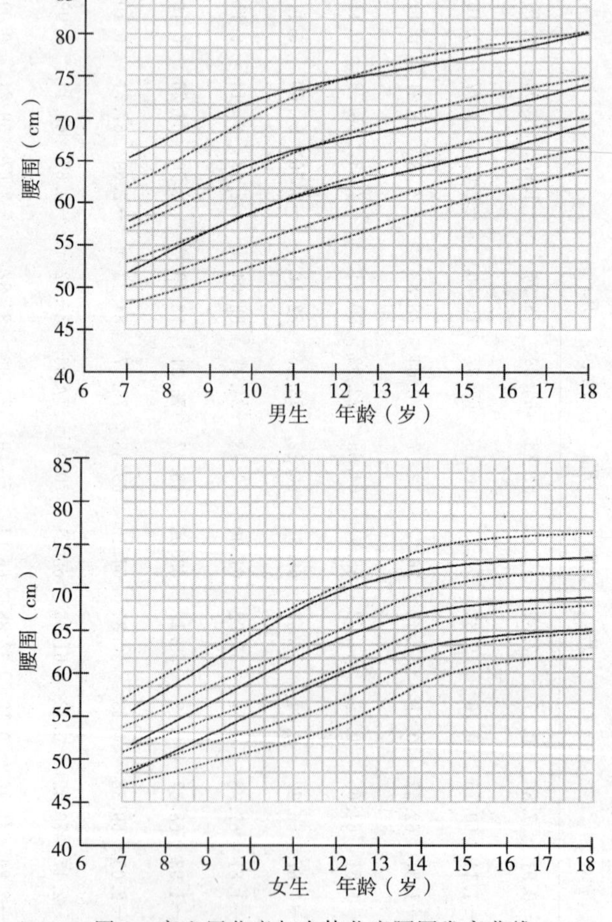

图1　高血压儿童与全体儿童腰围发育曲线

（注：实线是高血压儿童腰围发育曲线，从上往下依次为P_{75}、P_{50}和P_{25}；虚线是全体儿童腰围发育曲线，从上往下依次为P_{90}、P_{75}、P_{50}、P_{25}和P_{10}）

表3　男女生不同腰围发生高血压的风险

腰围	男生				女生			
	人数	高血压(%)	OR(95%CI)	P值	人数	高血压(%)	OR(95%CI)	P值
$<P_{10}$	394	15(3.8)			388	18(4.6)		
P_{10}～	407	19(4.7)	1.0		407	13(3.2)	1.0	
P_{20}～	413	17(4.1)			406	15(3.7)		
P_{30}～	423	26(6.1)	1.50(0.92－2.45)	0.100	410	22(5.4)	1.40(0.83－2.36)	0.206
P_{40}～	404	23(5.7)	1.37(0.82－2.28)	0.222	405	17(4.2)	1.08(0.61－1.92)	0.772
P_{50}～	423	19(4.5)	1.07(0.62－1.84)	0.793	424	21(5.0)	1.32(0.77－2.24)	0.305
P_{60}～	412	31(7.5)	1.88(1.18－2.99)	0.008	411	24(5.8)	1.53(0.88－2.67)	0.160
P_{70}～	414	41(9.9)	2.47(1.60－3.80)	0.000	403	26(6.4)	1.71(1.07－2.73)	0.038
P_{80}～	413	52(12.6)	3.30(2.19－4.97)	0.000	414	27(6.5)	1.83(1.17－2.86)	0.026
P_{90}～	412	72(17.5)	4.87(3.31－7.16)	0.000	411	47(11.4)	3.32(2.16－5.09)	0.000
合计	4115	315(7.7)			4079	230(5.6)		

2.4　不同年龄组男女生腰围与高血压的关联分析　分别将男女学生按年龄分为三组，青春前期组(7～10岁)、青春期组(11～14岁)和青春后期组(15～17岁)。采用Logistic回归分析，以腰围$<P_{30}$组为参照，控制城乡、年龄变量后，计算三个年龄组男女生不同腰围水平发生高血压的风险。图2显示，7～10岁年龄组男生腰围P_{70}～组、P_{80}～组和P_{90}～组，高血压发生风险显著增加，OR值分别为3.25(95%CI:1.47～7.15)、4.18(95%CI:1.97～8.89)和7.94(95%CI:3.96～15.92)；11～14岁男生腰围P_{60}～组、P_{70}～组、P_{80}～组和P_{90}～组高血压发生风险分别为2.36(95%CI:1.17～4.76)、2.69(95%CI:1.36～5.31)、2.91(95%CI:1.49～5.69)和4.55(95%CI:2.44～8.50)；15～17岁男生腰围P_{70}～组、P_{80}～组和P_{90}～组高血压发生风险分别为2.30(95%CI:1.07～4.94)、3.40(95%CI:1.67～6.90)和3.57(95%CI:1.76～7.23)。7～10岁女生腰围P_{80}～组和P_{90}～组高血压发生风险显著增加，OR值分别为2.91(95%CI:1.20～7.05)和4.78(95%CI:2.11～10.84)；11～14岁女生腰围P_{70}～组、P_{80}～组和P_{90}～组高血压发生风险分别为3.15(95%CI:1.55～6.39)、4.17(95%CI:1.78～9.73)和5.56(95%CI:2.48～12.44)；15～17岁年龄组女生腰围P_{80}～组和P_{90}～组高血压发生风险分别为2.64(95%CI:1.92～3.63)和2.65(95%CI:1.92～3.64)。

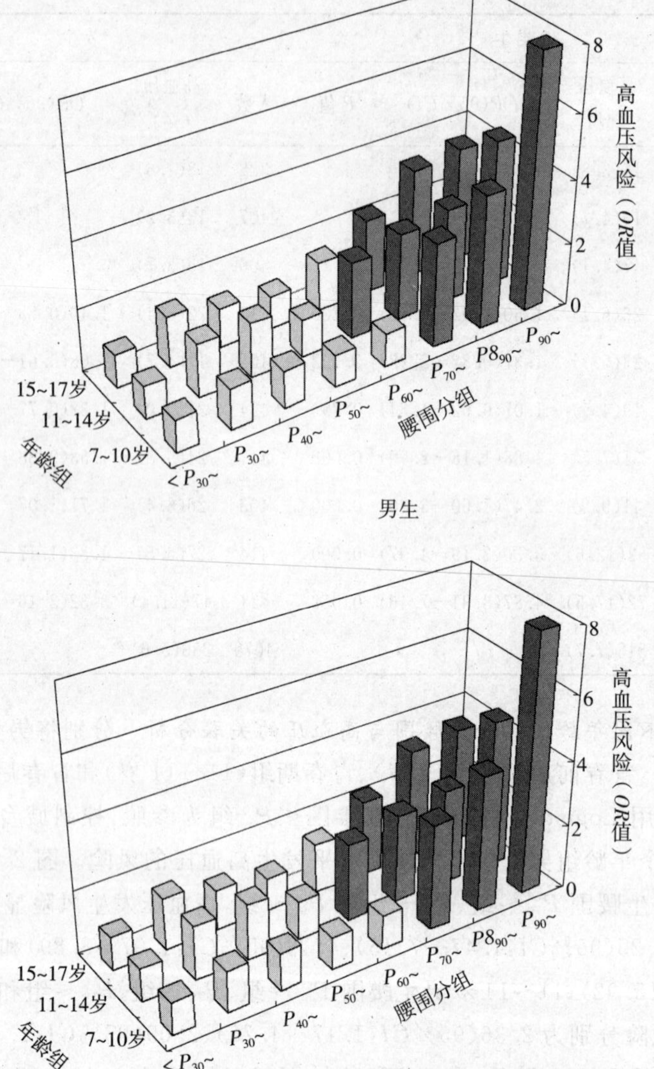

图 2　三个年龄组儿童不同百分位数腰围高血压发生风险情况

(注:腰围<P_{30}组为正常对照组;深色表示 OR 值有统计学意义)

3　讨论

本研究使用了最新中国儿童高血压诊断标准[11],此前国内有关儿童高血压的诊断无统一标准,多以收缩压或舒张压高于某一调查人群的 P_{95} 作为血压偏高的依据,这会严重影响研究结果间的可比性。本研究中,安徽省 7~17 岁学生高血压总患病率为 6.7%,而另一项使用同一诊断标准的研究显示,上海市浦东新区 7～14 岁儿童高血压患病率为 15.1%，地区间差异较大。今后的儿童高血压研究应尽量使用相同标准，以便于研究间的比较。

腰围随年龄变化的发育曲线轨迹是儿童腰围发育的重要特征，前瞻性队列研究是发育曲线轨迹研究的最佳方法，但实施难度大，因此，发育曲线轨迹研究的通行做法是采用大样本横断面调查，然后通过 LMS 方法进行发育曲线拟合（如 WHO 制定的儿童生长发育标准）。如果横断面资料中不同年代出生人群所处环境变化不大且资料中各年代人数相似，数据拟合后的曲线基本可反映人群的发育轨迹。本研究资料符合上述特点。LMS 法较一般统计方法具有明显优势，适用于偏态分布资料（腰围呈典型的右侧偏态分布），且将年龄作为自变量来考虑，其平滑化可有效克服其他统计方法的不足，各年龄各百分位数值间不出现颠倒、重叠现象，拟合后的曲线更接近真实的发育轨迹。从理论上讲，高血压儿童的某一指标发育曲线若能明显区别于总体儿童的曲线，则这一指标可作为良好的高血压预测指标，反之则较差。发育曲线的评价指标主要包括两个，年龄别水平和增长速度。本研究结果显示，高血压男生在整个发育阶段，腰围明显向上平行偏离总体男生的腰围曲线，其腰围的 P_{50} 水平与总体男生的 P_{75} 水平相当，但两类人群的腰围增长速度相似。这提示在 7～17 岁整个发育阶段，男生的年龄别腰围水平可作为预测高血压的良好指标。高血压女生的腰围发育曲线与男生间存在明显差异，高血压女生腰围发育先快速增加，向上逐渐偏离总体女生发育曲线，在 12 岁时偏离程度最明显，随后腰围曲线逐渐向下回归总体女生发育曲线，这提示女生的腰围作为预测高血压指标时，不仅要考虑年龄别腰围水平，还应考虑腰围的增长速度。

以往有关中国儿童腰围正常划界值的研究提出，无论男女均以腰围的第 85 百分位数作为正常划界值切点[3,9]。本研究样本数量大，采用十分位数法，以低于同性别、同年龄第 30 百分位数人群作为正常对照组，能够更灵敏地发现腰围增长所带来的高血压风险增加。研究结果显示，所有年龄组男生腰围上升至第 70 百分位数、女生腰围上升至第 80 百分位数时，男女生的高血压患病率就已经开始显著增加了。在男女生青春发育期阶段（11～14 岁），腰围切点甚至更低。因此，以腰围 P_{85} 作为正常划界值切点过高，低估了中等偏上腰围水平儿童青少年的高血压发生风险，标准过于宽松，不利于儿童高血压的预防。Levine DA 等人[10]认为中等腰围人群的高血压患病率已经有显著上升，Katzmarzyk PT 等[6]认为腰围预测儿童心血管疾病风险的划界值切点应在 P_{50}～P_{60} 之间。本研究结果支持中国儿童腰围正常值切点男生应考虑在 P_{60}～P_{70}，女生在 P_{70}～P_{80}。另外，高血压女生腰围发育曲线提示，腰围的增长速度可能是反映女生心血管疾病风险的良好指标。最近的一项研究也显示，女生腰围随年龄的过快增加与较高的收缩压、舒张压间存在显著的正相关。因此，在今后制定儿童腰围相关标准时应考虑增长速度这一指标,尤其是女生。

制定儿童腰围相关标准对预防心血管疾病具有重要的公共卫生学意义,本研究首次报道并描绘了高血压学龄儿童腰围的发育曲线轨迹,为进一步研究儿童腰围与心血压疾病间的关系提供了重要的研究基础。在今后儿童腰围标准研究过程中,应充分考虑中等偏上腰围的健康风险,适当降低儿童腰围正常值切点有利于儿童心血管疾病风险的预防。另外,腰围增长速度与心血管疾病风险关联的研究也应当引起重视。

4 参考文献

[1] 张明明,米杰,王琍,等. 北京市412例儿童18年后血压纵向对照调查. 中国循证儿科杂志,2006,1:187－192.

[2] GENOVESI S, ANTOLINI L, GIUSSANI M, et al. Hypertension, prehypertension, and transient elevated blood pressure in children: association with weight excess and waist circumference. Am J Hypertens, 2010,23: 756－761.

[3] LEUNG LC, SUNG RY, SO HK, et al. Prevalence and risk factors for hypertension in Hong Kong Chinese adolescents: waist circumference predicts hypertension, exercise decreases risk. Archives of disease in childhood, 2011. Published Online doi: 10.1136/adc.2010.202770.

[4] 侯冬青,程红,米杰. 北京3～6岁儿童体质指数及腰围与血压的关系. 中国儿童保健杂志,2010,18:453－455.

[5] 赵连成,武阳丰,李莹,等. 不同体重指数和腰围水平与其他心血管病危险因素聚集的关系. 中华预防医学杂志,2003,37:346－350.

[6] KATZMARZYK PT, SRINIVASAN SR, CHEN W, et al. Body mass index, waist circumference, and clustering of cardiovascular disease risk factors in a biracial sample of children and adolescents. Pediatrics, 2004,114: e198－e205.

[7] JANSSEN I, KATZMARZYK PT, ROSS R. Waist circumference and not body mass index explains obesity－related health risk. Am J Clin Nutr, 2004,79: 379－384.

[8] 季成叶,马军,何忠虎,等. 中国汉族学龄儿童青少年腰围正常值. 中国学校卫生,2010,31:257－259.

[9] SUNG RY, YU CC, CHOI KC, et al. Waist circumference and body mass index in Chinese children: cutoff values for predicting cardiovascular risk factors. Int J Obes (Lond), 2007,31: 550－558.

[10] LEVINE DA, CALHOUN DA, PRINEAS RJ, et al. Moderate waist circumference and hypertension prevalence: the REGARDS Study. Am J Hypertens, 2011,24: 482－488.

[11] 米洁. 儿童与青少年高血压//中国高血压防治指南修订委会. 中国高血压防治指南(2010修订版),2010.

儿童青少年体型的自我评价和BMI评价一致性及其与抑郁症状的关系

祖萍 赵玉秋 许韶君 郝加虎 苏普玉 朱鹏 陶芳标

【摘 要】 **目的** 了解儿童青少年体型自我评价和人体质量指数(Body Mass Index,BMI)评价结果的一致性,分析体型的两种评价与抑郁症状的关系。**方法** 以2010年全国学生体质与健康调研安徽省池州市5 555名9～18岁儿童青少年为研究对象,比较体型自我评价和BMI评价结果的一致性及其与抑郁症状的关系。**结果** 男女生体型自我评价与BMI评价结果一致性较差($Kappa=0.217, P<0.001$;$Kappa=0.203, P<0.001$)。43.0%的男生和37.5%的女生错误估计了自己的体型,男女生体型低估率分别为35.9%和23.3%,高估率分别为7.1%和14.2%,差异有统计学意义($\chi^2=145.223, P<0.001$)。多因素Logistic回归分析结果显示,体型自我评价和体型错估均与抑郁症状存在统计学关联。与自我评价正常组比较,自我评价消瘦、超重和肥胖组的抑郁症状检出率比值比分别为1.255(95%CI:1.066～1.478)、1.538(95%CI:1.275～1.856)和1.713(95%CI:1.035～2.834),体型高估和低估学生抑郁症状的风险分别是一致组的1.705倍(95%CI:1.382～2.105)和1.241倍(95%CI:1.059～1.454)。**结论** 儿童青少年体型自我评价与BMI评价结果一致性较差,体型错估是抑郁症状的危险因素。应开展以生活技能为核心的综合性干预措施,促进儿童青少年身心健康发展。

【关键词】 儿童青少年;体型;自我评价;人体质量指数;抑郁

自1980年以来,儿童青少年肥胖在世界范围内急速蔓延,已逐渐演变为全球研究者高度关注的公共卫生问题[1-2]。近年来,儿童青少年肥胖与社会心理学问题的关联研究越来越受到关注,超重和肥胖与同伴欺负、抑郁、不正常的饮食行为等社会心理健康问题相关[3-5]。越来越多的儿童青少年关注自己的体重和体型,对体型的不满可导致诸多不良减肥行为,如催吐、禁食、滥用减肥药或泻药等,甚至自杀[6-7]。本文对参加2010年全国学生体质与健康调研的安徽省池州市5 555名9～18岁中小学生进行体型和抑郁症状评定,拟探讨儿童青少年体型自我评价和BMI评价的一致性及其与抑郁症状的关系,为儿童青少年心理干预提供科学依据。

1 对象与方法

1.1 对象 采用分层、随机整群抽样方法抽取安徽省池州市12所中小学9～18岁的汉族城乡男女学生,有效样本量为5 555人,男生2 750人,女生2 805人。剔除残疾或有严重慢性疾病(如心脏病、肾病等疾病)的学生。

1.2 方法

(1)体型评定 ①自我评定:采用自编《中国儿童生长发育自评调查表》,由儿童青少年对体型进行自我评价,分为消瘦、正常、超重和肥胖组。②BMI 评定:严格按照《2010 年全国学生体质健康调研工作手册》的要求进行身高、体重指标的测量,计算体质量指数,BMI=体重(kg)/身高^2(m^2)。按照中国肥胖问题工作组(WGOC)推荐的中国学龄儿童青少年 BMI 超重、肥胖评价分类标准,以不同年龄和性别的 BMI 值将研究对象评价出超重组和肥胖组;再用世界卫生组织(WHO)2007 年推荐的 BMI 标准评价出消瘦组,其余则全部纳入正常组。

(2)抑郁症状评定 采用儿童抑郁症状量表(Children's Depression Inventory,CDI)中文版进行抑郁症状评定,该量表包括 27 个项目,采用 0~2 级评分,19 分为抑郁症状的划界分。调查前对调查员统一进行培训,统一调查方法和指导语。以班级为单位,采用无记名的方式由学生独立填写问卷,并当场收回。

1.3 资料整理和统计分析 应用《2010 年全国学生体质健康调研数据录入统计系统》进行数据录入。应用 SPSS 16.0 软件包对数据进行 χ^2 检验、*Kappa* 检验和多因素 Logistic 回归分析。

2 结果

2.1 儿童青少年体型自我评价和 BMI 评价结果 32.5%和 23.4%的男生和女生自我评价为消瘦,51.9%和 57.5%的男生和女生自我评价为正常,13.7%和 17.9%的男生和女生自我评价为超重,1.9%和 1.2%的男生和女生自我评价为肥胖。体型自我评价男女生差异有统计学意义($\chi^2=67.637$,$P<0.001$),其中 14~18 岁各年龄组男女生差异均有统计学意义,表现为初、高中男生自我评价为消瘦的比例显著高于女生,见表 1 所列。

BMI 评价男生和女生消瘦检出率为 4.6%和 3.7%,正常检出率为 81.1%和 88.8%,超重检出率为 10.3%和 5.5%,肥胖检出率为 4.0%和 1.9%。体型 BMI 评价男女生差异有统计学意义($\chi^2=72.455$,$P<0.001$),除 9 岁、13 岁和 14 岁年龄组,其余各年龄组男女生差异均有统计学意义,表现为各年龄组男生超重、肥胖率高于女生,见表 2 所列。

2.2 儿童青少年体型自我评价和 BMI 评价结果的一致性比较 一致性检验结果显示,男女生体型自我评价和 BMI 评价结果的一致性较差(*Kappa*=0.217,95%*CI*:0.191~0.244,$P<0.001$;*Kappa*=0.203,95%*CI*:0.177~0.230,$P<0.001$),见表 3 所列。37.5%的男生和 43.0%的女生都错误估计了自己的体型,男女生体型低估率分别为 35.9%(986/2 750)和 23.3%(654/2 805),高估率分别为 7.1%(196/2 750)和 14.2%(397/2 805),差异有统计学意义($\chi^2=145.223$,$P<0.001$)。

表 1 9～18 岁儿童青少年体型自我评价情况

年龄（岁）	男				女				χ^2值	P值
	消瘦(%)	正常(%)	超重(%)	肥胖(%)	消瘦(%)	正常(%)	超重(%)	肥胖(%)		
9	108(31.2)	206(59.5)	31(9.0)	1(0.3)	116(37.1)	178(56.9)	18(5.8)	1(0.3)	4.134	0.247
10	83(27.5)	174(57.6)	38(12.6)	7(2.3)	100(33.3)	167(55.7)	32(10.7)	1(0.3)	6.731	0.081
11	68((23.6)	162(56.3)	53(18.4)	5(1.7)	86(26.7)	189(58.7)	44(13.7)	3(0.9)	3.632	0.304
12	57(27.1)	102(48.6)	49(23.3)	2(1.0)	57(27.0)	115(54.5)	37(17.5)	2(0.9)	2.451	0.484
13	70(28.5)	127(51.6)	44(17.9)	5(2.0)	56(22.4)	152(60.8)	36(14.4)	6(2.4)	4.655	0.199
14	92(37.2)	125(50.6)	24(9.7)	6(2.4)	57(23.1)	125(50.6)	64(25.9)	1(0.4)	29.975	0.000
15	125(39.8)	141(44.9)	40(12.7)	8(2.5)	59(19.1)	174(56.3)	73(23.6)	3(1.0)	39.003	0.000
16	119(41.9)	119(41.9)	44(15.5)	2(0.7)	48(15.1)	188(59.3)	75(23.7)	6(1.9)	54.121	0.000
17	98(36.7)	134(50.2)	30(11.2)	5(1.9)	31(10.9)	176(62.0)	70(24.6)	7(2.5)	56.351	0.000
18	73(29.7)	137(55.7)	25(10.2)	11(4.5)	46(18.3)	149(59.1)	52(20.6)	5(2.0)	18.277	0.000
合计	893(32.5)	1427(51.9)	378(13.7)	52(1.9)	656(23.4)	1613(57.5)	501(17.9)	35(1.2)	67.637	0.000

表 2 9～18 岁儿童青少年体型 BMI 评价情况

年龄（岁）	男				女				χ^2值	P值
	消瘦(%)	正常(%)	超重(%)	肥胖(%)	消瘦(%)	正常(%)	超重(%)	肥胖(%)		
9	14(4.0)	286(82.7)	32(9.2)	14(4.0)	14(4.5)	273(87.2)	18(5.8)	8(2.6)	4.217	0.239
10	14(4.6)	233(77.2)	36(11.9)	19(6.3)	19(6.3)	257(85.7)	14(4.7)	10(3.3)	14.400	0.002
11	11(3.8)	220(76.4)	39(13.5)	18(6.2)	24(7.5)	277(86.0)	11(3.4)	10(3.1)	27.522	0.000
12	6(2.9)	166(79.0)	31(14.8)	7(3.3)	21(10.0)	175(82.9)	9(4.3)	6(2.8)	20.746	0.000
13	11(4.5)	198(80.5)	24(9.8)	13(5.3)	8(3.2)	222(88.8)	11(4.4)	9(3.6)	7.369	0.061
14	7(2.8)	214(86.6)	21(8.5)	5(2.0)	6(2.4)	217(87.9)	20(8.1)	4(1.6)	0.233	0.972
15	10(3.2)	261(83.1)	27(8.6)	16(5.1)	4(1.3)	288(93.2)	15(4.9)	2(0.6)	18.178	0.000
16	20(7.0)	231(81.3)	28(9.9)	5(1.8)	2(0.6)	291(91.8)	23(7.3)	1(0.3)	23.038	0.000
17	18(6.7)	223(83.5)	22(8.2)	4(1.5)	2(0.7)	259(91.2)	22(7.7)	1(0.4)	16.780	0.001
18	15(6.1)	199(80.9)	24(9.8)	8(3.3)	4(1.6)	233(92.5)	12(4.8)	3(1.2)	15.247	0.002
合计	126(4.6)	2231(81.1)	284(10.3)	109(4.0)	104(3.7)	2492(88.8)	155(5.5)	54(1.9)	72.455	0.000

表 3 儿童青少年体型自我评价与 BMI 评价结果的一致性比较

BMI评价	自我评价							
	男				女			
	消瘦(%)	正常(%)	超重(%)	肥胖(%)	消瘦(%)	正常(%)	超重(%)	肥胖(%)
消瘦	98(77.8)	24(19.0)	4(3.2)	0(0)	79(76.0)	22(21.2)	3(2.8)	0(0)
正常	791(35.5)	1281(57.4)	138(6.2)	21(0.9)	577(23.1)	1553(62.3)	348(14.0)	14(0.6)
超重	1(0.4)	107(37.7)	167(58.8)	9(3.1)	0(0)	34(21.9)	111(71.6)	10(6.5)
肥胖	3(2.8)	15(13.8)	69(63.3)	22(20.2)	0(0)	4(7.4)	39(72.2)	11(20.4)
Kappa 值	0.217				0.203			
(95%*CI*)	(0.191～0.244)				(0.177～0.230)			
P 值	0.000				0.000			

2.3 不同性别及不同体型评估组间抑郁症状检出情况比较 男女生抑郁症状检出率分别为16.1%(444/2 750)和18.7%(524/2 850),女生高于男生,差异有统计学显著性($\chi^2=6.204, P=0.013$)。不同体型估计组抑郁症状的检出率差异有统计学意义(男:$\chi^2=7.796, P=0.020$;女:$\chi^2=22.086, P<0.001$),高估组抑郁症状检出率最高,一致组最低,见表4所列。

表4 不同性别及不同体型评估组间抑郁症状检出情况比较

自评与BMI的一致性	男			女			χ^2值	P值
	n	阳性(%)	阴性(%)	n	阳性(%)	阴性(%)		
低估	986	172(17.4)	814(82.6)	654	127(19.4)	527(80.4)		
一致	1 568	230(14.7)	1 338(85.3)	1 754	291(16.6)	1 463(83.4)	6.204	0.013
高估	196	42(21.4)	154(78.6)	397	106(26.7)	291(73.3)		
χ^2值		7.796			22.086			
P值		0.020			0.000			

2.4 体型自我评价和BMI评价结果与抑郁症状的关系 以抑郁症状为因变量,以年龄、性别、城乡为控制变量,分别以体型BMI评价、体型自我评价、体型错估情况为自变量建立多因素Logistic回归模型,见表5所列。Logistic回归分析结果显示,体型BMI评价与抑郁症状无统计学关联性,体型自我评价和体型错估均与抑郁症状存在统计学关联。与体型自我评价正常组相比,自我评价消瘦、超重和肥胖组抑郁症状的风险分别为1.255倍(95%*CI*:1.066~1.478)、1.538倍(95%*CI*:1.275~1.856)和1.713倍(95%*CI*:1.035~2.834);与正确评价自己体型的一致组相比,体型高估和低估儿童青少年抑郁症状的风险分别是1.705倍(95%*CI*:1.382~2.105)和1.241倍(95%*CI*:1.059~1.454)。

表5 儿童青少年抑郁症状多因素Logistic回归分析

变量	抑郁症状[*OR*值(95%*CI*)]		
	模型1	模型2	模型3
体型BMI评价			
正常	1	—	—
消瘦	0.908(0.632~1.303)	—	—
超重	1.011(0.779~1.312)	—	—
肥胖	1.158(0.771~1.739)	—	—

（续表）

变量	抑郁症状[OR 值(95%CI)]		
	模型 1	模型 2	模型 3
体型自我评价			
正常	—	1	—
消瘦	—	1.255(1.066～1.478)**	—
超重	—	1.538(1.275～1.856)**	—
肥胖	—	1.713(1.035～2.834)*	—
体型一致性估计	—	—	1
低估	—	—	1.241(1.059～1.454)**
高估	—	—	1.705(1.382～2.105)**

注：模型 1：以年龄、性别、城乡为控制变量引入体型 BMI 评价；模型 2：以年龄、性别、城乡为控制变量引入体型自我评价。模型 3：以年龄、性别、城乡为控制变量引入体型错估。* $P<0.05$，** $P<0.01$。

3 讨论

本研究结果显示，儿童青少年体型自我评价和 BMI 评价男女生差异均有统计学意义。51.9%和 57.5%的男生和女生自我评价体型为正常，而 BMI 评价男生和女生体型正常检出率为 81.1%和 88.8%，表明儿童青少年对体型的自我评价倾向于太瘦或太胖。14～18 岁年龄组女生自我评价为超重及男生自我评价为消瘦的比例明显增多，提示青春期女生对体型的自我评价更多地倾向于太胖，而男生对体型的自我评价则更多地倾向于太瘦。青春期正处在一个特殊的转变时期，其生理、心理和情绪等各方面均发生快速的变化[8]。尤其是处于青春期的女生，她们对自己的体型比男生更为关注。ter Bogt TF 等研究结果表明，青春期女生比男生更有可能对自己的体型不满[9]。

Cheung PC 等研究结果表明，青少年体型自我评价与 BMI 评价结果并不相符[10]。本研究结果显示，男女生体型自我评价与 BMI 评价的结果一致性较差（$Kappa=0.217$，$P<0.001$；$Kappa=0.203$，$P<0.001$）。43.0%的男生和 37.5%的女生都错误估计了自己的体型，其中，分别有 35.9%和 23.3%的男生和女生低估自己的体型，7.1%和 14.2%的男生与女生高估自己的体型，提示男生更易低估自己的体型，而女生更易高估自己的体型。受影视和出版物等传媒影响，女生多追求苗条的理想体型，而男生多追求强壮的理想体型[11]。廖艳辉

等研究结果也表明,女性体象关注者比无体象关注者更关注体重和体型,而男性体象关注者比无体象关注者更关注肌肉感和强壮感[12]。

本研究结果显示,儿童青少年抑郁症状的检出率女生高于男生,与 Figueras Masip A 等人的研究结果相一致[13]。在不同体型评估组中,体型高估组抑郁症状检出率最高,低估组其次,一致组最低。Logistic 回归分析结果显示,体型 BMI 评价与抑郁症状无统计学关联性,体型自我评价与体型错估均与抑郁症状存在统计学关联。与自我评价体型正常组相比,自我评价消瘦、超重和肥胖的抑郁症状风险分别为 1.255 倍(95%*CI*:1.066~1.478)、1.538 倍(95%*CI*:1.275~1.856)和 1.713 倍(95%*CI*:1.035~2.834),这与 Tang J 等人的研究结果相一致[14];与正确评价自己体型的一致组相比,体型高估和低估儿童青少年抑郁症状的风险分别是 1.705 倍(95%*CI*:1.382~2.105)和 1.241 倍(95%*CI*:1.059~1.454)。Kim M 等人对韩国首尔女大学生的研究显示,体型高估组的抑郁量表评分显著高于一致组[15]。本研究结果提示,体型自我评价特别是错误评价可导致儿童青少年对自己的体型产生不满而增加抑郁症状发生的危险。其生物学机制可能与心理社会应激导致促肾上腺皮质激素释放激素(Corticotropin-Releasing Hormone,CRH)分泌过多和下丘脑-垂体-肾上腺(Hypothalamic Pituitary Adrenal,HPA)轴功能亢进有关,此外,可能还有一些中介变量如人格、人际关系、应对方式等交互作用影响体型自我评价和抑郁的关系,值得进一步深入研究和探索。

昆士兰大学怀孕母亲队列研究(Mater-University of Queensland Study of Pregnancy, MUSP)结果表明,青春期自评超重是成年期抑郁症状的危险因素,应该对青春期自评超重进行干预[16]。体型高估和低估是一种对自我的消极认知方式,对这种导致抑郁的消极的认知方式越早干预效果越好。应及早对儿童青少年开展以生活技能为核心的综合性干预措施,帮助他们正确认识自我,接纳自我,建立健康的饮食行为和生活方式,坚持体育锻炼,以积极的心态面对学习和生活,促进身心健康发展。

4　参考文献

[1] TSIROS MD, COATES AM, HOWE PR, et al. Obesity: the new childhood disability? Obes Rev, 2011, 12(1): 26-36.

[2] FREEDMAN DS. Obesity—United States, 1988—2008. MMWR Surveill Summ, 2011, 60 Suppl: 73-77.

[3] JANSSEN I, CRAIG WM, BOYCE WF, et al. Associations between overweight and obesity with bullying behaviors in school-aged children. Pediatrics, 2004, 113(5): 1187-1194.

[4] XIE B, UNGER JB, GALLAHER P, et al. Overweight, body image, and depression in

Asian and Hispanic adolescents. Am J Health Behav, 2010, 34(4): 476－488.

[5] GOLDFIELD G, MOORE C, HENDERSON K, et al. The relation between weight-based teasing and psychological adjustment in adolescents. Paediatr Child Health, 2010, 15(5): 283－288.

[6] KIM DS, CHO Y, CHO SI, et al. Body weight perception, unhealthy weight control behaviors, and suicidal ideation among Korean adolescents. J Sch Health, 2009, (12): 585－592.

[7] EATON DK, LOWRY R, BRENER ND, et al. Associations of body mass index and perceived weight with suicide ideation and suicide attempts among US high school students. Arch Pediatr Adolesc Med, 2005, 159(6): 513－519.

[8] PATTON GC, VINER R. Pubertal transitions in health. Lancet, 2007, 369(9567): 1130－1139.

[9] TER BOGT TF, VAN DORSSELAER SA, MONSHOUWER K, et al. Body mass index and body weight perception as risk factors for internalizing and externalizing problem behavior among adolescents. J Adolesc Health, 2006, 39(1): 27－34.

[10] CHEUNG PC, IP PL, LAM ST, et al. A study on body weight perception and weight control behaviours among adolescents in Hong Kong. 2007, 13(1): 16－21.

[11] WHETSTONE LM, MORRISSEY SL, CUMMINGS DM. Children at risk: the association between perceived weight status and suicidal thoughts and attempts in middle school youth. J Sch Health, 2007, 77(2): 59－66.

[12] 廖艳辉,刘铁桥,唐劲松,等. 医学生体像关注与焦虑、抑郁情绪研究. 中国临床心理学杂志,2009,17(3):339－341.

[13] FIGUERAS MASIP A, AMADOR-CAMPOS JA, GóMEZ-BENITO J, et al. Psychometric properties of the Children's Depression Inventory in community and clinical sample. Span J Psychol, 2010, 13(2): 990－999.

[14] TANG J, YU Y, DU Y, et al. Association between actual weight status, perceived weight and depressive, anxious symptoms in Chinese adolescents: a cross-sectional study. BMC Public Health, 2010, 10: 594.

[15] KIM M, LEE H. Overestimation of own body weights in female university students: associations with lifestyles, weight control behaviors and depression. Nutr Res Pract, 2010, 4(6): 499－506.

[16] AL MAMUN A, CRAMB S, MCDERMOTT BM, et al. Adolescents' perceived weight associated with depression in young adulthood: a longitudinal study. Obesity (Silver Spring), 2007, 15(12): 3097－3105.

体能发育的城乡差异及BMI对儿童青少年体能发育的影响

赵玉秋 王法艳 朱鹏 郝加虎 苏普玉 刘瑞 王磊 祖萍 陶芳标

【摘　要】 目的　了解安徽省儿童青少年体能发育的城乡差异,探讨BMI对体能发育的影响状况。方法　以安徽省参加2010年全国学生体质健康调研的7～18岁汉族学生共8 941人为研究对象,根据《中国学龄儿童青少年BMI超重、肥胖筛查分类标准》和WHO 2007年推荐的BMI标准将研究对象分为消瘦组、正常组、超重组和肥胖组,分析7～18岁男女学生体能发育的城乡差异,比较不同BMI分组与体能指数(PFI)的关系。结果　2010年安徽省7～18岁男女学生体能发育状况在城乡学生中存在差异,乡村小学男女学生的50 m跑和耐力跑成绩优于城市,城市初中男女学生50 m跑和耐力跑成绩优于乡村;乡村学生的立定跳远、斜身引体/引体向上、握力及坐位体前屈成绩优于城市;城市学生的仰卧起坐成绩优于乡村。在不同的BMI分组间,体能指数呈现一定的曲线变化趋势,BMI正常组学生的体能指数最高。结论　2010年安徽省7～18岁汉族学生体能发育状况城乡差异明显;随着BMI分组的变化,体能发育状况呈现一定的曲线变化趋势。

【关键词】 肥胖;体能;儿童青少年;人体质量指数

儿童青少年体格发育与体能发育状况是反映不同人群生活条件和健康水平的重要指标。随着社会的发展和人们生活水平的提高,世界范围内儿童青少年的体能发育状况呈现出长期的变化趋势。我国学生体质与健康调研结果显示,中小学生的形态发育水平虽然不断提高,体能素质却呈现下降趋势[1]。西班牙的一项研究结果显示,与2001～2002年相比,2006～2007年青少年的速度、灵敏性及心肺功能明显提高,肌力素质有所下降[2]。而芬兰的一项研究结果显示,青少年肌力和肌耐力2001年较1976年略有改善[3]。国外研究也证实了较高的BMI与较低的体能素质密切相关,这种关联可能与体成分有关[4-5]。本文通过分析2010年全国学生体质与健康调研安徽省资料,拟探讨7～18岁汉族男女学生体能发育的城乡差异及BMI对儿童青少年体能发育的影响,从而为学校体育卫生工作的决策提供客观、科学的依据。

1　对象与方法

1.1　对象　安徽省参加2010年全国学生体质健康调研的7～18岁汉族学生。调研选择了安徽省南、中、北三个经济状况不同的市(池州、合肥、宿州)。首先确定调研学校,再以年级分层,以班为单位随机整群抽样。抽取有效样本8 941人,其中城市男生2 248人、乡村男生2 241人、城市女生2 234人、乡村女生2 218人。

1.2　方法　严格按照《2010年全国学生体质健康调研工作手册》的要求采

用统一的检测器材和检测方法，对研究对象进行身高、体重、50 m 跑、立定跳远、斜身引体、引体向上、1 分钟仰卧起坐、握力、50 m×8 往返跑、800 m 跑、1 000 m 跑、坐位体前屈的测量。根据身高和体重测量值计算人体质量指数(BMI)，BMI＝体重(kg)/身高^2(m^2)。根据《中国学龄儿童青少年 BMI 超重、肥胖筛查分类标准》[6]筛查出超重组和肥胖组；再用 WHO2007 年推荐的 BMI 标准筛查出消瘦组，其余全部纳入正常组。将各体能发育测试成绩按城乡、性别、年龄进行标准化，对 50 m 跑和耐力跑成绩 Z 分取其相反数(因为较高的测试得分代表较低的测试成绩)，将各体能测试 Z 分相加算出体能指数(physical fitness index, PFI)[7]。

1.3 资料整理与统计分析 采用《2010 年全国学生体质健康调研数据录入统计系统》进行数据录入，采用 SPSS 16.0 软件和 Excel 进行统计分析。

2 结果

2.1 7～18 岁男女学生体能发育的城乡差异

50 m 跑和耐力跑测试成绩结果显示，小学组、初中组男女学生和高中组女生成绩的城乡差异均有统计学意义，见表 1 所列。小学组乡村男女学生的成绩显著优于城市男女学生；初中组城市男女学生的成绩显著优于乡村男女学生；高中组城市女生的成绩显著优于乡村女生。

立定跳远测试成绩结果显示，小学组男女学生、初中组男生和高中组男生成绩的城乡差异均有统计学意义，乡村学生显著优于城市。

表 1 2010 年安徽省 7～18 岁男女学生体能发育的城乡差异

性别	学段	类别	50 m 跑(m)	耐力跑(s)	立定跳远(cm)	斜身引体/引体向上(次)	仰卧起坐(次/分)	握力(kg)	坐位体前屈(cm)
男	小学	城市	10.2	127.3	144.9	24.3	—	15.8	6.7
		乡村	10.0	123.1	149.3	29.0	—	16.0	8.3
		差值	0.2**	4.2**	−4.4**	−4.7**	—	−0.2	−1.6**
	初中	城市	8.5	276.7	199.0	2.4	—	33.6	8.6
		乡村	8.7	285.5	203.5	2.9	—	34.2	9.6
		差值	−0.2**	−8.8**	−4.5**	−0.5**	—	−0.6	−1.0**
	高中	城市	7.9	256.6	224.0	4.0	—	43.5	11.9
		乡村	7.9	257.1	228.1	4.6	—	44.5	12.6
		差值	0.0	−0.5	−4.1**	−0.6**	—	−1.0**	−0.7

（续表）

性别	学段	类别	50m 跑 (m)	耐力跑 (s)	立定跳远 (cm)	斜身引体/引体向上(次)	仰卧起坐(次/分)	握力(kg)	坐位体前屈(cm)
男	小学	城市	10.7	130.2	133.6	—	19.6	14.0	10.6
		乡村	10.6	128.7	136.7	—	16.9	14.6	10.6
		差值	0.1**	1.5**	−3.1**	—	2.7**	−0.6**	0.0
	初中	城市	9.9	253.2	162.4	—	22.8	24.6	11.7
		乡村	10.1	265.9	162.7	—	19.4	25.1	11.2
		差值	−0.2**	−12.7**	−0.3	—	3.4**	−0.5*	0.5
	高中	城市	9.7	250.1	167.3	—	22.5	27.9	13.6
		乡村	9.9	254.1	167.0	—	20.7	28.0	13.3
		差值	−0.2*	−4.0*	0.3	—	1.8**	−0.1	0.3

注：耐力跑小学组男女学生均测 50 m×8 往返跑；初中、高中组女生测 800 m 跑；初中、高中组男生测 1 000 m 跑。小学组(7～12 岁)男生测斜身引体，初中、高中组(13～18 岁)男生测引体向上。

* $P<0.05$ ** $P<0.01$

斜身引体/引体向上(男)测试成绩结果显示，小学组、初中组和高中组的城乡差异均有统计学意义，乡村学生显著优于城市学生。

1 分钟仰卧起坐(女)测试成绩结果显示，小学组、初中组和高中组的城乡差异有统计学意义，城市学生显著优于乡村学生。

握力测试成绩结果显示，小学组女生、初中组女生和高中组男生成绩的城乡差异均有统计学意义，乡村学生显著优于城市学生。

坐位体前屈测试成绩结果显示，小学组男生和初中组男生成绩的城乡差异均有统计学意义，乡村学生显著优于城市学生。

2.2 7～18 男女学生 BMI 与体能指数的关系

方差分析结果显示，7～18 岁男女学生各学段均为正常组体能指数最高，见表 2 所列。除小学男生和高中女生组，其余各组均为正常组学生体能指数显著高于消瘦组，差异有统计学意义(P 值均<0.05)。小学男生组正常组体能指数高于超重、肥胖组，差异有统计学意义(P 值均<0.05)；初中男生组正常组体能指数高于肥胖组，超重组体能指数高于消瘦组，差异有统计学意义(P 值均<0.05)。

不同学段男女生不同 BMI 分组的体能指数呈现相似的曲线变化趋势，BMI 正常组体能指数最高，随着 BMI 下降和升高体能指数均呈下降趋势，肥胖组体能指数较超重组更低，如图1、图2所示。

表2 7～18岁男女学生不同BMI分组体能指数的方差分析

性别	学段	消瘦组 $\bar{x}$	消瘦组 s	正常组 $\bar{x}$	正常组 s	超重组 $\bar{x}$	超重组 s	肥胖组 $\bar{x}$	肥胖组 s	P值	组间比较* $P<0.05$
男	小学	−0.54	2.73	0.27	3.32	−0.77	3.40	−1.57	3.07	<0.01	2>3,2>4,
	初中	−2.46	3.52	0.31	3.53	−0.60	3.61	−2.42	4.47	<0.01	2>1,2>4,3>1
	高中	−1.89	2.96	0.23	3.39	−0.69	3.16	−1.08	2.56	<0.01	2>1
女	小学	−0.90	3.28	0.08	3.53	−0.15	3.38	−0.53	3.54	<0.05	2>1
	初中	−1.48	3.52	0.10	3.34	−0.54	3.30	−0.75	4.95	<0.05	2>1
	高中	−0.85	2.90	0.04	3.36	−0.41	2.82	—	—	0.37	—

注：* 组间比较采用Bonferroni检验。消瘦组=1；正常组=2；超重组=3；肥胖组=4。
—该组人数过少。

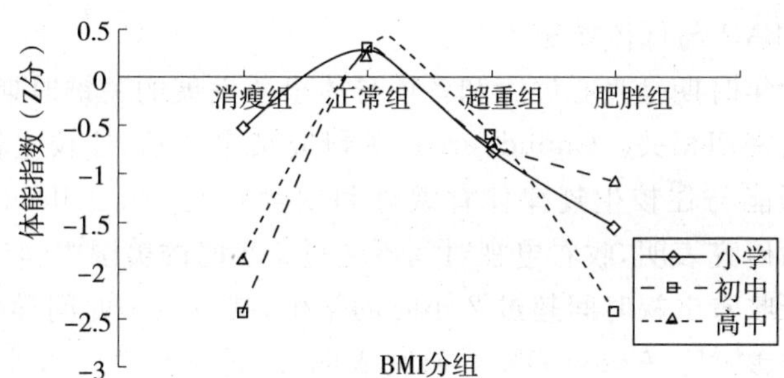

图1 2010年安徽省7～18岁男生不同BMI分级组的体能指数

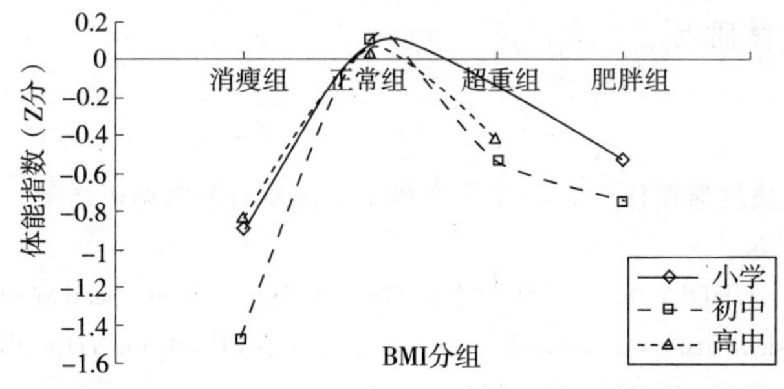

图2 2010年安徽省7～18岁女生不同BMI分组的体能指数

3 讨论

本研究结果显示，安徽省7～18岁汉族男女学生体能发育状况城乡差异明显,乡村小学男女学生的50 m跑和耐力跑成绩优于城市,城市初中男女学生50 m跑和耐力跑成绩优于乡村;乡村学生的立定跳远、斜身引体/引体向上、握力及坐位体前屈成绩优于城市;城市学生的仰卧起坐成绩优于乡村。欧洲的一项横断面研究结果显示,社会经济状况与青少年体能发育明显相关[8-9]。Sacker A等研究也证实了家庭经济状况与身心健康发展密切相关[10]。本研究结果中除小学组男女学生的50 m跑和耐力跑成绩以及女生的仰卧起坐成绩城市优于乡村外,其余各项体能测试成绩均显示乡村学生优于城市学生。其原因可能是随着改革开放的深入,乡村逐步朝着城市化发展,学生营养状况得到明显改善,且乡村学生比城市学生有更多从事日常体力活动的机会,因此多数体能测试成绩均表现为乡村学生优于城市学生。

BMI与体能指数的分析结果显示,中小学男女生均表现为体重正常组体能指数最高,随着BMI下降和升高,体能指数均呈现下降的变化趋势,提示消瘦、超重和肥胖均导致体能下降。这与Huang YC等人及Mak KK等的研究结果相似[7,11]。体能指数是评价肥胖和健康的重要指标[12]。Dumith SC等研究结果也表明,高BMI与低体能相关[13]。

儿童青少年时期是身心健康和各项身体素质发展的关键时期,健康体质与未来生活质量密切相关。Choudhuri D等研究结果显示,住校生较走读生更好的体能结果可能与住校生规律体育锻炼和饮食有关[14]。Ullrich－French SC等对久坐行为研究表明,收看电视时间不超过2小时的美国中学生的BMI和血压值显著低于收看电视时间超过2小时的学生,减少久坐时间学生的体能状况也明显得到改善[15]。Ardoy DN等研究表明,通过学校健康教育,增加体育课的次数,可以提高儿童青少年体能素质[16]。学生体质健康水平直接影响到儿童青少年的健康成长,各级教育、体育行政部门必须采取坚决有力的措施,把加强学校体育工作作为今后一个时期实施素质教育的重要突破口,采取切实有效的措施增强学生体质[17]。

4 参考文献

[1] 全国学生体质健康调研组．2005年全国学生体质与健康调研结果．中国学校体育,2006,10:6－8.

[2] MOLINER－URDIALES D, RUIZ JR, ORTEGA FB, et al. Secular trends in health－related physical fitness in Spanish adolescents: the AVENA and HELENA studies. J Sci Med Sport, 2010, 13(6): 584－588.

[3] HUOTARI PR, NUPPONEN H, LAAKSO L, et al. Secular trends in muscular fitness among Finnish adolescents. Scand J Public Health, 2010, 38(7): 739－747.

[4] TOKMAKIDIS SP, KASAMBALIS A, CHRISTODOULOS AD. Fitness levels of Greek primary schoolchildren in relationship to overweight and obesity. Eur J Pediatr,

2006，165(12)：867－874.

[5] ARTERO EG，ESPAñA－ROMERO V，ORTEGA FB,et al. Health－related fitness in adolescents：underweight，and not only overweight，as an influencing factor. The AVENA study. Scand J Med Sci Sports，2010，20(3)：418－427.

[6] 季成叶．中国学生超重肥胖筛查标准应用．中国学校卫生,2004,25(1):125－128.

[7] HUANG YC，MALINA RM. BMI and health－related physical fitness in Taiwanese youth 9－18 years. Med Sci Sports Exerc，2007；39(4)：701－708.

[8] JIMéNEZ PAVóN D，ORTEGA FP，RUIZ JR，et al. Socioeconomic status influences physical fitness in European adolescents independently of body fat and physical activity：the HELENA study. Nutr Hosp，2010，25(2)：311－316.

[9] JIMéNEZ－PAVóN D，ORTEGA FB，RUIZ JR，et al. Influence of socioeconomic factors on fitness and fatness in Spanish adolescents：the AVENA study. Int J Pediatr Obes，2010，5(6)：467－473.

[10] SACKER A，HEAD J，GIMENO D，et al. Social inequality in physical and mental health comorbidity dynamics. Psychosom Med，2009，71(7)：763－770.

[11] MAK KK，HO SY，LO WS，et al. Health－related physical fitness and weight status in Hong Kong adolescents. BMC Public Health，2010，10：88.

[12] KYRöLäINEN H，SANTTILA M，NINDL BC，et al. Physical fitness profiles of young men：associations between physical fitness，obesity and health. Sports Med，2010，40(11)：907－920.

[13] DUMITH SC，RAMIRES VV，SOUZA MA,et al. Overweight/obesity and physical fitness among children and adolescents. J Phys Act Health，2010，7(5)：641－648.

[14] CHOUDHURI D，CHOUDHURI S，KULKARNI VA. Physical fitness：a comparative study between students of residential (Sainik)and non－residential schools (aged 12－14 years). Indian J Physiol Pharmacol，2002，46(3)：328－332.

[15] ULLRICH－FRENCH SC，POWER TG，DARATHA KB，et al. Examination of adolescents' screen time and physical fitness as independent correlates of weight status and blood pressure. J Sports Sci，2010，28(11)：1189－1196.

[16] ARDOY DN，FERNáNDEZ－RODRíGUEZ JM，CHILLóN P，et al. Physical fitness enhancement through education，EDUFIT study：background，design，methodology and dropout analysis. Rev Esp Salud Publica，2010，84(2)：151－168.

[17] 教育部 国家体育总局关于进一步加强学校体育工作,切实提高学生健康素质的意见．体育教学,2007,1:8－9.

安徽省汉族女生月经初潮与肥胖度关系的研究

唐玲 朱鹏 郝加虎 苏普玉 赵玉秋 付继玲 王人喜 蔡传兰 陶芳标

【摘　要】 **目的**　了解安徽省汉族女生月经初潮年龄变化情况及不同经济状况地区的月经初潮年龄的差异,进一步分析月经初潮年龄与肥胖度的关系,为青少年青春期教育以及干预措施的实行提供理论依据。**方法**　按照2010年全国学生体质健康调研的相关要求,采用分层、随机整群抽样方法,对安徽省南、北、中三个地区的城乡7～18岁中小学女生共6 840人进行调查,测量身高、体重、腰围、臀围以及腹部、上臂、肩胛下皮褶厚度等6项指标,并对她们是否有月经初潮进行问卷调查,采用概率单位回归法对月经初潮年龄进行计算。**结果**　安徽省汉族女生半数月经初潮平均年龄为12.44岁,与往年相比呈现提前趋势。城乡女生半数月经初潮平均年龄分别为12.39岁及12.49岁。体质指数、腰高比及3个部位皮褶厚度等6个指标的均值来潮组均大于未来潮组,差异有统计学意义。**结论**　月经初潮年龄与体脂因素呈负相关;应提前加强中小学生的性教育以及让中小学生加强锻炼,控制饮食,减缓月经初潮年龄提前的长期趋势。

【关键词】 月经初潮;人体质量指数;肥胖

月经初潮年龄是反映女性性成熟的重要标志,也是衡量一个国家或地区的社会经济发展水平和少女健康状况的重要指标[1]。女性进入青春期后,脂肪组织所占比重逐渐增加。1974年Frisch RE等报道,女孩必须达到47.8 kg这个绝对体重才出现月经初潮,更重要的是体脂含量必须达到16%～23.5%始有月经[2]。

过去的150年来国内外一直都有对月经初潮年龄变化的长期趋势开展相关研究[3]。研究表明,月经初潮年龄的早晚除与遗传和社会因素有关外,还与营养状况有关[4]。人们普遍认为,营养状况的改善是导致青春发动提前的主要因素[5-6]。雌激素通过促进脂肪生成在女性青春期发育的过程中起着重要作用[7],因此有理由认为体脂与青春期的成熟状态间存在关联[8]。一直以来有关月经初潮年龄早晚与肥胖度关系的研究绝大部分采用的是横断面调查,并且所使用的指标都是BMI。本研究通过全国体质调研工作的开展,对BMI进行分组,对月经初潮与肥胖度的关系进行了论述,并且引入了很少被采用的但能很好反映肥胖度的指标如腰围及腰高比,并采用长岭晋吉法对体脂比肥胖率进行了推算并分组比较。

1　对象与方法

1.1　对象　按照2010年全国学生体质调研要求,对安徽省南(池州)、中(合肥)、北(宿州)三个地区首先进行分层随机抽样,进行点校的确定,然后再采用随机整群抽样对所选班级的学生进行调查，总计 6 840 名学生。三个地区的学生数分别为 2 065、3 345 和 1 430 人。

1.2 方法

(1)BMI 计算 采用机械式身高坐高计测量身高，杠杆式体重计测量体重，计数均精确到小数点后 1 位。BMI＝体重(kg)/身高^2(m^2)。肥胖与超重的判定采用《中国学龄儿童青少年 BMI 超重、肥胖筛查分类标准》，消瘦的判定标准采用 WHO(2007)年推荐的 BMI 标准，其余儿童则全部归为正常组。

(2)腰围及臀围的测量 使用带 mm 刻度的软皮尺测量腰围和臀围，使用前必须校正，每米误差不得超过 0.2 cm。腰围测定吸气中期剑突与脐连线中点腰部的水平围度；臀围测定前经耻骨联合，两侧经股骨大转子，后经臀部最突出处的围度，用 cm 记录到小数点后 1 位。分别计算腰高比和腰臀比。

(3)皮褶厚度测量 采用皮褶厚度计测量三处皮褶厚度。检测人员用左手拇指、食指和中指将被测部位皮肤和皮下组织捏提起来，测量皮褶捏提点下方 1 cm 处的厚度。共测试 3 次，取中间值或两次相同的值。记录以 mm 为单位，精确到小数点后 1 位。采用长岭晋吉法利用皮褶厚度对体脂比进行推算。

(4)月经初潮年龄的调查 对月经初潮年龄的选项设有“已”和“未”两个选项供选择并运用概率单位回归法计算月经初潮平均年龄。

1.3 统计分析 采用 EpiData 3.0 软件建立数据库，SPSS 13.0 统计软件进行数据资料分析。对来潮组与未来潮组的各项反应肥胖度的指标进行 t 检验，在对 BMI 以及采用长岭晋吉公式推算出的体脂比进行分组后，对各组间的差异进行卡方检验。

2 结果

2.1 月经初潮平均年龄及城乡、地区差异 安徽省城乡女学生月经初潮的最小年龄均为 9 岁。安徽省女学生半数月经初潮年龄为 12.44 岁，城市为 12.39 岁，农村为 12.49 岁，城乡之间相差 0.1 岁。安徽省南(池州)、中(合肥)、北(宿州)三个地区女生月经初潮最小年龄分别为 9 岁、9 岁和 10 岁，月经初潮平均年龄分别为 12.53 岁、12.43 岁和 12.24 岁。

2.2 不同年龄段来潮组与未来潮组体型分布 采用概率单位回归法计算出安徽省半数月经初潮年龄的允许区间为 9.75～14.01 岁，早于 9 岁的女生月经初潮率都为 0，而 9 岁年龄组来潮率过低，15 岁及其以后的女生月经初潮率都为 100%，因此我们对 3 390 名 10～14 岁的女生进行分析。见表 1 所列，来潮组女生肥胖和超重的百分比显著高于消瘦组。

表 1 10～14 岁年龄组中来潮组与未来潮组女生的 BMI 分型分布情况

年龄(岁)	组别	n	肥胖		超重		正常		消瘦		P
			人数	%	人数	%	人数	%	人数	%	
10	来潮组	17	1	5.9	0	0	16	94.1	0	0	0.648
	未来潮组	567	20	3.4	29	4.9	500	88.2	18	3.2	
11	来潮组	98	4	4.1	12	12.2	81	82.7	1	1.0	0.001
	未来潮组	512	12	2.3	16	3.1	448	87.5	36	7.0	
12	来潮组	231	14	6.1	21	9.1	191	82.7	5	2.2	0.001
	未来潮组	257	2	0.8	3	1.2	228	88.7	24	9.3	
13	来潮组	447	12	2.7	27	6.0	399	89.3	9	2.0	0.001
	未来潮组	111	0	0	1	0.9	96	86.5	14	12.6	
14	来潮组	542	8	1.5	44	8.1	478	88.2	12	2.2	0.115
	未来潮组	18	0	0	1	5.6	15	83.3	2	11.1	

2.3 来潮组与未来潮组体脂指标比较 见表 2 所列，来潮组的 BMI 值与三个部位的皮褶厚度值均显著高于未来潮组，差异有统计学意义。在此表中，我们应用国内外很少应用的腰围及腰高比两个指标，两组中这两个指标的差异大部分均有统计学意义，而腰臀比的差异基本上没有统计学意义。如图 1 所示，未来潮组与来潮组总皮褶厚度平均值的差异具有统计学意义。

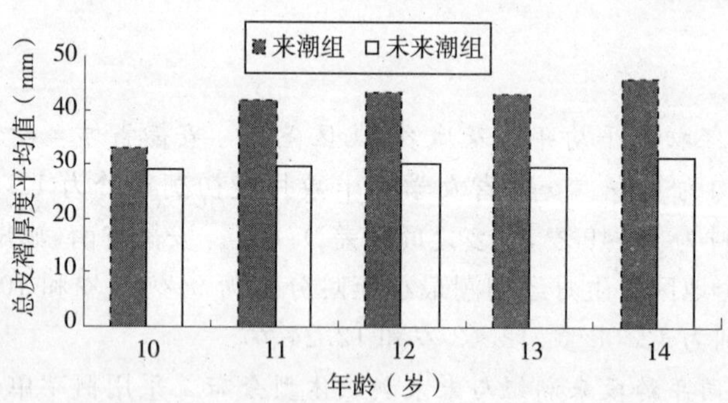

图 1 各个年龄组来潮组与未来潮组的总皮褶厚度平均值的比较

注：11～14 岁各组来潮组与未来潮组间差异均有统计学意义

表 2 10～14 女生来潮组与未来潮组各指标比较($\bar{x} \pm s$)

年龄(岁)	组别	n	BMI	腰围	腰高比	腰臀比	腹部皮褶厚度(mm)	上臂皮褶厚度(mm)	肩胛下皮褶厚度(mm)
10	来潮组	17	17.97±2.48	64.12±8.62	0.44±0.05	0.85±0.16	10.74±3.29	8.88±4.78	13.44±8.13
	未来潮组	567	16.50±2.40	58.14±6.76	0.41±0.04	0.82±0.05	10.53±5.00	8.22±5.58	10.38±6.95
	t 值		2.49	3.57	2.24	2.48	0.17	0.48	1.78
	P 值		0.010	0.000	0.020	0.010	0.870	0.630	0.080
11	来潮组	98	18.79±2.38	64.79±6.10	0.42±0.04	0.79±0.46	13.20±5.50	12.52±6.49	16.34±7.43
	未来潮组	512	16.84±2.42	59.31±6.66	0.41±0.04	0.80±0.05	10.00±4.82	8.23±5.66	10.86±6.83
	t 值		7.34	7.57	3.47	−1.46	4.28	6.11	7.17
	P 值		0.000	0.000	0.000	0.150	0.001	0.001	0.001
12	来潮组	231	19.02±2.75	65.54±7.09	0.42±0.04	0.79±0.05	13.82±5.33	12.54±6.82	17.30±7.89
	未来潮组	257	16.87±2.18	59.51±5.64	0.40±0.35	0.79±0.05	10.52±4.62	8.61±5.08	11.19±6.17
	t 值		9.48	10.32	6.58	1.46	7.27	7.15	9.45
	P 值		0.001	0.000	0.001	0.140	0.001	0.001	0.001
13	来潮组	447	19.01±2.71	65.66±6.86	0.42±0.04	0.78±0.51	13.81±5.34	12.37±6.11	17.14±7.77
	未来潮组	111	16.74±1.87	60.25±5.15	0.40±0.29	0.79±0.05	10.13±4.22	8.11±4.72	11.41±7.15
	t 值		10.38	9.22	6.76	−1.25	7.78	7.99	7.42
	P 值		0.001	0.000	0.001	0.210	0.001	0.001	0.001
14	来潮组	542	19.53±2.62	67.04±6.43	0.43±0.04	0.79±0.53	14.52±5.35	13.69±6.09	18.01±7.27
	未来潮组	18	17.98±2.48	64.09±6.81	0.42±0.05	0.80±0.52	10.33±4.24	9.14±3.72	12.17±5.48
	t 值		2.47	1.91	1.24	−0.66	3.28	3.15	3.38
	P 值		0.010	0.056	0.220	0.510	0.001	0.002	0.001

2.4 *来潮组与未来潮组体脂比的比较* 采用长岭晋吉法，利用皮褶厚度对体脂比进行推算，并按体脂比超过20%为轻度肥胖，超过25%为中度肥胖，超过30%为重度肥胖的标准来进行判定并分类统计[9]。来潮组肥胖组百分率显著高于未来潮组，对每个年龄组做卡方检验，11～13岁三个年龄组是有统计学意义的，见表3所列。

表3 来潮组与未来潮组体脂比的比较

年龄(岁)	组别	n	正常		轻度肥胖		中度肥胖		重度肥胖		P
			人数	%	人数	%	人数	%	人数	%	
10	来潮组	17	10	58.8	5	29.4	0	0	2	11.8	0.648
	未来潮组	567	345	60.8	133	23.5	49	8.6	40	7.1	
11	来潮组	98	30	30.6	28	28.6	23	23.5	17	17.3	0.001
	未来潮组	512	314	61.3	119	23.2	43	8.4	36	7.0	
12	来潮组	231	118	51.1	52	22.5	29	12.6	32	13.9	0.001
	未来潮组	257	213	82.9	20	7.8	11	4.3	13	5.1	
13	来潮组	447	231	51.7	105	23.5	53	11.9	58	13.0	0.001
	未来潮组	111	96	86.5	4	3.6	8	7.2	3	2.7	
14	来潮组	542	211	38.9	151	27.9	102	18.8	78	14.4	0.115
	未来潮组	18	13	72.2	4	22.2	0	0	1	5.6	

3 讨论

3.1 *月经初潮年龄与体重关系的相关研究* 在过去的150年里一直都有有关月经初潮年龄变化长期趋势的特征描述[3]。研究人员认为，这150年间营养状态的改善是导致青春发动提前最重要的因素。Frisch与Revelle等于1929～1950年，通过对181名女孩的人体测量数据的队列研究中提出假设：月经初潮开始时存在一个临界体重值。他们提出这个临界体重的假设是基于在这个队列当中，不论其年龄和身高是多少，有过月经初潮女孩的平均体重均为47.8 kg[10]。此假说表明女性生殖状态的发展总是在一个固定的体重才开始启动。因为好的分娩结局必须建立在脂肪组织储存一定能量的基础上，因此营养与青春发动时相的相互影响在生物效率方面是有一定意义的[11]。

3.2 *安徽省女童月经初潮年龄前移且城乡差异缩小* 2010年安徽省女生最小月经初潮年龄为9岁，较2005提前了1年，而且半数月经初潮年龄由2005年的13.05岁提前到2010年的12.44岁，这说明安徽经济水平较之以前有了增长，而且城乡半数月经初潮年龄的差值由2005年的0.35岁降低到2010年的0.10岁[12]，较安徽省1991年的0.94岁更是明显减小[13]，与季成叶等[1]报道一致。

3.3　地区经济水平对月经初潮年龄的影响　月经初潮年龄在某种程度上反映了当地的经济水平[14－15]。此次调查的三个地区经济水平由高到低的顺序为中（合肥）＞南（池州）＞北（宿州），宿州的半数月经初潮年龄在三者中是最小的，这与之前有关这方面文化因素的结论（经济发展较低的地区其初潮年龄越晚）是不一致的[16]。如同之前的研究所解释的，经济发达地区其营养状况好，因此初潮年龄较早。这与Al－Sahab B等人对加拿大女性青少年的月经初潮年龄与地区经济差异关系的研究结果[17]及Arim RG等人对加拿大家庭收入与青少年性发育关系的研究结果[18]相一致。这种关系的出现可能是由于较高的经济水平会降低相关的压力等级从而导致了月经初潮的推迟[19－20]。

3.4　月经初潮年龄与肥胖率关系　与2002年中国国民营养和健康调查的结果相比，青少年超重和肥胖的检出率明显增加，这在很大程度上反映了我国社会经济的发展和人民生活水平的提高[21]。来潮组的超重和肥胖率显著高于未来潮组，并且年龄越小这种差异越显著；未来潮组的消瘦率显著高于来潮组，这很好地说明青春期的发动需要一定的体重和脂肪的积累，能量的摄入、脂肪组织的贮存以某种方式控制下丘脑促性腺激素释放激素（GnRH）的释放，从而介入青春期的发动[22]。儿童青少年阶段发生的肥胖症与成人期肥胖密切相关，并可导致肥胖相关疾病（如原发性高血压、2－型糖尿病和血脂异常等）的发生[23]，因此，我们应该加强对儿童的青春期教育，鼓励他们多锻炼，会锻炼，并结合规律的饮食将体重控制在一个合理的范围内。

3.5　月经初潮年龄与体脂指标的关系　10多年来，BMI一直都被临床和公共卫生用作评价儿童“超重风险”以及“超重”的标准[24]。历年来，BMI一直都是各国研究人员采用的能很好地反映肥胖度的一个间接指标。本研究中的对象自10岁开始，来潮组与未来潮组BMI的差异均有统计学意义，BMI的标准差大于腰高比及腰臀比的标准差，这说明BMI能反映出肥胖度的个体差异。来潮组与未来潮组三处皮褶厚度的差异也有统计学意义，并且标准差值都很大，提示皮褶厚度与BMI类似，个体差异性很大，说明皮褶厚度除受遗传值影响外还与很多因素有关，如家庭经济状况、父母受教育程度、营养状况等。这有待于进一步的研究证实。

3.6　本研究的不足之处　在对儿童进行各项指标的测量时，由于调查技术、调查质量以及仪器设备的问题等可能会引起调查偏倚，从而对调查的结果造成一定的影响。在对月经初潮进行回忆时，选项只有已有、未有和不能回答三个选项，因此不能对月经初潮年龄进行准确的计算，只能采用概率单位回归法计算出大概年龄。

4 参考文献

[1] 陈天娇,季成叶. 中国省会市女生月经初潮年龄的地域分别及变化趋势. 中国预防医学杂志,2003,4(4):264-266.

[2] 杨业洲,韩字研. 女性青春期发育. 实用妇产科杂志,2005,21(12):707-709.

[3] PARENT AS, TEILMANN G, JUUL A, et al. The timing of normal puberty and the age limits of sexual precocity: variations around the world, secular trends, and changes after migration. Endocr Rev, 2003, 24(5): 668-693.

[4] 叶广俊. 现代儿童少年卫生学. 北京:人民卫生出版社,1999:116-119.

[5] THOMAS F, RENAUD F, BENEFICE E, et al. International variability of ages at menarche and menopause: patterns and main determinants. Hum Biol, 2001, 73(2): 271-290.

[6] GLUCKMAN PD, HANSON MA. Changing times: the evolution of puberty. Mol Cell Endocrinol, 2006, 254-255: 26-31.

[7] ROGOL AD, ROEMMICH JN, CLARK PA. Growth at puberty. J Adolesc Health, 2002, 31(6 Suppl): 192-200.

[8] KIMM SY, BARTON BA, OBARZANEK E, et al. Racial divergence in adiposity during adolescence: The NHLBI Growth and Health Study. Pediatrics, 2001, 107 (3): E34.

[9] 唐锡麟. 儿童少年生长发育. 北京:人民卫生出版社,1991:270-272.

[10] FRISCH RE, REVELLE R. Height and weight at menarche and a hypothesis of menarche. Arch Dis Child, 1971, 46(249): 695-701.

[11] BAU AM, ERNERT A, SCHENK L, et al. Is there a further acceleration in the age at onset of menarche? A cross-sectional study in 1840 school children focusing on age and bodyweight at the onset of menarche. Eur J Endocrinol, 2009, 160(1): 107-113.

[12] 王君,张洪波,陶芳标,等. 安徽省汉族女生月经初潮与体脂关系. 中国公共卫生,2007,23(11):1319-1320.

[13] 中国学生体质与健康研究组. 1991年中国学生体质与健康监测报告. 北京:科学技术出版社,1993:73.

[14] HESKETH T, DING QJ, TOMKINS A. Growth status and menarche in urban and rural China. Ann Hum Biol, 2002, 29(3): 348-352.

[15] 冯和,孟谦谦,林哲,等. 蒙古族学生月经初潮年龄变化趋势与影响因素. 中国公共卫生,2005,21(11):146-1347.

[16] ONG KK, AHMED ML, DUNGER DB. Lessons from large population studies on timing and tempo of puberty (secular trends and relation to body size): the European trend. Mol Cell Endocrinol, 2006, 254-255: 8-12.

[17] AL-SAHAB B, ARDERN CI, HAMADEH MJ, et al. Age at menarche in Canada: results from the National Longitudinal Survey of Children & Youth. BMC Public

Health, 2010, 10: 736.

[18] ARIM RG, SHAPKA JD, DAHINTEN VS, et al. Patterns and correlates of pubertal development in Canadian youth: effects of family context. Can J Public Health, 2007, 98(2): 91-96.

[19] SLOBODA DM, HART R, DOHERTY DA, et al. Age at menarche: Influences of prenatal and postnatal growth. J Clin Endocrinol Metab, 2007, 92(1): 46-50.

[20] TAM CS, DE ZEGHER F, GARNETT SP, et al. Opposing influences of prenatal and postnatal growth on the timing of menarche. J Clin Endocrinol Metab, 2006, 91(11): 4369-4373.

[21] 田琳.2000年中国女生月经初潮年龄变化特征及原因分析.中国体育科技,2006,42(5):104-107.

[22] 齐秀玉,陶芳标,万宇辉,等.月经初潮年龄与中心性肥胖的相关性研究.中国学校卫生,2008,29(3):196-197.

[23] 朱惠娟,潘慧,张殿喜,等.体重对儿童青少年女性青春发育的影响.中国医学科学院学报,2010,32(1):25-28.

[24] HIMES JH, DIETZ WH. Guidelines for overweight in adolescent preventive services: recommendations from an expert committee. The Expert Committee on Clinical Guidelines for Overweight in Adolescent Preventive Services. Am J Clin Nutr, 1994, 59(2): 307-316.

安徽省汉族学生常见病和营养状况现状分析

王淑芬

【摘 要】 目的 了解安徽省学生常见病和营养状况现状,为制定防治对策提供科学依据。方法 利用全国学生体质健康调研安徽省资料,对7~22岁学生视力低下、龋齿、贫血、肥胖和超重、营养不良等常见疾病的患病率进行统计分析,差异显著性采用χ^2检验。结果 学生视力低下率高达63.0%,尤其是小学阶段高达41.3%,明显高于过去10年。在高中和大学阶段(16~22岁)已达到80%以上,其中85%以上是重度患者;混合龋患率为46.6%,龋均0.7,龋失率5.0%,龋补率3.3%;贫血率为11.1%;肥胖和超重率分别为8.7%和3.7%,较轻体重(轻度营养不良)率为44.2%,营养不良(中度)率为7.7%。结论 学生常见病患病率仍处在较高水平,随着生活水平的提高,学生常见病不仅没有下降反而在增长。因此,建议社会、学校和家庭要加强学生健康教育工作,减轻学生学习负担,提倡健康的生活方式,减少疾病的发生。

【关键词】 学生;常见病;现状;分析

2010年安徽省学生体质健康状况调研是每5年一次的全国范围性工作。其调研的检测项目包括身体形态、生理机能、体能素质和健康状况。本文就学生常见病和营养状况进行统计分析,以了解2010年我省学生常见病和营养现状,为相关部门制定防治对策提供科学依据。

1 调查对象和方法

1.1 调查对象 按分层整群抽样方法,在合肥市、宿州市、池州市东至县城乡各抽取3所中、小学校全部7~18岁学生,其中城乡男女每一年龄组各抽取合格卡片不少于150张;合肥市在读19~22岁大学生(本省户籍),城乡不同性别每一年龄组抽取合格卡不少于100张,共计7~22岁学生数不少于8 800人。龋齿、血红蛋白检测年龄组为7岁、9岁、12岁、14岁、17岁5个年龄组。

1.2 调查方法 现场检测、疾病诊断和指标计算按全国学生体质健康调研工作手册[1]要求进行。学生营养状况判断标准采用身高标准体重法2000年标准,亦用BMI进行超重与肥胖的分析。

1.3 统计分析 统计分析运用Access数据库软件进行数据录入,所有统计分析使用SPSS 11.0软件,主要采用χ^2检验。

2 结果与分析

2.1 视力低下 全省检测7~22岁学生10 875人,视力低下率为63.0%,

其中男生为60.2%、女生为65.7%($\chi^2=35.1, P<0.001$);城市学生为69.4%、农村学生为56.4%($\chi^2=194.6, P<0.001$);小学、初中、高中、大学生分别为41.3%、67.2%、80.0%和88.7%($\chi^2=1742.0, P<0.001$)。近视人数占视力低下总人数的99.5%,视力低下患者中轻度占13.5%,中度占24.6%,重度占61.8%。各年龄组视力低下率见表1所列。

表1 2010年安徽省7~22岁汉族城乡男女学生视力低下检出率(%)

年龄(岁)	男生					女生				
	城市		乡村		合计(%)	城市		乡村		合计(%)
	检查人数	%	检查人数	%		检查人数	%	检查人数	%	
7~	187	31.6	187	28.9	30.2	187	36.9	173	37.0	36.9
8~	186	37.6	185	21.1	29.4	188	44.1	189	33.9	39.0
9~	206	43.7	187	28.3	36.4	187	52.9	171	27.5	40.8
10~	189	52.4	191	35.6	43.9	190	46.3	190	42.1	44.2
11~	181	56.4	187	29.9	42.9	187	59.9	191	42.9	51.3
12~	188	58.0	187	38.5	48.3	189	64.0	185	40.5	52.4
13~	185	71.9	183	44.8	58.4	185	79.5	190	56.8	68.0
14~	181	75.1	184	45.1	60.0	182	81.9	187	57.2	69.4
15~	187	83.4	186	54.8	69.2	187	85.0	190	70.5	77.7
16~	189	86.2	190	64.2	75.2	186	88.2	190	74.7	81.4
17~	183	85.2	186	73.1	79.1	182	87.4	173	75.1	81.4
18~	186	87.6	188	72.3	79.9	184	88.6	189	76.7	82.6
19~22	444	86.7	492	89.8	88.4	504	86.9	495	91.1	89.0
合计	2692	67.6	2733	52.9	60.2	2738	71.4	2712	59.9	65.7

2.2 龋齿患病情况 全省7岁、9岁、12岁、14岁、17岁五个年龄组3 692名学生中,混合龋患者1 720人,龋患率为46.6%,龋均0.7,龋失率5.0%,龋补率3.3%。其中7岁、9岁、12岁三个年龄组乳龋患者1 044人,乳龋患率46.7%,乳龋均1.8,而7岁年龄组乳龄均最高达3~3.2。12岁、14岁、17岁三个年龄组恒龋患者586人,恒龋患率26.6%,恒龋均1.3,恒龋失率2.6%,恒龋补率3.1%,其中城市3.9%,高于乡村的2.4%($\chi^2=4.0, P<0.05$),差异有显著性。混合龋患率女生(49.8%)高于男生(43.5%)($\chi^2=14.6, P<0.001$),差异有显著性;城市学生(48.3%)高于乡村学生(44.8%)($\chi^2=4.7, P<0.05$),差异有显著性。各年龄段乳、恒龋患情况见表2、表3所列。

表 2 安徽省 7 岁、9 岁、12 岁城乡男女学生乳牙龋齿患病情况

地区	年龄(岁)	男生								女生							
		人数	龋均	龋患		龋失		龋补		人数	龋均	龋患		龋失		龋补	
				人数	%	人数	%	人数	%			人数	%	人数	%	人数	%
城市	7	187	3.0	128	68.4	15	8.0	11	5.9	187	3.0	134	71.7	12	6.4	9	4.8
	9	206	2.1	126	61.2	19	9.2	9	4.4	187	1.8	111	59.4	12	6.4	9	4.8
	12	188	0.2	14	7.4	0	0.0	0	0.0	189	0.1	8	4.2	2	1.1	0	0.0
合计		581	1.8	268	46.1	34	5.9	20	3.4	563	1.7	253	44.9	26	4.6	18	3.2
乡村	7	187	3.0	135	72.2	11	5.9	3	1.6	173	3.2	127	73.4	21	12.1	6	3.5
	9	187	2.1	121	64.7	16	8.6	1	0.5	171	1.8	109	63.7	17	9.9	3	1.8
	12	187	0.2	20	10.7	1	0.5	0	0.0	185	0.1	11	5.9	0	0.0	0	0.0
合计		561	1.8	276	49.2	28	5.0	4	0.7	529	1.7	247	46.7	38	7.2	9	1.7

表 3 安徽省 7 岁、9 岁、12 岁、14 岁、17 岁城乡男女学生恒牙龋齿患病情况

地区	年龄(岁)	男生								女生							
		人数	龋均	龋患		龋失		龋补		人数	龋均	龋患		龋失		龋补	
				人数	%	人数	%	人数	%			人数	%	人数	%	人数	%
城市	7	187	0.0	3	1.6	0	0.0	0	0.0	187	0.1	9	4.8	0	0.0	0	0.0
	9	206	0.2	20	9.7	0	0.0	1	0.5	187	0.4	33	17.6	1	0.5	1	0.5
	12	188	0.5	43	22.9	0	0.0	2	1.1	189	0.9	63	33.3	2	1.1	7	3.7
	14	181	0.8	53	29.3	5	2.8	8	4.4	182	1.2	63	34.6	4	2.2	6	3.3
	17	183	0.6	42	23.0	7	3.8	12	6.6	182	1.1	55	30.2	7	3.8	8	4.4
合计		945	0.4	161	17.0	12	1.3	23	2.4	927	0.7	223	24.0	14	1.5	22	2.4
乡村	9	187	0.0	5	2.7	0	0.0	0	0.0	171	0.2	15.0	8.8	0	0.0	0	0.0
	12	187	0.3	28	15.0	2	1.1	5	2.7	185	0.5	57	30.8	1	0.5	1	0.5
	14	184	0.5	39	21.2	4	2.2	1	0.5	187	0.8	57	30.5	11	5.9	9	4.8
	17	186	0.4	38	20.4	6	3.2	6	3.2	173	0.6	48	27.7	8	4.6	2	1.2
合计		931	0.2	111	11.9	12	1.3	12	1.3	889	0.4	181	20.4	20	2.2	12	1.3

2.3 贫血患病情况 全省检测 7 岁、9 岁、12 岁、14 岁、17 岁五个年龄组 3 692名学生中,学生贫血率 11.1%,其中城市男生、城市女生、乡村男生、乡村女生学生贫血率分别为 6.2%、9.8%、12.4%和 12.8%($\chi^2=49.1$,$P<0.01$),乡村(14.2%)高于城市(8.0%)($\chi^2=36.2$,$P<0.01$),女生(12.9%)高于男生(9.3%)($\chi^2=12.6$,$P<0.01$),差异均有显著性。贫血患者中 99.3%是轻度贫血。各年龄段贫血患病率见表 4 所列。

表 4　安徽省 7 岁、9 岁、12 岁、14 岁、17 岁汉族学生贫血患病情况

年龄（岁）	男生									女生								
	城市			乡村			城乡合计			城市			乡村			城乡合计		
	检查人数	贫血人数	%	检查人数	贫血人数	%	贫血人数	%		检查人数	贫血人数	%	检查人数	贫血人数	%	贫血人数	%	
7	187	7	3.7	187	16	8.6	23	6.1		187	10	5.3	173	28	16.2	38	10.6	
9	206	13	6.3	187	16	8.6	29	7.4		187	10	5.3	171	21	12.3	31	8.7	
12	188	8	4.3	187	17	9.1	25	6.7		189	22	11.6	185	26	14.1	48	12.8	
14	181	28	15.5	184	55	29.9	83	22.7		182	30	16.5	187	33	17.6	63	17.1	
17	183	3	1.6	186	11	5.9	14	3.8		182	19	10.4	173	36	20.8	55	15.5	
合计	945	59	6.2	931	115	12.4	174	9.3		927	91	9.8	889	144	12.8	235	12.9	

2.4　超重与肥胖　采用 BMI 筛查标准将学生分为消瘦、正常、超重和肥胖组。7～18 岁男女学生的超重率分别为 11.0%和 6.4%、肥胖率分别为 5.2%和 2.1%、消瘦率分别为 4.9%和 4.2%。总体上，城市肥胖率(4.7%)高于农村(2.6%)，男生肥胖率高于女生($\chi^2=242.1$，$P<0.001$)。另外，城市男生的超重和肥胖率明显高于其他组，尤其是 7～10 岁城市男生，肥胖率均在 10%以上，见表 5、表 6 所列。

表 5　2010 年安徽省 7～18 岁城乡男生超重及肥胖现状

年龄（岁）	城市男生				乡村男生			
	消瘦 [n(%)]	正常 [n(%)]	超重 [n(%)]	肥胖 [n(%)]	消瘦 [n(%)]	正常 [n(%)]	超重 [n(%)]	肥胖 [n(%)]
7～	3(1.6)	133(71.1)	30(16.0)	21(11.2)	5(2.7)	153(81.8)	19(10.2)	10(5.3)
8～	3(1.6)	137(73.7)	23(12.4)	23(12.4)	3(1.6)	152(82.2)	17(9.2)	13(7.0)
9～	8(3.9)	152(73.8)	25(12.1)	21(10.2)	8(4.3)	151(80.7)	17(9.1)	11(5.9)
10～	5(2.6)	128(67.7)	35(18.5)	21(11.1)	4(2.1)	160(83.8)	16(8.4)	11(5.8)
11～	9(5.0)	121(66.9)	41(22.7)	10(5.5)	7(3.7)	149(79.7)	21(11.2)	10(5.3)
12～	6(3.2)	136(72.3)	36(19.1)	10(5.3)	16(8.6)	149(79.7)	16(8.6)	6(3.2)
13～	7(3.8)	144(77.8)	28(15.1)	6(3.2)	9(4.9)	157(85.8)	11(6.0)	6(3.3)
14～	5(2.8)	152(84.0)	18(9.9)	6(3.3)	15(8.2)	145(78.8)	18(9.8)	6(3.3)
15～	12(6.4)	147(78.6)	16(8.6)	12(6.4)	21(11.3)	149(80.1)	11(5.9)	5(2.7)
16～	9(4.8)	152(80.4)	23(12.2)	5(2.6)	16(8.4)	162(85.3)	9(4.7)	3(1.6)
17～	12(6.6)	143(78.1)	22(12.0)	6(3.3)	11(5.9)	161(87.0)	10(5.4)	3(1.6)
18	10(5.4)	145(78.0)	26(14.0)	5(2.7)	16(8.5)	162(86.2)	8(4.3)	2(1.1)

表 6 2010 年安徽省 7～18 岁城乡女生超重及肥胖现状

年龄(岁)	城市男生				乡村男生			
	消瘦[n(%)]	正常[n(%)]	超重[n(%)]	肥胖[n(%)]	消瘦[n(%)]	正常[n(%)]	超重[n(%)]	肥胖[n(%)]
7～	7(3.7)	150(80.2)	16(8.6)	14(7.5)	3(1.7)	155(89.6)	11(6.4)	4(2.3)
8～	7(3.7)	156(83.0)	12(6.4)	13(6.9)	11(5.8)	157(83.1)	17(9.0)	4(2.1)
9～	9(4.8)	156(83.4)	13(7.0)	9(4.8)	9(5.3)	152(88.9)	6(3.5)	4(2.3)
10～	11(5.8)	164(86.3)	9(4.7)	6(3.2)	9(4.7)	170(89.5)	8(4.2)	3(1.6)
11～	13(7.0)	162(86.6)	9(4.8)	3(1.6)	13(6.8)	167(87.4)	7(3.7)	4(2.1)
12～	19(10.1)	147(77.8)	14(7.4)	9(4.8)	14(7.6)	161(87.0)	6(3.2)	4(2.2)
13～	10(5.4)	161(87.0)	11(5.9)	3(1.6)	13(6.8)	163(85.8)	10(5.3)	4(2.1)
14～	9(4.9)	158(86.8)	15(8.2)	0(0)	5(2.7)	166(88.8)	15(8.0)	1(0.5)
15～	2(1.1)	170(90.9)	15(8.0)	0(0)	5(2.6)	171(90.0)	13(6.8)	1(0.5)
16～	3(1.6)	161(86.6)	20(10.8)	2(1.1)	5(2.6)	173(91.1)	12(6.3)	0(0)
17～	2(1.1)	158(86.8)	19(10.4)	3(1.6)	1(0.6)	164(94.8)	7(4.0)	1(0.6)
18	1(0.5)	174(94.6)	8(4.3)	1(0.5)	4(2.1)	174(92.1)	10(5.3)	1(0.5)

2.5　营养不良　采用身高标准体重法(2000 年标准)判断结果显示，10 862名 7～22 岁学生中较轻体重(轻度营养不良)率为 44.2%，中度营养不良率为 7.7%，其中男女生分别为 8.9%和 6.6%($\chi^2=21.1, P<0.001$)；城市男生、城市女生、乡村男生、乡村女生学生分别为 7.9%、6.6%、9.9%和 6.5%($\chi^2=28.4, P<0.001$)，男生高于女生，乡村男生高于其他各组。无重度营养不良者。男生营养不良率在 13～15 岁年龄组最高，女生营养不良在小学和大学阶段较高。各年龄段情况见表 7 所列。

2.6　三个不同地区学生常见病患病率比较　合肥市、宿州市、池州东至县三个不同地区学生视力低下率分别为 64.0%、45.2%和 62.0%。合肥市学生视力低下率高于其他两地($\chi^2=252.8, P<0.001$)，差异有显著性。三地区学生混合龋患率分别为 31.8%、57.5%和 46.6%，宿州市＞东至县城＞合肥市($\chi^2=157.3, P<0.001$)，差异有显著性。三地区学生贫血患病率分别为 7.5%、8.2%和 17.3%，东至县高于其他两地($\chi^2=74.4, P<0.001$)，差异有显著性。

表7 安徽省城乡男女学生身高标准体重各年龄段比较(%)

地区	年龄(岁)	男生						女生					
		n	营养不良	较低体重	正常体重	超重	肥胖	n	营养不良	较低体重	正常体重	超重	肥胖
城市	7～9	579	3.6	33.5	40.4	7.3	15.2	561	7.0	45.3	34.9	3.6	8.9
	10～12	550	3.8	37.3	34.9	7.8	16.2	566	7.6	40.8	39.8	4.8	7.1
	13～15	553	15.6	52.8	19.5	2.9	9.2	554	4.3	41.5	40.4	6.1	7.6
	16～18	558	8.8	43.2	29.0	5.7	13.3	552	5.1	44.9	40.2	3.1	6.7
	19～22	443	8.1	28.2	37.5	7.4	18.7	504	8.9	49.0	35.9	4.2	2.0
	合计	2683	7.9	39.4	32.1	6.2	14.3	2737	6.6	44.2	38.3	4.3	6.5
乡村	7～9	559	4.1	37.0	44.2	5.2	9.5	533	6.2	44.1	38.8	5.3	5.6
	10～12	563	5.9	46.7	35.2	4.3	8.0	566	7.4	42.4	42.6	3.0	4.6
	13～15	552	19.7	58.7	14.1	2.2	5.3	567	5.3	47.1	35.8	4.6	7.2
	16～18	564	11.2	47.5	33.5	2.7	5.1	552	6.0	47.6	40.6	2.7	3.1
	19～22	491	8.6	42.2	37.5	4.7	7.1	495	7.9	51.5	35.6	3.2	1.8
	合计	2729	9.9	46.5	32.8	6.7	7.0	2713	6.5	46.4	38.7	3.8	4.5
	城乡合计	5412	8.9	43.0	32.5	6.4	10.6	5450	6.6	45.3	38.5	4.1	5.5

3 讨论与建议

本研究对学生中常见疾病(视力低下、龋齿、贫血、肥胖与超重和营养不良)进行统计分析,结果显示,学生视力低下率高达63.0%,高于2005年调研结果(52.9%)[2],差异有显著性($\chi^2=203.4, P<0.001$)。小学阶段视力低下率高达41.3%,近一半小学生是视力低下者,明显高于过去10年(2000年为23.1%、2005年为23.9%)[2]水平。这与小学生学习负担重,加上闲暇时间玩电脑、打电子游戏和看电视都有关。另外,在高中和大学阶段(16～22岁年龄组)视力低下已达到80%以上,其中重度者达85%以上。应引起有关部门高度重视。检测7岁、9岁、12岁、14岁、17岁五个年龄组学生,混合龋患率为46.6%,龋均0.7,龋失率5.0%,龋补率3.3%。龋患率较2005年的26.1%增长78.5%,龋补率较2005年的1.3%增长153.8%。贫血率为11.1%,较2005年的5.3%增长109.4%。7～18岁学生超重和肥胖率分别为8.7%和3.7%,较2005年的5.2%和1.5%分别高出3.5和2.2个百分点。7～22岁学生中较低体重(轻度营养不良)率为44.2%,中度营养不良率为7.7%,男生高于女生,乡村男生高

于其他各组。较轻体重和营养不良率较 2005 年的 27.1%和 4.1%高[2]($P<0.001$)。综上所述,学生常见病都较 5 年前有所增长。随着我国社会经济的发展,人们生活水平在不断提高,学生常见病不仅没有下降反而在增长,这提醒我们应关注健康的生活方式和健康自我保健意识的重要性。社会、学校和家庭要加强学生健康教育工作,减轻学生学习负担,在学生中提倡健康的生活方式,减少疾病的发生。

4 参考文献

[1] 教育部体育卫生与艺术教育司. 全国学生体质健康调研组. 2010 年全国学生体质健康调研工作手册. 2010 年 6 月.

[2] 王淑芬,徐粒子. 安徽省学生近 20 年常见病情况分析. 中国学校卫生,2007,28(7):609—610.

安徽省中小学生超重与肥胖流行现况及其分布特征

王磊 朱鹏 郝加虎 苏普玉 赵玉秋 孙蕾 陶芳标

【摘 要】 **目的** 分析2010年全国学生体质调研安徽省中小学生超重、肥胖流行现状及其分布特征。**方法** 选取安徽省北部宿州市、中部合肥市及南部东至县的7～18岁汉族中小学生。利用中国肥胖工作组制定的BMI标准筛查超重和肥胖，根据性别、地区、城乡、年龄段差异进行超重肥胖检出率比较。**结果** 2010年安徽省7～18岁中小学生超重肥胖检出率男性普遍高于女性，经济发达的城市地区高于经济相对落后的农村地区，合肥高于宿州、东至，7～9岁、10～12岁年龄段普遍高于其他年龄段。**结论** 安徽省学生肥胖流行率在性别、年龄段、地区以及城乡分布上均具有明显的差异，因此需要采取相应的有针对性的防治。

【关键词】 超重；肥胖症；对比研究；学生

肥胖正在全球迅速蔓延，并且已经成为公共卫生领域亟待解决的问题之一[1]。人们对肥胖的认识大致经历了三个阶段：(1)医学界对于人体内脂肪过多聚集是好是坏争论了几十年后，直到1985年美国国立卫生研究院(National Institutes of Health，NIH)专家委员们的意见才达成一致，即“已有大量证据表明：肥胖对健康和长寿具有不良作用，其定义为机体以脂肪的形式贮存过多的能量[2]”。(2)20世纪90年代初，肥胖开始在世界范围内流行开来，这一状况促使各国专家纷纷建立人群的超重、肥胖筛查标准，于是才有了今天的美国国家健康统计中心(National Center for Health Statistics，NCHS)和国际肥胖工作组(International Obesity Task Force，IOTF)两大国际组织制定的标准。两种标准均采用BMI(body mass index)和腰围(或腰臀比)作为指标，但是这仅仅只是筛查标准，还需结合临床体征和危险因素的确诊才能定义为“成人肥胖症”。(3)1997年国际肥胖委员会都柏林会议之后，青少年肥胖问题渐渐地成为肥胖的研究重点。国际肥胖委员会专家们首次将儿童肥胖确认为一种疾病，并建议以BMI指标为基础，建立同成人类似的超重、肥胖筛查标准。由于儿童期肥胖会导致一系列健康问题，因此，近年来关于儿童肥胖的流行病学报道屡见不鲜，其流行趋势也引起人们的高度关注[3]。

2004年，国际肥胖工作组(IOTF)在一份提交给国际卫生组织的报告中指出：世界范围内有十分之一的儿童超重或者肥胖，其中肥胖儿童大约有3 000万到4 500万人，这一人数约占全球5～17岁儿童青少年总人数的2%～3%[4]。无论是发达国家还是发展中国家，儿童肥胖率均呈上涨趋势[5-8]。发达国家儿童肥胖率上升的同时，我国儿童肥胖现状也不容乐观，我国迅速增长的儿童肥胖率正在引起社会的广泛关注。1985年各省、市、自治区男生超重和肥胖检出率分别介于0.22%～2.92%和0.01%～0.68%之间,女生超重肥胖检出率分别介于0.48%～2.99%和0%～0.61%之间。2005年,各省、市、自治区男生超重和肥胖检出率分别介于4.41%～16.41%和1.67%～11.97%之间。2005年与1985年相比,超重和肥胖检出率呈现迅速上升趋势[9]。其中与北美和欧洲发达国家不同的是,我国男童超重肥胖率明显高于女童。2005年全国学生体质与健康调研的结果显示,汉族学生中超重与肥胖检出率继续增加,其中2005年城市男生超重和肥胖的检出率分别为13.25%和11.39%,比2000年分别上升了1.4%和2.7%;2005年城市女生超重和肥胖的检出率分别为8.27%和5.01%,比2000年分别上升了0.7%和0.9%;2005年乡村男生超重和肥胖的检出率分别为8.20%和5.07%,比2000年分别上升了1.8%和1.6%;2005年乡村女生超重和肥胖检出率分别为4.61%和2.63%,比2000年分别上升了1.2%和0.4%。

本文利用中国肥胖工作组(Working Group of obesity in China, WGOC) 2004年制定的标准[10]和2010年全国学生体质调研数据库对安徽省中小学生进行超重、肥胖筛查,将不同地区、不同年龄段,城乡男女相互比较,研究安徽省超重肥胖流行率的分布特征。

1 对象与方法

1.1 对象　资料来自2010年安徽省体质调研数据。以分层随机整群抽样方法,选取安徽省汉族7～18岁中小学生,其中7～12岁为小学年龄组,13～15岁为初中年龄组,16～18岁为高中年龄组,按城乡男女分为4个群体,均等抽样自社会经济好(合肥市)、中(宿州市)、差(东至县)三片,其中城市男生2 248人,城市女生2 234人,乡村男生2 241人,乡村女生2 218人。剔除重要脏器慢性病和发育残障者,共计8 941人。

1.2 方法　严格按照全国学生体质健康调研检测细则测量身高(cm)和体重(kg),使用同型号器械,由专业人专项完成。现场质量控制措施全部达到要求。利用身高、体重计算BMI,以WGOC于2004年制定的标准筛查超重、肥胖,使用WHO 2007年推荐的BMI标准筛查出消瘦组,其余样本全部纳入正常组。使用超重率、肥胖率、超重+肥胖率等指标反映不同群体各年龄段的流行率。

1.3 统计分析　采用SPSS 16.0软件进行分析,安徽省中小学生超重肥胖的不同人口统计学变量采用多因素logistic分析。

2 结果

2.1 安徽省中小学生超重肥胖总体流行现状　安徽省中小学生超重检出

人数为779人，检出率为8.7%，肥胖检出人数为326人，检出率为3.6%。超重、肥胖检出率特征大致表现为合肥最高，东至最低，城市高于乡村，男性高于女性，7～12岁小学年龄组学生检出率高于13～18岁初、高中年龄组学生，见表1所列。

表1　安徽省中小学生超重肥胖的不同人口统计学变量的多因素 logistic 分析

人口统计学变量	超重				肥胖			
	n(%)	OR	(95% CI)	P	n(%)	OR	(95% CI)	P
总计	779(8.7)				326(3.6)			
地区								
合肥	264(9.4)	1.00			137(4.9)	1.00		
宿州	246(8.6)	0.89	0.73～1.06	0.164	98(3.4)	0.67	0.52～0.88	0.004
东至	269(8.2)	0.81	0.68～0.97	0.024	91(2.8)	0.53	0.41～0.70	0.000
城乡								
城市	484(10.8)	1.00			209(4.7)	1.00		
乡村	295(6.6)	0.58	0.49～0.67	0.000	117(2.6)	0.53	0.42～0.67	0.000
性别								
男	496(11)	1.00			232(5.2)	1.00		
女	283(6.4)	0.52	0.45～0.61	0.000	94(2.1)	0.37	0.29～0.47	0.000
年龄段								
7～9	206(9.2)	1.00			147(6.6)	1.00		
10～12	218(9.7)	1.05	0.86～1.29	0.619	97(4.3)	0.66	0.50～0.86	0.002
13～15	181(8.1)	0.84	0.68～1.04	0.108	50(2.2)	0.33	0.24～0.45	0.000
15～18	174(7.8)	0.79	0.64～0.98	0.029	32(1.4)	0.20	0.14～0.30	0.000

注：以正常组为参照。

2.2　*不同经济发展水平地区超重、肥胖检出率*　超重和肥胖人群的合计比例均表现为合肥＞宿州＞东至。肥胖检出率中合肥市最高。男性超重检出率表现为宿州＞合肥＞东至，女性超重检出率表现为合肥＞宿州＞东至，见表2所列。

安徽省三地区中小学生超重检出率在7～18岁之间持续高水平，地区之间无明显差异。肥胖检出率随年龄增大呈现递减趋势，其中合肥市7～9岁年龄段肥胖检出率显著高于其余两市，如图1、图2所示。超重＋肥胖检出率在7～9岁年龄段合肥最高，10～12岁年龄段宿州最高，总体检出率也有递减趋势，如图3所示。

表 2 安徽省三地区男女中小学生超重肥胖检出率(%)

地区	性别	检出率	
		超重	肥胖
合肥	男	11.3	7.1
	女	7.6	2.7
	合计	9.4	4.9
宿州	男	11.4	4.6
	女	5.9	2.2
	合计	8.6	3.4
东至	男	10.5	4.0
	女	5.7	1.5
	合计	8.2	2.8

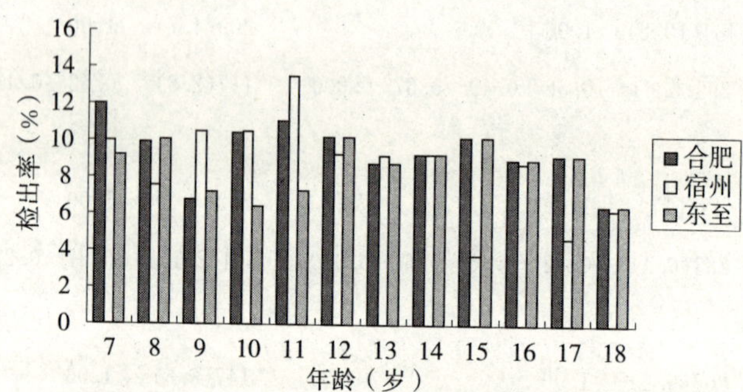

图 1 安徽省三地区中小学生超重检出率(%)

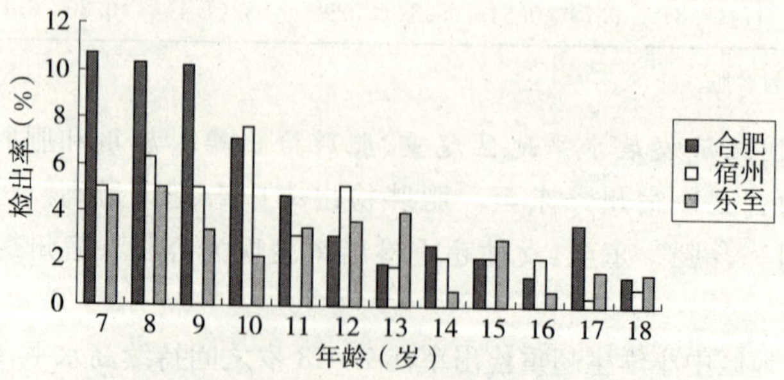

图 2 安徽省三地区中小学生肥胖检出率(%)

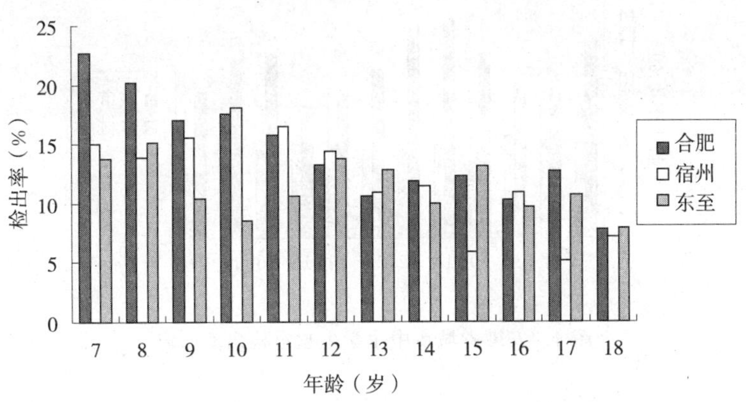

图 3　安徽省三地区中小学生超重＋肥胖检出率（%）

2.3　城乡超重、肥胖检出率　安徽省 2010 年 7～18 岁中小学生超重率为城市男生 14.4%，城市女生 7.2%，乡村男生 7.7%，乡村女生 5.5%；肥胖率为城市男生 6.5%，城市女生 2.8%，乡村男生 3.8%，乡村女生 1.4%。超重、肥胖率都表现为城市男生＞乡村男生＞城市女生＞乡村女生。男女超重和肥胖的检出率均为城市高于乡村，其中城市男性超重、肥胖检出率同乡村相比，分别高出 6.7%和 2.7%；城市女性超重、肥胖检出率分别高出乡村 1.7%和 1.4%，见表 3 所列。

表 3　2010 年安徽省城乡男女中小学生超重肥胖检出率（%）

城乡	性别	检出率	
		超重	肥胖
城市	男	14.4	6.5
	女	7.2	2.8
	总计	10.8	4.7
乡村	男	7.7	3.8
	女	5.5	1.4
	总计	6.6	2.6

7～18 岁各年龄组学生超重检出率均为城市高于乡村。肥胖检出率除 11 岁、13 岁、14 岁年龄组外，其余年龄组肥胖检出率均是城市高于乡村，如图 4、图 5 所示。超重＋肥胖检出率城市群体整体高于乡村群体，如图 6 所示。

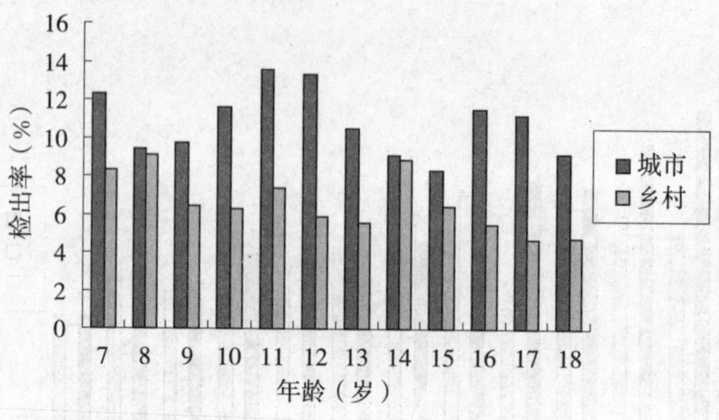

图 4　安徽省城乡中小学生超重检出率(%)

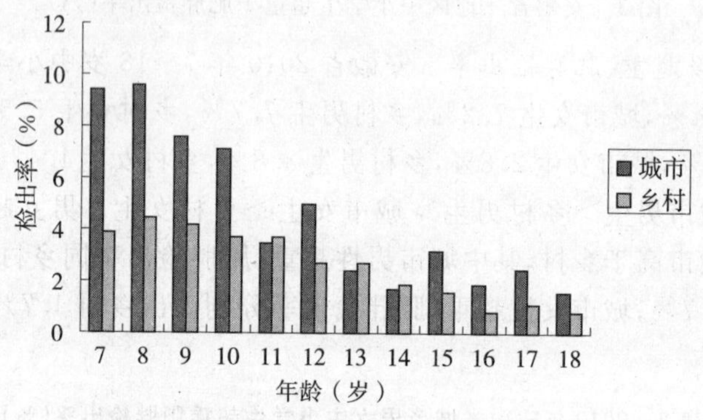

图 5　安徽省城乡中小学生肥胖检出率(%)

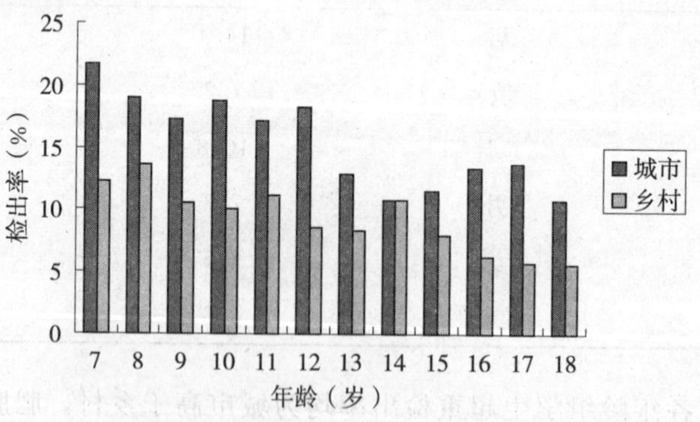

图 6　安徽省城乡中小学生超重＋肥胖检出率(%)

2.4　不同年龄段男女生超重、肥胖检出率　见表 4、表 5 所列，7～9 岁年龄段各群体肥胖检出率均为最高。在超重方面，小学男生的超重检出率最高，其中城市男生主要集中在 10～12 岁，乡村男生集中在 7～9 岁，均为小学年龄段；而女性则在初、高中学生中超重检出率较高，其中城市女生集中在16～18岁，乡村女生集中在13～15岁年龄段。

表4 2010年安徽省城市不同年龄段男女生超重和肥胖检出率(%)

年龄段（岁）	男生			女生		
	超重	肥胖	超重＋肥胖	超重	肥胖	超重＋肥胖
7～9	13.5	11.2	24.7	7.3	6.4	13.7
10～12	20.1	7.3	27.4	5.7	3.2	8.9
13～15	11.2	4.3	15.5	7.4	0.5	7.9
16～18	12.7	2.9	15.6	8.5	1.1	9.6

表5 2010年安徽省乡村不同年龄段男女生超重和肥胖检出率(%)

年龄段（岁）	男生			女生		
	超重	肥胖	超重＋肥胖	超重	肥胖	超重＋肥胖
7～9	9.5	6.1	15.6	6.4	2.3	8.7
10～12	9.4	4.8	14.2	3.7	1.9	5.6
13～15	7.2	3.1	10.3	6.7	1.1	7.8
16～18	4.8	1.4	6.2	5.3	0.4	5.7

各年龄段城市男生学生均为超重肥胖的最高发群体，其中7～9岁、10～12岁城市男生超重＋肥胖检出率分别高达24.7%和27.4%。城市男生、城市女生、乡村男生、乡村女生四类均大致表现出7～9岁、10～12岁为超重＋肥胖检出率的高发年龄段，如图7所示。

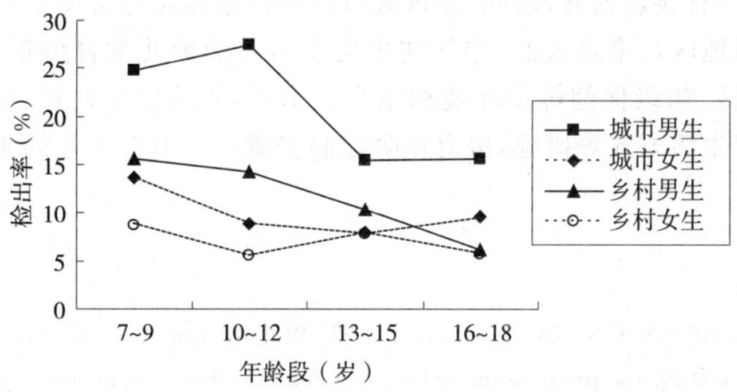

图7 安徽省中小学生四个年龄段的超重＋肥胖检出率

3 讨论

导致儿童肥胖的原因主要包括遗传因素,不良的饮食习惯,学习负担加重,以及静态活动时间过长,缺乏身体锻炼等。肥胖问题如得不到有效控制会导致儿童青少年的身心疾患和生理功能障碍[11],从而影响学习能力,还容易成为成年后代谢综合征(如高血压、高血脂、糖尿病、冠心病、脑卒中等)的独立危险因素[12]。相关研究结果表明,6～11 岁,12～17 岁的肥胖,分别约有 55%和 75%持续到成年,并且有可能导致更加严重的肥胖问题[13]。肥胖带来的诸多健康问题让我们不得不对儿童超重肥胖现象提高警惕。

本次研究所采用的评价指标与美国等国家只使用肥胖率作为指标不同,我国使用超重率、肥胖率和超重＋肥胖率作为综合评价标准。原因是超重率可以预示早期流行趋势,肥胖率反映流行程度,超重率＋肥胖率反映流行现状[14]。

研究结果显示,男生超重和肥胖流行率都显著高于女生,7～18 岁中小学生在不同地区、城乡、年龄段内均表现男生超重肥胖检出率普遍高于女生,造成这一结果的主要原因可能是女生普遍追求身材苗条、挑食、节食,而男生对体型并不是很关心,进食量较大,因而更易于出现超重和肥胖。

城乡学生超重和肥胖检出率差异显著,城市学生超重肥胖检出率较农村高,可能是由于农村学生的生长发育水平较城市低。饮食结构、营养状况和环境因素等多种因素都可能导致城市学生较农村学生更早进入青春期,体质增长较农村提前。

7～9 岁、10～12 岁年龄段多数为小学生群体,这些年龄段孩子多喜欢吃甜食及油炸食品,加之饮食不节制以及运动量小,可能是导致超重和肥胖多发的原因。

综上所述,安徽省超重肥胖流行情况不容乐观,不同性别、地区、城乡、年龄段中的检出率有显著差异,因此,建议政府机构抓紧制定综合防治规划,针对重点地区(城市地区)、重点人群(小学初中男生),对学龄儿童青少年采取基于学校、家庭、社区、初级保健等多环境相结合的干预,实施健康教育、合理饮食、身体运动、改善生活方式等措施,努力预防控制安徽省儿童青少年的肥胖问题,促进学生健康。

4 参考文献

[1] WANG Y, BEYDOUN MA, LIANG L, et al. Will all Americans become overweight or obese? estimating the progression and cost of the US obesity epidemic. Obesity (Silver Spring), 2008, 16(10): 2323－2330.

[2] Natl Inst Health Consens Dev Conf Consens Statement. Health implications of obesity. National Institutes of Health Consensus Development Conference Statement, 1985, 5

(9)：1－7.

[3] FARHAT T，IANNOTTI RJ，SIMONS-MORTON BG. Overweight，obesity，youth，and health-risk behaviors. Am J Prev Med，2010，38(3)：258－267.

[4] LOBSTEIN T，BAUR L，UAUY R. Obesity in children and young people：a crisis in public health. Obes Rev，2004，5 Suppl 1：4－104.

[5] 陈芳芳，米杰．儿童肥胖的评价标准及流行现状．实用儿科临床杂志，2007：1 837－1 840.

[6] ISASI CR，WHIFFEN A，CAMPBELL E，et al. High Prevalence of Obesity Among Inner-City Adolescent Boys in the Bronx，New York：Forgetting Our Boys. Prev Chronic Dis，2011，8(1)：A23.

[7] OGDEN CL，CARROLL MD，CURTIN LR，et al. Prevalence of high body mass index in US children and adolescents，2007－2008. JAMA，2010，303(3)：242－249.

[8] MICCIOLO R，DI FRANCESCO V，FANTIN F，et al. Prevalence of overweight and obesity in Italy (2001－2008)：is there a rising obesity epidemic. Ann Epidemiol，2010，20(4)：258－264.

[9] 马军，吴双胜．中国学龄儿童青少年超重肥胖流行趋势分析．中国学校卫生，2009，30(3)：195－200.

[10] 中国肥胖问题工作组．中国学龄儿童青少年超重、肥胖筛查体重指数值分类指标．中华流行病学杂志，2004，25(2)：97－102.

[11] DANILES SR. Complications of obesity in children and adolescents. Int J Obes (Lond)，2009，33(Suppl1)：S60－S65.

[12] KELISHADI R. Childhood overweight，obesity，and the metabolic syndrome in developing countries. Epidemiol Rev，2007，29：62－76.

[13] THE NS，SUCHINDRAN C，NORTH KE，et al. Association of adolescent obesity with risk of severe obesity in adulthood. JAMA，2010，304(18)：2042－2047.

[14] 季成叶．儿童肥胖筛查方法研究的最新进展．中国学校卫生，2006，27(4)：279－281.

第四部分 关于印发 2010 年全国学生体质健康调研安徽省实施方案的通知

安 徽 省 教 育 厅 文 件
安 徽 省 体 育 局
安 徽 省 卫 生 厅 文件
安徽省民族事务委员会
安 徽 省 科 学 技 术 厅
安 徽 省 财 政 厅

皖教体〔2010〕1号

合肥、宿州、池州市教育局、体育局、卫生局、民委、科技局、财政局，安徽大学：

根据《教育部 国家体育总局 卫生部 国家民委 科技部 财政部关于印发〈2010 年全国学生体质健康调研实施方案〉的通知》(教体艺〔2009〕12 号）精神，为做好 2010 年全国学生体质健康调研工作，省教育厅、省体育局、省卫生厅、省民委、省科技厅、省财政厅拟定了《2010 年全国学生体质健康调研安徽省实施方案》。现印发给你们，请各地、各有关部门和单位互相配合，认真组织实施。

附件：1. 2010年全国学生体质健康调研安徽省实施方案

2. 安徽省学生体质健康调研组织机构名单

安徽省教育厅　　　　安徽省体育局

安徽省卫生厅　　　　安徽省民族事务委员会

安徽省科学技术厅　　　　安徽省财政厅

二〇一〇年三月十日

主题词：学生　体质　调研　方案　通知

抄送：安徽医科大学

安徽省教育厅办公室　　　　2010年3月10日印发

主动公开　　　　共印100份

2010 年全国学生体质健康调研安徽省实施方案

根据国家体育总局、教育部、科技部、国家民委、民政部、财政部、农业部、卫生部、国家统计局、全国总工会《关于开展 2010 年国民体质监测工作的通知》(体群字〔2009〕212 号)和教育部、国家体育总局、卫生部、国家民委、科技部、财政部《关于印发〈2010 全国学生体质健康调研实施方案〉的通知》(教体艺〔2009〕12 号)要求，结合我省历次学生体质健康监测工作实际，为落实国家学生体质健康状况调研任务及省级课题的研究工作，制订本实施方案。

一、目的

(1) 掌握我省学生体质健康状况和发展趋势，为制定学校体育卫生工作发展规划、科学开展学校体育卫生工作提供科学依据。

(2) 贯彻落实《中华人民共和国体育法》、《全民健身条例》、《中共中央国务院关于加强青少年体育增强青少年体质的意见》、《中共安徽省委安徽省人民政府关于加强青少年体育增强青少年体质的实施意见》，推动全省学校体育卫生工作，促进青少年体质健康水平提高。

(三) 作为国民体质监测体系中的儿童青少年体质监测部分，如期保质保量地完成国家规定的样本检测任务。

二、调研片点和对象

(一) 调研片点

中小学生：合肥市、宿州市、池州市(其中，合肥市和宿州市为 1985 年—2005 年原调研片)。每片分别选择城、乡完全中学、小学各 3 所，共 12 所学校，全省总计 36 所中小学。合肥、宿州市原则上仍维持原检测点校不变，确需调整时必须在原调研点校附近选择同类学校，并报省学生体质健康调研办公室批准和全国学生体质健康调研办公室备案。

高校：安徽大学(2005 年检测点校)。

(二) 检测对象

省调研检测对象为各调研片点校 7—22 岁，汉族，本省生源的普通大、中、小学生。

(三) 抽样方法

本次调研延用分层随机整群抽样调查方法，即首先确定调研点校，再以年级分层，以教学班为单位随机整群抽样构成调研样本。所抽取的班级数以能满足最低调研样本数为限。

（四）样本构成，分组与样本含量

调研样本分检测样本和问卷调查样本。

1. 检测样本

（1）样本构成：由体检样本和体测样本组成。

体检样本：由随机整群抽取的教学班全体学生构成。

体测样本：由体检样本中筛选的正常学生构成。（正常学生指能从事各项体育锻炼活动，发育健全、身体健康的学生。凡心、肝、脾、肾等主要脏器有病者，身体残缺、畸形者，急性病患者或一月内患过高烧、腹泻等急性病、体力尚未恢复者及正处于月经期间的女生均不得参加素质项目的测试）。

（2）样本分组

7—22 岁汉族学生按城、乡、男、女分为 4 类，每岁一组，共 64 个年龄组。

（3）样本含量

中小学 7—18 岁学生每片每类每个年龄组样本含量为 50 人，每片共抽取合格卡片 2400 张，3 片总计 7200 张；高校 19—22 岁学生每类每个年龄组样本含量为 100 人，合计抽取合格卡片 1600 张。18 岁年龄组中学生样本不足时，以本省籍大学生补足样本量。

2. 问卷调查样本

（1）样本构成

问卷调查分为教师问卷和学生问卷。

（2）样本含量

教师问卷调查样本：调研点校一名体育教研室负责人。

学生问卷调查样本：体检样本中的小学四至六年级、初中、高中和高校的男女学生。

三、调研项目

调研项目包括检测项目和问卷调查。

检测项目分必测项目和选测项目。我省调研项目和指标与国家的必测项目相一致（具体列表附后），选测项目不列入我省本次调研项目。

调查问卷在后期培训中印发。

四、组织领导

由省教育厅牵头，会同省体育局、省卫生厅、省民委、省科技厅、省财政厅共同组成“安徽省学生体质健康调研领导小组”及其办事机构“领导小组办公室”，负责领导、协调全省学生体质健康调研工作；聘请有关专家和专业人员组成“安徽省学生体质健康调研组”，负责全省学生体质健康调研的具体业务工作，并对各调研片点进行业务指导。

合肥市、池州市、宿州市 3 个调研片和安徽大学参照以上办法建立相应组织机构，并负责组建检测队，开展调研工作。调研点校由主管校长及有关部门负责人组成学校调研工作领导小组，积极做好本校调查摸底、宣传组织、后勤保障等工作，配合检测队完成本校的检测任务。

合肥市、池州市、宿州市 3 片的检测队由本市负责组建、领导和开展检测工作。检测人员必须是体育卫生专业技术人员，应选择责任心强、曾参加过调研工作的人员参加，新充实人员必须进行岗前培训，熟练掌握检测办法，考核合格后方能上岗。每队应配一名业务水平较高的具有内科副主任医师以上职称的临床医生，作为体检筛选正常学生的主检医师，把好健康检测关。

安徽大学学生体质健康检测队由学校负责组建，领导和开展检测工作，人员要求同上。

参与调研及检测人员被临时抽调期间，享受原单位一切待遇，并记录相应的满额业务（教学）工作量，各有关单位请予以支持。

五、检测器材

按照 2010 年全国学生体质健康调研国家统一规定的要求，选择和使用检测器材。

六、主要工作安排

（一）2010 年 3—4 月：起草方案，协商成立调研领导小组及办事机构；召开第一次领导小组会议，通过方案，落实经费，抽调人员，布置各片前期工作；省科技厅将此项工作列入 2010 年省级科研项目。

（二）2010 年 5－6 月：各片点建立组织，落实点校，摸清各点校学生数量和年龄分布及现有仪器器材状况，并于 6 月 30 日前上报省学生体质健康调研办公室；调研办购置《工作手册》和检测光盘，设计、印制检测卡片和各种表格。选派人员参加全国学生体质健康现场检测和数据录入培训班。

（三）2010 年 6 月—7 月：各片、有关高校物色和协商抽调检测人员，完成检测队的组建，省调研组对检测队进行强化培训；检测细则、卡片、光盘分别落实到位；分别了解各片和高校组织、筹备及人员、器材到位的情况。

（四）2010 年 8 月：各片点做好检测前的宣传发动、检测组织、器材到位、人员、用房落实等一系列准备工作，为检测队进入点校作好充分准备。召开省第二次领导小组会议，各片及省调研办汇报筹备工作情况。

（五）2010 年 9—11 月：全省各片点同步进行现场检测工作。省调研组分赴各片点进行指导及质量检查；11 月中下旬进行个别年龄组补缺；各片上缴卡片，进行卡片质量审验。

（六）2010 年 12 月，省调研指导组组织卡片复审、抽样，按照全国统一的软件进行数据录入，上报数据录入光盘；省级样本的计算及研究课题的分工和资料的收集；进行检测工作总结。

（七）2011 年第一季度，召开第三次领导小组会议，总结 2010 年全省学生体质健康调研工作，表彰先进单位和个人；同期进行新闻发布，公布安徽省学生体质健康状况基本数据。着手省级课题的研究和论文撰写。

（八）2011 年第二季度：完成省级课题的研究及论文撰写；完成安徽省学生体质健康状况调研论文集和资料汇编；印发调研资料汇编。

七、本方案未尽事宜，由省学生体质健康状况调研办公室作出补充和规定。

附表：1. 全国学生体质健康调研项目表

2. 全国学生体质健康检测卡片（一）（二）

附表 1：

全国学生体质健康调研项目表

	调研项目	小学（6－12 岁）	中学（13－18 岁）	大学（19－22）
必测项目	身　高	△	△	△
	坐　高	△	△	△
	体　重	△	△	△
	胸　围	△	△	△
	上臂部皮褶厚度	△	△	△
	肩胛部皮褶厚度	△	△	△
	腹部皮褶厚度	△	△	△
	脉　搏	△	△	△
	血　压	△	△	△
	肺活量	△	△	△
	50 米跑	△	△	△
	立定跳远	△	△	△
	斜身引体（男）	△		
	引体向上（男）		△	△
	一分钟仰卧起坐（女）	△	△	△
	握　力	△	△	△
	50 米×8 往返跑	△		
	800 米跑（女）		△	△
	1000 米跑（男）		△	△
	坐位体前屈	△	△	△
	内科检查	△	△	△
	视　力	△	△	△
	龋　齿	7、9、12、14、17 岁检查该项		
	血红蛋白	7、9、12、14、17 岁检查该项		
	粪蛔虫卵	7、9 岁农村学生检查此项		
	月经初潮	女生		
	首次遗精	男生		
	问卷调查	小学四至六年级、初中、高中、大学的学生		
选测	腰围、臀围			

注：1. 填△的表示有此检测项目；

2. 注明年龄组（段）者只有该年龄组（段）有此检测项目。

附表2：

全国学生体质健康调研检测卡片（一）

校名…………班级…………
姓名…………
省名…………□□
片名…………□
省会＝1　其他＝2　差片＝3　高校＝4
点校代码　□□
检测序号　□□□
民族　□
城乡　城＝1　乡＝2　□

性别　男＝1　女＝2　□

出生日期……年……月……日
检测日期……年……月……日
实足年龄　□□
班主任签名
裸眼视力　左　□□
　　　　　右　□□
串镜校正　左　正片……负片……
　　　　　右　正片……负片……
屈光不正　左　□
　　　　　右　□
正常＝0　近视＝1　远视＝2　其它＝3

龋齿

d □　D □
m □　M □
f □　F □

是否能参加素质项目测试　是　否

月经初潮、首次遗精　□
已＝1　未＝0
身高（厘米）　□□□□
坐高（厘米）　□□□□
体重（公斤）　□□□□
胸围（厘米）　□□□□
上臂部皮褶厚度（厘米）　□□□
肩胛部皮褶厚度（厘米）　□□□
腹部皮褶厚度（厘米）　□□□
脉博（次/分）　□□□
收缩压（毫米/汞柱）　□□□
舒张压（毫米/汞柱）　□□□
肺活量（毫升）　□□□□
握力（公斤）　□□□
50米跑（秒）　□□□
立定跳远（厘米）　□□□
斜身引体（次）　□□□
仰卧起坐（次/分）　□□□
引体向上（次）　□□
50米×8往返跑……分……秒
800米跑……分……秒
1000米跑……分……秒
折算秒　□□□□
坐位体前屈（厘米）　□□□□
血红蛋白（克/升）　□□□
粪蛔虫卵　阳性＝1　阴性＝2　□

主测签名…………

全国学生体质健康调研检测卡片（二）

简要病史：……………………………………

……………………………………

……………………………………

外科		内科		
皮肤…………	心脏：	心率………/分	心律…………
淋巴…………	杂音：	部位…………	时期…………
颈…………		响度…………	性质…………
甲状腺…………		传导…………	
其他：	肝脏：	剑下…………	性质…………
耳左…………		肋下…………	性质…………
右…………	脾脏：	…………	性质…………
鼻…………	胸透：		
咽…………	心电图：		
喉…………	B超：		
	体检小结：		
	主检医师签名：		

附件：

安徽省学生体质健康调研
工作组织机构名单

一、安徽省学生体质健康状况调研领导小组

组　长：江　春　　　　省教育厅副厅长

　　　　高维岭　　　　省体育局副局长

成　员：杜先能　　　　安徽大学副校长

　　　　孙义祥　　　　安徽医科大学副校长

　　　　　　　　　　　省教育厅体卫艺处处长

　　　　王新胜　　　　省体育局群体处处长

　　　　罗要武　　　　省卫生厅疾病预防控制局局长

　　　　张旭东　　　　省民委民族二处副处长

　　　　严一民　　　　省科技厅社会发展科技处处长

　　　　方习利　　　　省财政厅教科文处处长

　　　　姜昌根　　　　合肥市教育局副局长

　　　　郜汝民　　　　宿州市教育局副局长

　　　　王裕辉　　　　池州市教育局副局长

二、安徽省学生体质健康状况调研办公室（设在教育厅体育卫生艺术教育处）

办公室主任：　　　　　省教育厅体卫艺处处长

成员：省教育厅１人、省体育局１人、省卫生厅１人

三、安徽省学生体质健康状况调研组（设在安徽医科大学公共卫生学院）

组　长：陶芳标（安徽医科大学公共卫生学院院长）

成　员：刘和俊（安医大第一附属医院心内科主任医师）

　　　　朱　鹏（安徽医科大学公共卫生学院博士）

　　　　王利森（巢湖学院体育系教授）

第五部分　全国学生体质健康调研检测细则

为保证全国学生体质与健康状况调查研究的检测质量，使检测数据准确、可靠，特制定本细则。

一、检测项目与统计指标

（一）检测项目

检测项目分体检、体测两类。检测项目及其年龄分组见“2010 年全国学生体质健康调研项目表”（表 1）。

体侧项目又分必测项目和选测项目。必测项目为各省、自治区、直辖市必须按规定要求完成的项目；选测项目为各省、自治区、直辖市根据当地实际情况自行选择的项目，不做统一要求。

（二）问卷调查

分教师问卷和学生问卷，具体项目见“2010 年全国学生体质健康调研学生调查问卷”和“2010 年全国学生体质健康调研学校调查问卷”。

（三）统计指标

统计指标及其计算方法见“中国学生体质与健康调研统计规范”。

表 1　全国学生体质健康调研项目表

调研项目		小学（6～12 岁）	中学（13～18 岁）	大学（19～22 岁）
必测项目	身　高	△	△	△
	坐　高	△	△	△
	体　重	△	△	△
	胸　围	△	△	△
	上臂部皮褶厚度	△	△	△
	肩胛部皮褶厚度	△	△	△
	腹部皮褶厚度	△	△	△
	脉　搏	△	△	△
	血　压	△	△	△
	肺活量	△	△	△
	50 m 跑	△	△	△

（续表）

调研项目		小学（6～12岁）	中学（13～18岁）	大学（19～22岁）
必测项目	立定跳远	△	△	△
	斜身引体（男）	△		
	引体向上（男）		△	△
	一分钟仰卧起坐（女）	△	△	△
	握　力	△	△	△
	50 m×8往返跑	△		
	800 m跑（女）		△	△
	1 000 m跑（男）		△	△
	坐位体前屈	△	△	△
	内科检查	△	△	△
	视　力	△	△	△
	龋　齿	7岁、9岁、12岁、14岁、17岁检查该项		
	血红蛋白	7岁、9岁、12岁、14岁、17岁检查该项		
	粪蛔虫卵	7岁、9岁农村学生检查此项		
	月经初潮	女生		
	首次遗精	男生		
	问卷调查	小学四至六年级、初中、高中、大学的学生		
选测	腰围	△	△	△
	臀围	△	△	△

注：1. 填△的表示有此检测项目；

2. 注明年龄组（段）者只有该年龄组（段）有此检测项目。

二、检测方法与要求

（一）填写项目及询问项目

1. 填写项目

（1）受检对象姓名及分组标志，由班主任负责逐个（询问）填写，或由受检对象自行填写，班主任检查核实。

（2）必须为每个受检对象都编定专有的检测序号，由省调研组在数据录入前按类别、年龄组统一编号，填入方格。

（3）分组标志。

省名：把省名全称填写在检测卡片相应横线上，省代码（表2）填入方格内。

表 2　各省、自治区、直辖市代码

省（区、市）	代　码	省（区、市）	代　码
北　京	11	湖　北	42
天　津	12	湖　南	43
河　北	13	广　东	44
山　西	14	广　西	45
内蒙古	15	海　南	46
辽　宁	21	重　庆	50
吉　林	22	四　川	51
黑龙江	23	贵　州	52
上　海	31	云　南	53
江　苏	32	西　藏	54
浙　江	33	陕　西	61
安　徽	34	甘　肃	62
福　建	35	青　海	63
江　西	36	宁　夏	64
山　东	37	新　疆	65
河　南	41		

片名：把片名全称填写在检测卡片相应横线上，片代码按省会（好片）=1，其他（中片）=2，差片（差片）=3，填入方格内。

民族：分别把父、母民族填写在相应横线上。两者民族相同时，把民族代码（表 3）填入方格内。父母民族不同时，方格内填 99，不列入体测统计样本。

城乡：以户口所在地分类。“城”指有居民户口者；“乡”指有农业户口者。区别城、乡后，在相应代码上划圈，并将代码填入方格，城=1，乡=2。大学生城乡区分，以入学前户口为准。

性别：根据受检对象性别在相应代码上划圈，并将代码填入格内，男=1，女=2。

出生日期：按公历，把出生年月日填写在横线上。

检测日期：以形态项目检测日期为准，按公历填写在相应横线上。

表 3　中国各民族名称代码

民　族	代　码	民　族	代　码	民　族	代　码
汉族	01	佤族	21	塔吉克族	41
蒙古族	02	畲族	22	怒族	42
回族	03	高山族	23	乌孜别克族	43
藏族	04	拉祜族	24	俄罗斯族	44
维吾尔族	05	水族	25	鄂温克族	45
苗族	06	东乡族	26	德昂族	46
彝族	07	纳西族	27	保安族	47
壮族	08	景颇族	28	裕固族	48
布依族	09	柯尔克孜族	29	京族	49
朝鲜族	10	土族	30	塔塔尔族	50
满族	11	达斡尔族	31	独龙族	51
侗族	12	仫佬族	32	鄂伦春族	52
瑶族	13	羌族	33	赫哲族	53
白族	14	布朗族	34	门巴族	54
土家族	15	撒拉族	35	珞巴族	55
哈尼族	16	毛南族	36	基诺族	56
哈萨克族	17	仡佬族	37	其他	97
傣族	18	锡伯族	38	外籍中国人	98
黎族	19	阿昌族	39	父母民族不同	99
傈僳族	20	普米族	40		

年龄：将实足年龄填入方格内。实足年龄的折算方法为：若形态项目检测当日已过本年生日时，检测年份减去出生年份即为实足年龄；若未达本年生日者，其差值减 1 为实足年龄。

点校代码：将调研点校的全称填写在横线上，将点校代码填入方格内。点校代码由各省调研组在数据录入前自行统一编定，并保持不变。

检测序号：检测序号共四个方格，以调研点校为单位统一编号。在同一点校中不能有重复的序号。如某受检人为 153 号，在方格内应填入［0］［1］［5］［3］。

班主任签名：班主任核实上述填写内容后，在此处签名。

2. 询问项目

月经初潮和首次遗精情况，由内科医师负责询问。必须由女性医师询问月经初潮，男性医师询问首次遗精。询问对象分别为 9～18 岁女生和 11～18 岁男生。只询问“已”、“未”，不询问具体日期。“已”=1，“未”=0，将结果分别在代码上圈出，并把代码填入方格内。

（二）体检项目

1. 内科体检

由具有一定临床经验的内科医师进行体检。每个检测队伍应有一名内科主治医师以上医师负责业务指导和会诊工作。

使用器材：诊断床、听诊器、叩诊锤。

检查方法：按照内科病史采集方法询问病史，按照物理诊断方法进行体格检查。对检测卡片（见“实施方案”中的“中国学生体质与健康调研检测卡片（二)”）写明的重点项目，应逐项填写清楚。对根据病史、体征即可诊断的疾病，经必要检查确定的现患疾病，以及是否允许参加体测等意见，写入“体检小结”栏内，主检医师签名。对体检中发现的阳性体征，应进一步进行检查，做到早诊断和早治疗。

内科体检的重要目的之一是做健康筛选，为体测统计样本输送“正常”学生。凡根据病史、体格检查有下列情况之一者均不得参加身体素质项目测试，也不列入体测统计样本：

(1) 心、肺、肝、肾等重要脏器有病（如心脏病、高血压、肺结核、哮喘、肝炎、肾炎等)。

(2) 身体发育异常（如侏儒症、巨人症)。

(3) 身体残缺、畸形者（如严重脊柱侧弯、鸡胸、跛足、明显的“O”形腿和“X”形腿等)。

(4) 急性病患者，或最近一个月内曾患高烧、腹泻等急性疾病而体力尚未恢复者。

(5) 女生月经期。

对能够参加身体素质项目测试的受检者，应将检测卡片（见“实施方案”中的“中国学生体质与健康调研检测卡片（一)”）上“是否能参加素质项目测试”中的“是”字圈住；相反，如不能参加身体素质项目测试，应圈住“否”字。

2. 视力检查

由检测队指定专人检查视力。

使用器材：标准对数视力表。悬挂高度应使视力表 5.0 行视标与多数受检对象的双眼呈水平位置。视力表的照度为 300～500 勒克斯。

检查方法：

（1）受检者在距视力表 5 m 处站立，用遮眼板将左眼轻轻遮上，先查右眼，后查左眼，均为裸眼视力。

（2）可先从 5.0 一行视标认起。如果看不清再逐行上查，如辨认无误则逐行下查。要求对每个视标的识别时间不超过 5 s。规定 4.0～4.5 各行视标中每行不能认错 1 个；4.6～5.0 各行视标中每行不能认错 2 个；5.1～5.3 各行中每行不能认错 3 个。超过这一规定就不再往下检查，而以本行的上一行记为该受检者的视力。

（3）如 5 m 处不能辨认视力表最上一行视标时，令受检者站立于距视力表 2.5 m 处或 1 m 处进行检查。所得视力值应分别减去校正数值 0.3 或 0.7 后，记为该受检者的视力。

例如，某受检者在 5 m 处不能辨认最上一行视标，令其在 2.5 m 处检查。所得视力为 4.2，则 4.2－0.3＝3.9，该受检者视力即为 3.9 m；某受检者在 5 m和 2.5 m 处均不能辨认最上一行视标，令其在 1 m 处检查。所得视力为 4.2，则 4.2－0.7＝3.5，该受检者视力为 3.5。

（4）凡视力小于 5.0 者即为视力低下。其中，小于 5.0 大于 4.8，为轻度视力低下；4.6～4.8，为中度视力低下；4.5 及 4.5 以下，为重度视力低下。对视力低下者，使用串镜检查，判断有无屈光不正。若正片视力下降、负片视力进步者为近视，反之为远视。串镜检查视力不进步者为其他原因。

（5）视力记录方式：将受检者的左、右眼裸眼视力分别记入相应方格内。

例如，某受检者的左、右眼裸眼视力分别为 5.0 和 4.6。应在与“左”同行的方格内填入［5］［0］，在与“右”同行的方格内填入［4］［6］。

（6）串镜校正和屈光不正记录方式：以↓代表视力下降，以↑代表视力提高，以 0 代表视力无变化，将串镜校正结果划在左、右相应横线上，并将相应代码记入屈光不正所对应的“左”、“右”方格内。代码为“正常”＝0，“近视”＝1，“远视”＝2，“其他”＝3。

例如，某受检者视力不良，经串镜检查后左、右眼都呈正片视力下降，负片视力进步，则在与串镜校正的“左”、“右”同行内，在正片处都应注上↓，负片处都注上↑。因左、右均判断为“近视”，故在屈光不正的“左”、“右”同行方格内，都应填入 1；某受检者双眼视力不良，经串镜检查后左眼呈正片视力进步，负片下降，判断为“远视”：右眼则用正、负片视力都无变化，判断为“其他”。所以，应在串镜校正的“左”同行内，在正片处注上↑，负片处注上↓；在“右”同行内，在正、负片处都注上 0。故在屈光不正的“左”、“右”同行方格内，应分别填入［2］（远视）和［3］（其他）。

注意事项：

(1) 检查视力前，应向受检者讲解检查视力的目的、意义和方法，取得他们的合作。配戴眼镜者摘去眼镜（包括隐形眼镜），检查裸眼视力。

(2) 检查如采用自然光线，应选择晴天，在固定时间和地点进行，以便前后对比。

(3) 检查前不要揉眼，检查时不要眯眼或斜着看。检测人员应随时监督。

(4) 用遮眼板时，检测人员要提醒受检者不要压迫眼球，以免影响视力。

(5) 不宜在长时间用眼、剧烈运动或体力劳动后即刻检查视力，至少要休息 10 min 以后再做检查。检查若在室内进行，受检者从室外进入后也应有 10 min 以上的适应时间。

3. 龋齿检查

由口腔专业人员进行检查。

使用器材：一次性使用口腔器械盒。

检查方法：按象限顺序逐牙检查，对牙齿的点、隙、窝、沟等龋病的好发部位要用探针做重点检查，必须经探诊后方可作出诊断。

诊断标准：

(1) 无龋：无充填体，也不需充填。

(2) 龋齿：牙的点隙、裂沟或光滑面有色、形、质的改变，以形、质的改变为诊断的主要依据。釉质脱矿、崩解以至成洞为“形”的改变；当探针插入感到洞壁或洞底有软化为“质”的改变。如釉质上有白垩色斑点或有着色、粗糙的斑点，点隙或窝沟能卡住探针但无软化，此时不诊断为龋。乳牙龋符号为 d，恒牙龋符号为 D。

(3) 龋失：未到替换年龄因龋失掉的乳牙符号为 m，因龋拔除的恒牙符号为 M。诊断时应注意排除非龋丢失，如生理性替换。

(4) 已充填牙，无原发龋（龋坏与充填体不连结者）或继发龋，乳牙符号为 f，恒牙符号为 F。

(5) 已充填牙合并原发龋或继发龋，均按龋齿计。

记录方式：将诊断结果逐牙填入象限图，分别把 d、D、m、M、f、F 牙数记入相应方格。

注意事项：对已充填牙，应注意其他牙面是否有新原发龋，充填体下是否有继发龋，防止漏诊、漏登。

(三) 检测项目

1. 身高

由检测队指定专人，两人一组（一人测量，一人记录）进行检测。

使用器材：身高坐高计。使用前应校对 0 点，并用钢尺测量基准板平面红色刻度线的高度是否为 10.0 cm，误差不得大于 0.1 cm。同时应检查立柱是否垂直，连接处是否紧密，有无晃动，零件有无松脱等情况并及时加以纠正。

检测方法：受检者赤足，立正姿势站在身高计的底板上。上肢自然下垂，足跟并拢，足尖分开成 60°角。足跟、骶骨部及两肩胛间与立柱相接触，躯干自然挺直，头部正直，耳屏上缘与眼眶下缘呈水平位。检测人员站在受检者右侧，将水平压板轻轻沿立柱下滑，轻压于受检者头顶。检测人员读数时，双眼应与压板平面等高进行读数。记录员复诵后记录之。以厘米（cm）为单位，精确到小数点后 1 位，测试误差不得超过 0.5 cm。

注意事项：

（1）身高坐高计的生产厂家应有国家计量局颁发的质量认证合格书，所用身高坐高计应有厂家出具的质量合格证明。

（2）身高坐高计应选择平坦靠墙的地方放置，立柱的刻度尺应面向光源。

（3）严格掌握“三点靠立柱”、“两点呈水平”的测量姿势要求。检测人员读数时，两眼一定要与压板等高。两眼高于压板时要下蹲，低于压板时应提踵或在脚下垫物。

（4）水平压板与头部接触时，松紧要适度，头发蓬松者要压实，头顶的发辫、发结要放开，饰物要取下。

（5）读数完毕，立即将水平压板轻轻推向安全高度，以防碰坏。

（6）测量身高前，受检者不应进行体育活动和体力劳动。

（7）测试记录取一位小数。第二位小数按“四舍五入”原则取舍。

（8）所测数值若超过“复测参考表”数值范围时，需予复测。两次结果若相同，记录测试值后，在旁注明“已复测”字样。该受检者的数据不能随意舍去。

记录方法：以厘米（cm）为单位，将读数（含小数点后 1 位）填入方格内。如受检者身高不足 100 cm，方格首位应加 0。

例如，某受检者身高测量结果为 99.6 cm，正确的记录应为［0］［9］［9］.［6］。

2. 坐高

由身高检测人员负责检测。

使用器材：坐高计或身高坐高计。

检测方法：受检者坐在身高坐高计的坐板上，使骶骨部、两肩胛间靠立柱，躯干自然挺直，头部正直，两眼平视前方，以保持耳屏的上缘与眼眶下缘呈水平位。两腿并拢，大腿与地面平行并与小腿呈直角。上肢自然下垂，双手不得支撑坐板，双足平踏在地面上。如受检者小腿较短，可适当调节踏板高度（或在足底垫若干板块）以维持正确的测试姿势。检测人员站在受检者右侧，将水平压板轻轻沿立柱下滑，轻压受检者头顶。检测人员两眼与压板呈水平位进行读数，精确到小数点后一位。测试误差不超过 0.5 cm。

注意事项：

(1) 测量时，受检者应先弯腰，使骶骨部紧靠立柱坐下，以保证测试姿势正确。

(2) 较小儿童应选择宽度适宜的坐板和合适的足踏板高度，以免测量时向前滑动，影响测量值的准确性。

(3) 其他注意事项与身高测量相同。

(4) 测试记录取一位小数，第二位小数按“四舍五入”原则取舍。

(5) 所测数值若超过“复测参考表”数值范围时，需予复测。两次结果若相同，记录测试值后，在旁注明“已复测”字样，该受检者的数据不能随意舍去。

记录方法：同身高。

3. 体重

由检测队指定专人进行测量。

使用器材：电子体重计或杠杆秤。

检测方法：测试时，杠杆秤应放在平坦地面上，调整 0 点至刻度尺呈水平位。男生只着短裤，女生着短裤、短袖衫，站立在秤台中央。检测人员放置适当砝码并移动游码至刻度尺平衡。读数以千克（kg）为单位，精确到小数点后一位，记录员复诵后将读数填入方格内。测试误差不得超过 0.1 kg。

注意事项：

(1) 测量体重前，应让所有受检者排空大小便。不要大量喝水，也不要进行剧烈的体育活动和体力劳动。

(2) 受检者应站在秤台中央，上、下杠杆秤时动作要轻。

(3) 每天使用杠杆秤前，均需进行校正。检测人员每次读数前都应校对砝码重量，避免差错。

(4) 不得使用弹簧秤，以免产生系统误差或影响测试精度，使前后数据无法比较。

(5) 测试记录取一位小数。第二位小数按“四舍五入”原则取舍。

(6) 所测数值若超过“复测参考表”数值范围时，需予复测。两次结果若相同，记录测试值后，在旁注明“已复测”字样。该受检者的数据不能随意舍去。

记录方法：以千克（kg）为单位，将读数（含小数点后 1 位）填入方格内。如受检者体重不足 100 kg，方格首位应加 0。

例如，某受检者体重测量结果为 25.4 kg，正确的记录应为 [0] [2] [5] . [4]。

4. 胸围

由检测队指定专人，两人一组进行测试。

使用器材：尼龙带尺。使用前必须经钢卷尺校对，每米误差不得超过 0.2 cm。

检测方法：受检者自然站立，两足分开与肩同宽，双肩放松，两上肢自然下垂，平静呼吸。两名测量者分别站在受检者的面前和背后，将带尺上缘经背部肩胛下角下缘向胸前围绕一周。男生及未发育女生，带尺下缘在胸前沿乳头上缘；已发育女生，带尺在乳头上方与第四肋骨平齐。带尺围绕胸部的松紧度应适宜，以对皮肤不产生明显压迫为度，应在受检者平静呼气末，吸气尚未开始时读取数值。带尺上与 0 点相交的数值即为胸围值。以厘米（cm）为单位，精确到小数点后 1 位。测量误差不超过 1 cm。

注意事项：

（1）两名检测人员应明确分工，密切合作。站在受检者面前的检测人员进行测量，受检者背侧的检测人员协助找好背部测量标准点，帮助平整带尺，并注意受检者的姿势是否正确，有无低头、耸肩、挺胸、驼背等动作，如有应及时纠正。

（2）检测人员应注意掌握带尺的松紧度，做到检测全过程一致，力争最大限度地减少误差。

（3）肩胛下角如摸不清，可令受检者挺胸，摸清后受检者应恢复正确测量姿势。

（4）两肩胛下角高低不一时，以低侧为准；若两侧肩胛下角的高低相差过大，视为非正常学生予以剔除。

（5）测试记录取一位小数。第二位小数按“四舍五入”原则取舍。

（6）所测数值若超过“复测参考表”数值范围时，需予复测。两次结果若相同，记录测试值后，在旁注明“已复测”字样。该受检者的数据不能随意舍去。

记录方法：将读数（含小数点后 1 位）填入方格内。如受检者胸围不足 100 cm，方格首位应加 0。

例如，某受检者胸围测量结果为 66.7 cm，正确的记录应为 [0] [6] [6] . [7]。

5. 腰围（选测项目）

由检测队指定专人，手工进行测量。

使用器材：长度为 1.5 m，宽度为 1 cm，最小刻度为 0.1 cm 的皮尺。

测试方法：受检者直立，双臂适当张开下垂，双脚并拢，使体重均匀分担在双脚，露出腹部皮肤，测试时平缓呼吸，不要收腹或屏气。测试时皮尺下缘距肚脐上缘 1 cm 处，水平环绕一周。皮尺贴近皮肤，但避免紧压使皮尺陷入皮肤内。检查皮尺是否水平时，最好有助手在场。测试人员目光与皮尺刻度在同一水平面上。

记录方法：准确的读数应以厘米（cm）为单位，精确到小数点后一位，测试误差不得超过 1.0 cm。如受检者腰围不足 100 cm，方格首位应加 0。

例如，受检者腰围测量结果为 76.7 cm，正确的记录为 [0] [7] [6] . [7]。

注意事项：测试环境应安静宽敞，相对隔离，避免旁人围观；地面水平、坚固。

6. 臀围（选测项目）

由检测队指定专人，手工进行测量。

使用器材：长度为 1.5 m，宽度为 1 cm，最小刻度为 0.1 cm 的皮尺。

测试方法：受检者若身穿单薄长裤，测试前须取出裤袋内物品（如钥匙、钱包、手机等）以免影响测试结果。如果受检者穿有数条长裤，则让其脱掉外裤，留有最内一条长裤进行测试。受检者自然站立，两臂下垂并适度张开，双脚并拢，两腿均匀负重，臀部放松，目视前方。测试人员将卷尺置于臀部向后最突出的部位，水平绕臀一周。测试时皮尺紧贴皮肤，勿压住软组织，应在受检者平静呼气时读数。确保皮尺的位置无误，可将皮尺上下移动，比较不同位置时读数的大小，取最大值记录。

记录方法：准确的读数应以厘米（cm）为单位，精确到小数点后一位，测试误差不得超过 1.0 cm。如受检者臀围不足 100 cm，方格首位应加 0。

例如，受检者臀围测量结果为 86.7 cm，正确的记录为 [0] [8] [6] . [7]。

注意事项：测试环境应安静宽敞，相对隔离，避免旁人围观；地面水平、坚固。

7. 皮褶厚度

由检测队指定专人进行测量。

使用器材：皮褶厚度测量计（皮褶卡钳）。技术指标要求为：①钳头面积 15 mm×16 mm；②钳头压力经常保持在 10 g/mm²；③测量范围 0～60 g/mm²，最小读数 1 g/mm²。每次测量前后均应及时进行校正，以使卡钳的指针刻度保持在 0 位。校正压强，使之保持在 15～25 g/mm² 的刻度范围内。当压强过大或过小时，通过旋转压力调节按钮，使压强恢复至正常水平。

测试部位：

(1) 上臂部（肱三头肌）皮褶厚度：在右上臂肩峰后面与鹰嘴连线的中

点处，夹取与上肢长轴平行的皮褶，纵向测量。

（2）肩胛下角皮褶厚度：在右肩胛骨下角方 1 cm 处，夹取与脊柱成 45°角的皮褶进行测量。

检测方法：受检者着短裤、背心，自然站立，使被测部位充分裸露。检测人员右手紧握卡钳手柄，使其呈两半弓形臂张开；左手拇指和食指将被测部位的皮肤和皮下组织（皮褶）夹提起来，两指间相距 3 cm 左右（如果皮褶较厚，可适当放宽）。将张开的测量计在提起点的下方钳入，松开把柄，待指针停住后即读数并记录。每名受检者测量 3 次，各次间误差不超过 5%。取中间值或两次相同的值。记录以毫米（mm）为单位，精确到小数点后 1 位。

注意事项：

（1）受检者自然站立，体重应均匀落在双腿。

（2）检测人员使用卡钳的方法要准确。

（3）为避免提起皮褶时连带夹起肌肉，可令受检者主动收缩该部位的肌肉，或将捏起的皮褶向上轻轻提两下，使被夹的肌肉滑脱。

（4）当将皮褶卡钳从测量部位钳入时，卡钳不要接近皮褶底部，也不要接近其顶部。要待停住后再读数。

（5）测试记录取一位小数。第二位小数按“四舍五入”原则取舍。

（6）所测数值若超过“复测参考表”数值范围时，需予复测。两次结果若相同，记录测试值后，在旁注明“已复测”字样。该受检者的数据不能随意舍去。

记录方法：以毫米（mm）为单位，精确到小数点后 1 位，将读数填入方格内。

例如，某受检者的肩胛下皮褶厚度测量结果为 14.0 mm，正确的记录应为［1］［4］.［0］。

8. 脉搏

由检测队指定专人进行测试。

使用器材：秒表和医用听诊器。测量前需使用标准秒表（经与标准时间核对者）进行校正，每分钟误差不得超过 0.2 s。

检测方法：受检者坐于检测人员右侧，右前臂平放桌上，掌心向上。检测人员以食指、中指和无名指指端触压受检者手腕部的桡动脉处测量脉搏，或用心前区听诊法测量心率。脉搏（心率）测量先以 10 s 为单位，连续测量 3 个 10 s，其中两次相同并与另一次相差不超过一次时，即认为是相对安静状态。否则应适当休息后再测量，直至符合要求。然后，正式测量 30 s 的脉搏，以次为单位，将所得数值乘以 2，即为 1 min 的脉搏次数。

注意事项：

(1) 触诊时应注意脉搏的频率、紧张度、充盈度和节律与心跳的一致性。

(2) 测量前，受检者不应进行任何剧烈的运动，不宜过度劳累。

(3) 测量前受检者应静坐 10 min 以上，互相不要打闹，保持情绪安定。

(4) 测量时应保持室内安静，以防干扰。

(5) 若脉搏次数超出同年龄组正常范围时，应慎重对待，即时复测，以确定是否属于病态。

记录方法：以次/分钟为单位，精确到个位，将读数填入方格内。

例如，某受检者的 1 min 脉搏测量结果为 88 次，正确的记录应为 [0] [8] [8]。

9. 血压

血压包括收缩压、舒张压两个指标。由检测队指定专人进行测试。

使用器材：立柱式水银血压计、医用听诊器。测量前应检查其水银柱是否在零位，否则应使用标准血压表（可使用当地计量部门验证的，也可用新出厂的产品代替）予以校正。同时应观察水银柱内有无气泡，如有应予排除。使用时血压计应平放，并根据不同年龄儿童的上臂长度分别选用 7 cm、9 cm 或 12 cm 宽的袖带，袖带以覆盖受检者上臂长的 1/2～3/4 为宜。

检测方法：受检者坐于检测人员右侧，右臂自然前伸，平放于桌面。血压计的零位应与受检者的心脏和右臂袖带处于同一水平面。捆扎袖带时，要求平整、松紧适度，肘窝部应充分暴露。摸准桡动脉的位置，使之位于听诊器的听头中央；听头应与皮肤密切接触，但不能用力紧压，或塞在袖带下。然后打气入带，使水银柱急速上升，直到听不到桡动脉的搏动声时，再升高 15～22 mmHg。随后缓缓放气，以听到收缩压后每次搏动下降 1.5～2 mmHg 为宜。当第一次听到脉跳声时，水银柱高度值即为收缩压。继续放气，脉跳声经过一系列变化，在消逝瞬间的水银柱高度值为舒张压。血压测量力求一次听准。否则再次测量。分别记录收缩压、舒张压两值，以毫米汞柱 (mmHg) 为单位。若水银柱降到零位仍有脉跳声时，在舒张压的相应方格内填 [0] [0] [0]。

注意事项：

(1) 测试前 1～2h 内，受检者不得从事任何剧烈运动。

(2) 受检者先听取有关测试要求的讲解，然后静坐 10 min 以上，消除精神紧张，保持情绪安定。

(3) 测试血压时，上臂不可受过紧衣袖的压迫。

(4) 需重复听取血压值时，应使血压计水银柱下降至零位后再进行。

(5) 需复测者应在休息 10～15 min 后进行。对血压持续超出正常范围者，应慎重对待，即时复测，以确定是否属于病态。应提请内科体检医师注意。

记录方式：以毫米汞柱（mmHg）为单位，将收缩压和舒张压的读数分别填入相应方格内。

例如，某受检者的收缩压和舒张压测量结果分别为 98 mmHg 和 66 mmHg，正确的记录应分别为［0］［9］［8］和［0］［6］［6］。

10. 肺活量

由检测队指定专人进行测试。

使用器材：可选用电子肺活量计或回转式肺活量计。使用前一定要进行校对，保证其准确性。

检测方法：受检者取站立位。可做 1～2 次深呼吸，而后尽力深吸气。吸气停止时，憋住气向肺活量计口嘴内尽力深呼气，直到不能再呼为止。检测人员读取肺活量值。每人测试两次，取较大的值填入方格内。

器材使用方法：

（1）电子肺活量计：严格按使用标准操作。

（2）回转式肺活量计：首先应调节筒内水位，使其与仪器水位线下缘平齐。再将温度计插入温度计夹内，根据水温调整游标的温度指示器，使两者相一致。注意吹气阀门的手柄位置：手柄竖直，为放气；拨向一侧，可吹气。受检者吹气完毕，检测人员在回转筒停稳后，按游标指示器的指示位置读取肺活量值，读数精确到 20 ml。

注意事项：

（1）测试前，应向受检者讲解检测方法和动作要领，并做示范。允许受检者（尤其是低年级学生）做必要练习。

（2）受检者吸气和呼气均应充分，呼气不可过猛，防止从嘴与口嘴接触部位漏气，防止用鼻吸气。呼气时允许弯腰，但呼气开始后不得再吸气。检测人员应注意观察，防止因呼吸不充分、漏气或再吸气而影响测试结果。

（3）使用回转式肺活量计时，检测人员放气动作不宜过猛，防止水流溢。应随时保持水位，及时换水并保持水质清洁。

（4）对个别始终不能掌握要领的受检者，要在记录数字旁注明，不予统计。

（5）各测试队只能采用一种类型的肺活量计。采用新的肺活量计时，应将其与原用器械进行比较或校正。避免造成较大系统误差，使测量结果无法进行比较。

（6）为保证测试质量，测试前应讲解其重要意义，促使受检者积极参加，鼓励他们充分发挥自己的潜力。

（7）测试前应有必要的身体准备活动，但不要剧烈运动，以免影响成绩。

记录方法：以毫升（ml）为单位，不计小数，填入方格内。如受检者肺活量不到 1 000 ml，方格首位应加 0。

例如，某受检者肺活量测量结果为 980 ml，正确的记录应为［0］［9］［8］［0］。

11. 握力

由检测队指定专人进行测试。

使用器材：弹簧式（椭圆式或蹬式）或电子握力计。使用前均需将握力计指针调整至 0 点。最大测试误差不得超过 0.1 kg。

检测方法：受检者两脚自然分开，与肩等宽；身体直立，手心向内持握力计，使握力计指针向外。检测人员帮助受检者转动握距调节钮，使受检者的手处于最大用力位——拇指正握在外柄上，食指第二关节屈曲状时呈直角。嘱受检者用有力手紧握内外把柄，用力至最大限度时读数，以千克（kg）为单位。如此重复测两次，取最大值。

注意事项：

（1）应根据每名受检者手的大小调整握距。

（2）受检者用力时身体可转动或下蹲，但不可把手靠在身体或其他物件上借力。

（3）握时不可用冲力，也不可第二次用力。

（4）如果受检者自己不能辨明用力手，可左右手各测两次，取其中较大值记录。

（5）各测试队都只能采用一种类型的握力计，采用其他类型的握力计时，应将其与原握力计进行比较或校正。避免造成系统误差，影响测试结果。

（6）对没有测试经验的小年龄受检者进行辅导，提供练习机会，帮助其掌握要领。

（7）测试前应有必要的身体准备活动，但不要剧烈运动，以免影响成绩。

记录方法：以千克（kg）为单位，精确到小数点后 1 位，填入方格内。

例如，某受检者右手为用力手，握力测量结果为 35.6 kg，正确的记录应为［3］［5］.［6］。

12. 50 m 跑

由检测队指定专人（体育教师）进行测试。

场地器材：50 m 直线跑道若干条，地面平坦，地质不限，跑道线要清晰。发令旗一面，口哨一个，秒表若干块。秒表使用前应利用标准秒表进行校正，每分钟误差不得超过±0.2 s。

标准秒表选定：以中央电视台标准时间为准，每小时误差不得超过±0.3 s。

检测方法：受检者至少两人一组测试。站立起跑，当受检者听到“跑”的口令后开始起跑。发令员在发出口令的同时，要摆动发令旗。计时员视旗动开表计时，当受检者胸部到达终点线的垂直面时停表。记录以秒（s）为单位，精确到小数点后 1 位。小数点后第二位数按非零进 1 的原则进位，如 10.11 s 应读成 10.2 s。

注意事项：

（1）受检者测试时最好穿运动鞋或平底布鞋，赤脚亦可。但不得穿钉鞋、皮鞋、塑料凉鞋等。

（2）发现有抢跑者，要当即召回重跑。

（3）如遇风时一律顺风跑。

记录方法：以秒（s）为单位，精确到个位，填入方格内。如受检者测量结果不到 10 s，方格首位应加 0。

例如，某受检者 50 m 跑测量结果为 9.01 s，先按非零进 1 原则读成 9.1 s，正确的记录应为［0］［9］.［1］。

13. 立定跳远

由检测队指定专人（体育教师）进行测试。

场地器材：在沙坑（沙面与地面平齐）或土质松软的平地上进行。起跳线至沙坑近端距离不得少于 30 cm。起跳地面要平坦，不得有凹陷。

检测方法：受检者两脚自然分开站在起跳线后，脚尖不得踩线（最好用线绳做起跳线）。两脚原地同时起跳，不得有垫步或连跳动作。丈量起跳线后缘至最近着地点后缘之间的垂直距离。每人试跳三次，记录其中成绩最好的一次。以厘米（cm）为单位，不计小数。

注意事项：

（1）发现犯规时，此次成绩无效。三次试跳均无成绩者，再跳至取得成绩为止。

（2）受检者可以赤脚，但不得穿钉鞋、皮鞋、塑料凉鞋进行测试。

记录方法：以厘米（cm）为单位，精确到个位，填入方格内。如受检者测量结果不到 100 cm，方格首位应加 0。

例如，某受检者立定跳远测量结果为 98 cm，正确的记录应为［0］［9］［8］。

14. 斜身引体

由检测队指定专人（体育教师）进行测试。

场地器材：可以调节高度的低单杠一付，或不同高度的低单杠若干付。

检测方法：通过调节或选用适宜的低单杠，使杠面高度与受检者胸部（乳头）齐平。受检者两手与肩同宽，正面握杠，两腿前伸，两臂与躯干呈

90°角。两脚着地，并由同伴压住两脚，使身体斜下垂，然后屈臂引体至下颌能触到或超过横杠时，为完成一次。屈臂引体时，身体要保持挺直，不得塌腰和挺腹。记录引体完成的次数。

注意事项：

(1) 若受检者两脚移动或借用塌腰、挺腹力量引体，或下颌未达到横杠时，应及时提醒，该次引体不计。

(2) 为避免出现伤害事故，单杠下应铺垫子。检测人员站在其后侧方，注意保护。

(3) 每次引体前，须先恢复到预备姿势。

(4) 若两次间隔时间超过 10 s，即停止测验。

记录方法：以次数（次）为单位，精确到个位，填入方格内。注意方格首位必要时补 0。

例如，某受检者斜身引体向上的测量结果为 28 次，正确的记录应为 [0] [2] [8]。

15. 1 min 仰卧起坐

由检测队指定专人（体育教师）进行测试。

场地器材：垫子若干块（或代用品），铺放平坦。

检测方法：受检者全身仰卧于垫上，两腿稍分开，屈膝呈 90°角左右，两手指交叉贴于脑后，另一同伴压住其踝关节。起坐时两肘触及或超过双膝为完成一次，仰卧时两肩胛必须触垫。检测人员发出“开始”口令的同时开表计时，记录 1 min 内完成次数。1 min 到时，受检者虽已坐起但肘关节未达到双膝者不计。

注意事项：

(1) 如发现受检者借用肘部撑垫或臀部起落的力量起坐时，该次不计数。

(2) 测试过程中，检测人员应向受检者报数。

(3) 受检者双脚必须放于垫上。

记录方法：以 1 min 内完成的次数为单位，精确到个位，填入方格内。注意方格前一位补 0。

例如，某受检者仰卧起坐的测量结果为 35 次，正确的记录应为 [0] [3] [5]。

16. 引体向上

由检测队指定专人（体育教师）进行测试。

场地器材：高单杠或高横杠，杠粗以手能握住为准。

检测方法：受检者跳起双手正握杠，两手与肩同宽呈直臂悬垂。静止后两臂同时用力引体（身体不得有任何附加动作），上拉到下颌超过横杠上缘然后还原，为完成一次。记录完成引体次数。

注意事项：

（1）横杠较高时，应有保护措施，防止伤害事故。

（2）测试过程中，如受检者借助身体摆动等附加动作引体时，该次不计数。

记录方法：以次数（次）为单位，精确到个位，填入方格内。注意方格前一或两位补 0。

例如，某受检者引体向上的测试结果为 6 次，正确的记录应为［0］［0］［6］。

17. 50 m×8 往返跑

由检测队指定专人（体育教师）进行测试。

场地器材：50 m 跑道若干条，道宽 2～2.5 m，地面平坦，地质不限。在起（终）点线前 0.5 m 和 49.5 m 处各立一标杆，杆高 1.2 m 以上，立于跑道正中。秒表若干块，使用前校正，要求同 50 m 跑。

检测方法：受检者至少两人一组进行测试。用站立式起跑。当听到“跑”口令后开始起跑，往返四次。往返跑则应逆时针方向绕过标杆，不得碰扶标杆，不得串道。检测人员发出“跑”口令的同时开表计时。当受检者胸部到达终点线垂直面时停表，以秒（s）为单位记录成绩。

注意事项：

（1）检测人员应向受检者报告剩余往返圈数，以免跑错距离。

（2）检测人员应告诉受检者在跑完后应继续走动，不要立刻停下，以免发生意外。

（3）受检者不得穿皮鞋、塑料凉鞋、钉鞋参加测试。

（4）对分、秒进行换算时要细心，防止差错。

记录方法：先将成绩依分、秒写入相应横线内；再换算成秒，精确到小数点后 1 位；填入方格内。

例如，某受检者成绩为 2 min 8.5 s。写入横线后，换算为 128.5 s，填入方格内。正确的记录应为［1］［2］［8］．［5］。

18. 800 m 或 1 000 m 跑

由检测队指定专人（体育教师）进行测试。

场地器材：400 m、300 m、200 m 田径跑道，地质不限。也可使用其他不规则场地，但必须丈量准确，地面平坦。秒表若干块，使用前需要校正，要求同 50 m 跑。

检测方法：受检者至少两人一组进行测试，站立式起跑。当听到“跑”的口令后开始起跑。计时员看到旗动开表计时，当受检者的胸部到达终点线垂直面时停表。

注意事项和成绩记录方法同 50 m×8 往返跑。

19. 坐位体前屈

由检测队指定专人（体育教师）进行测试。

场地器材：使用坐位体前屈测量计测量。器械放在平坦地面上。测试前用直尺进行校正，即将直尺侧放在平台上，使游标的上平面与平台呈水平，将游标的刻度（从反射镜看）调到 0 位。

检测方法：受检者面向仪器，坐在垫子上，双腿向前伸直；脚跟并拢，蹬在测试仪的挡板上，脚尖自然分开，检测人员调整导轨高度使受检者脚尖平齐游标下缘。测试时，受检者双手并拢，掌心向下平伸，膝关节伸直，上体前屈，用两手中指尖轻轻推动标尺上的游标平滑前进（不得有突然前倾动作），直到不能推动为止。由反射镜显示的刻度读数。以厘米（cm）为单位记录，注意区分正、负值。

注意事项：

(1) 测试前，受检者应在平地上做好准备活动，以防拉伤。

(2) 测试时如发现两腿弯曲或上身突然前倾，应重做。

记录方法：以厘米（cm）为单位，取小数点后 1 位，填入方格，方格的第一位只供填正、负值用。如为正值，在第一格内划“+”；如为负值，在第一格内划“－”。方格的第二、三位必要时补 0。

例如，两名受检者的测试成绩分别是＋4.5 和－0.5。正确的记录应分别为［+］［0］［4］.［5］和［－］［0］［0］.［5］。

关于素质测试（第 12～19 项指标）的几点说明：

(1) 为保证素质测试的质量，在测试前应讲解其重要意义，使受检者以积极的态度参加测试，充分发挥素质水平和潜力。

(2) 测试前，应让受检者充分做好准备活动。

(3) 各项测试的顺序应事先安排好，耐力项目应放在最后。

(4) 素质测试的成绩，可作为体育课考核及《国家体育锻炼标准》达标的正式成绩。但不得以测试成绩搞评比、竞赛。

对素质检测人员，有下述技术要求：

(1) 参加素质测试的体育教师应有丰富的教学经验。

(2) 测试 50 m、50 m×8 往返跑、800 m、1 000 m 跑等项目时，要求两人以上同时给一个测试对象计时，相互间误差不得超过 0.2 s。3 人计时时，成绩以中间值为准；两人计时时，以低值为准。

(3) 测试立定跳远时，两人为同一受检者测量时，误差不得超过 2 cm。

(4) 测试坐位体前屈时，两人为同一受检者测量时，误差不得超过 0.2 cm。

（四）化验项目

1. 血红蛋白

由检测队指定专业检验人员完成。

使用器材：刺血针、消毒敷料用品、血红蛋白吸管、带塞试管、棕色试剂瓶、721 型分光光度计，氰化高铁血红蛋白标准液。

检测方法：使用 WHO 推荐的氰化高铁血红蛋白测定法。

（1）血红蛋白稀释液的制备：取磷酸二氢钾（KH_2PO_4）149 mg、铁氰化钾［$K_3Fe(CN)_6$］200 mg、氰化钾（KCN）50 mg、TritonX-100 1.0 ml，加蒸馏水至 1 000 ml（以上试剂等级均要求为分析纯）。配好的血红蛋白稀释液应为淡绿色，清澈透明；pH 在 7.0～7.4 之间。在分光光度计上，蒸馏水调至 0 点，于 540 nm 波长处检测其光密度值是否为 0。配好的试剂放棕色瓶内，室温保存（不可冷藏），保存期为两年。若稀释液光密度值较高，应查找原因（容器脏、试剂的纯度不够等），重新配制。

（2）操作：将制备好的血红蛋白稀释液分装于带塞试管内，每管 5 ml。盖紧管塞，供现场采血用。

现场采血方法：将受检者左手无名指进行常规消毒，用消毒刺血针刺该手指指肚侧面，深 2～3 mm，用无菌干棉球擦去第一滴血，让血自然流出。用校正过的血红蛋白吸管吸取 20μl，用棉球擦去吸管尖端外围血液，把血样加入已分装在试管中的 5 ml 血红蛋白稀释液中，用该血红蛋白吸管在稀释液中吸吹血液 3 次以上，迅速盖紧试管，颠倒混匀 10 次。放置 4 min 后标准液即可测定。

比色：721 型分光光度计调波长 540 nm，以任一浓度检验 OD 读数是否在误差允许范围之内。若在误差允许范围内即可测定样品。

计算和报告结果：用公式 Hb（g/L）＝OD×K（常数）计算血红蛋白值，结果填入检测卡片的相应方格内。

注意事项：

（1）人体血红蛋白含量在一天内有生理波动，故应注意对受检人员采血时间的上下午随机分布。每天取样 50～100 人份。

（2）一定要采用一次性刺血针，严防交叉感染。

（3）原则上，仍应使用 721 分光光度比色计进行比色。如果使用其他类型更先进的仪器，应通过比较，或作出校正曲线，使前后测试结果能进行比较。

（4）每台仪器在测试前均需校正，检验人员的操作技能需通过考核。

仪器校正方法：

（1）血红蛋白吸管校正（参照相关说明）。

(2) 721 型分光光度计的校正（参照相关说明）。

低血红蛋白诊断标准：7～13 岁血红蛋白低于 120 g/L；14 岁以上男性低于 130 g/L；14 岁以上女性低于 120 g/L。

2. 粪蛔虫卵检查（改良加藤厚涂片法）

使用仪器：显微镜、载玻片、亲水性玻璃纸、尼龙绢网（或金属网）。

检验方法：受检者用带盖小瓶留取 24 h 内粪便约 10 g（如蚕豆大），将本人姓名和检测序号写于瓶签上，字迹应清楚，于采便当日送交检验人员。检验人员采用改良加藤厚涂片法检查。结果只报阴性和阳性。

实验材料：亲水性玻璃纸的制备：将厚 40 μm 的亲水性玻璃纸剪成22 mm×30 mm 大小的小片，浸于甘油一孔雀绿溶液（含纯甘油 100 ml、水 100 ml 和 3%孔雀绿 1 ml 的水溶液）中，至少浸泡 24 h，至玻璃纸呈现绿色。

尼龙绢网（100 目/寸）或金属丝网（80～100 目/寸）。

操作步骤：将尼龙绢网（5 cm×5 cm）放在粪便上，用刮片从尼龙绢网上方刮取粪便约 50 mg，置于载玻片上，取一张经透明液浸泡的亲水玻璃纸，抖掉多余的浸泡液后盖在粪便上，用橡皮塞或另一块载玻片轻压，使粪便铺成 25 cm×20 cm 面积粪膜，置于 30～36℃温箱中约半小时或 25℃约 1 h。待粪膜稍干，即可镜检。

蛔虫卵镜检：蛔虫卵受精卵与未受精卵形态不同。在低倍镜下受精卵呈短椭圆或圆形，长 45～75 μm，宽 35～50 μm；卵壳厚，表层可见锯齿形的蛋白膜，被胆汁染成棕黄色，有时也可见无蛋白膜的虫卵。内层称真壳，厚而透明，壳内含有一个分裂的或已经开始分裂的卵细胞，一端与卵壳间有一个半月形间隙。未受精卵较之略长，呈不规则椭圆形，卵壳较薄，卵内结构不规则，常充满大小不等的卵黄颗粒；卵壳外有蛋白质膜，亦可见蛋白膜脱落的虫卵。变形的未受精卵易与植物细胞混淆，应注意区别。

三、调查对象与样本

（一）调查对象

7～22 岁汉族普通大、中、小学学校学生。

7～18 岁蒙古族、回族、藏族、维吾尔族、壮族、朝鲜族、苗族、彝族、布依族、侗族、瑶族、白族、土家族、哈尼族、哈萨克族、傣族、黎族、傈僳族、佤族、东乡族、纳西族、柯尔克孜族、土族、羌族、撒拉族的普通中小学学生。

是否对其他少数民族学生进行调查，由各省、自治区自行决定。

少数民族 19～22 岁大学生是否被列为调查对象，由各省、自治区、直辖市根据具体情况自行确定。

承担调研任务的省、自治区、直辖市有：

各省、自治区、直辖市——汉族；内蒙古——蒙古族；吉林——朝鲜族；湖南——土家族；海南——黎族；广西——壮族、瑶族；四川——羌族、彝族；贵州——苗族、布依族、侗族；云南——白族、哈尼族、傣族、拉祜族、傈僳族、佤族、纳西族；西藏——藏族；甘肃——东乡族；青海——土族、撒拉族；宁夏——回族；新疆——维吾尔族、哈萨克族、柯尔克孜族。

（二）调研点校的确定

汉族及各少数民族大、中、小学调研点校的确定：原则上沿用 2005 年调研点校。有调整时必须在原调研点校附近选择同类学校，并报全国学生体质与健康调研办公室备案。

（三）样本构成

调研样本分为检测样本和问卷调查样本两种。

1. 检测样本

（1）样本构成

分体检统计样本和体测统计样本两类。

体检统计样本：由随机整群抽取的教学班全体学生构成。

体测统计样本：由体检统计样本中筛选的正常学生构成（是指能从事各项体育锻炼活动，发育健全、身体健康的学生。凡心、肝、脾、肾等主要脏器有病者，身体残缺、畸形者，急性病患者或一月内患过高烧、腹泻等急性病、体力尚未恢复者及正处于月经期间的女生均不得参加素质项目的测试）。

随机整群抽样时，所抽取的班级数以能满足最低调研样本数为限。

（2）样本分组

汉族学生：7～22 岁汉族学生按城、乡、男、女分为四类，每岁一组，共 64 个年龄组。

少数民族学生：7～18 岁的蒙古族、回族、维吾尔族、壮族、朝鲜族学生按城、乡、男、女分为四类，每岁一组，共 48 个年龄组。其他少数民族 7～18 岁学生按男、女分为两类，每岁一组，共 24 个年龄组。开展 19～22 岁少数民族学生调研的，样本分组按男、女分为两类，每岁一组，共 8 个年龄组。

（3）样本含量

汉族学生：7～18 岁学生每片每类每个年龄组样本含量为 50 人，19～22 岁学生每类每个年龄组样本含量为 100 人。

少数民族学生：7～18 岁学生每类每个年龄组样本含量为 100 人。开展 19～22 岁少数民族学生调研的，每类每个年龄组样本含量为 100 人。

2. 问卷调查样本

(1) 样本构成

问卷调查分教师问卷和学生问卷。

(2) 样本含量

教师问卷调查样本：调研点校一名体育教研室负责人。

学生问卷调查样本：体检样本中的小学四至六年级、初中、高中和高校的男女学生。

四、调研管理要求

(一) 检测队组建

检测队应尽可能依托现有的学校体育卫生专业机构，在历次全国学生体质与健康调研检测队伍基础上组建。检测人员必须是体育卫生专业技术人员。新充实的人员必须接受岗前培训，熟练掌握检测方法，考核合格后方能上岗。各检测队伍分为5个专业组，即形态机能组、素质组、内科体检组（含询问）、视力与口腔组、化验组。各专业组承担相应检测项目的检测任务。检测队长负责对各专业组的领导和协调工作，协助专职检查验收人员做好检查验收工作。

(二) 检测队强化训练

以省级检测队伍为单位，在2010年8月底之前，完成对所有检测人员的强化训练。主要任务有：

1. 明确本省、自治区、直辖市本次学生体质与健康调研的测试任务和测试指标。

2. 最好利用影像资料进行培训，以增强培训效果，使检测人员正确掌握技术要领。

3. 明确分工，进行专业性强化训练或小范围实习。对从事同一检测项目的专业人员进行可信度检验。

4. 对所有参加检测的专业人员都应进行考核，考核合格者方可参加正式测试。

(三) 对检测人员的要求

1. 按照检测的各项要求严格实施，任何人不得擅自改变检测内容和要求。

2. 提前到现场做好各项准备工作（如检查、校正仪器等）。

3. 检测时要严肃认真，操作规范，确保检测质量。

4. 对待受检学生应耐心、和蔼，遇到问题要做细致工作。

5. 严格尊重少数民族的风俗习惯。

6. 团结互助、密切配合，共同完成任务。

(四) 对受检学生的要求

1. 检测取得的数据是本省、本民族和全国学生体质与健康状况的重要资料，应严肃认真对待本次检测任务。

2. 要与检测人员密切配合，照要求尽最大努力完成检测。

3. 进行形态测量时，男生只穿短裤，女生穿背心（短袖衫）和短裤。素质测试时，不准穿钉鞋、皮鞋，可穿平底布鞋、胶鞋或赤足。

4. 守纪律、听指挥、不乱跑动、不嬉笑打闹，保持检测场所的安静。

5. 检测前排空大小便。

6. 素质测试前要做好准备活动，测试后做好整理活动，注意安全。

(五) 检测程序及组织安排

1. 先对班主任（或辅导员）进行培训，内容包括学生组织管理、学生一般信息和问卷填写、注意事项等。

2. 检测前准备由班主任（或辅导员）具体负责。首先宣讲检测意义，介绍检测项目及其检测方法；指导受检者掌握检测方法要领和测试着装，但不得为提高成绩而专门安排训练；将受检对象分组并指定组长；填写检测卡片上的姓名及分组标志。受检学生在组长带领下进入现场，接受检测。

3. 检测程序按机能（脉搏、血压安排在前）→采血→形态→体检→素质的顺序进行。如流水作业确有困难，可在保证脉搏、血压和采血按时完成的前提下，形态、机能和体检交叉进行。内科体检和形态、机能的检测应选择在安静场所进行，并尽可能集中或靠近。形态检测室最好设有屏风或幕布，方便男、女生分别检测。检测卡片由检测队指定专人回收。在回收的同时应对检测卡片进行检查。具体要求见“全国学生体质与健康状况调查研究检查验收细则”。

3. 检测人员应既是检测者又是组织者。检测前应令受检者做好准备（脱衣、脱鞋袜）或做准备活动。用生动、简练的语言讲解检测的方法和要领。每项检测完成后，向受检者讲清下一检测项目，避免漏项，使检测工作环环紧密衔接。

4. 检测队长全面负责检测的现场组织工作，协调各组进度，把好质量关。每天应按照“检查验收细则”中第一部分的内容和要求进行复测。

5. 调研点校领导小组与检测队密切协作，充分发挥班主任（或辅导员）的组织协调作用。维持检测秩序，保证检测工作顺利进行。

五、检测卡片

检测卡片以省、自治区和直辖市为单位按统一格式印制。它是检测人员进行现场检测和记录的凭据，也是检测结束后，录入人员进行数据录入的唯一依据。必须按照全国统一的格式制作，做到项目数、排列顺序、记录位数等完全统一。

为使城、乡、男、女各类卡片易于区分，减少各类卡片间的混淆，最好每类卡片用不同颜色的油墨印制，尤其是在每类卡片的一侧或四周，应使用不同颜色的油墨作为标志，做到非常醒目，容易辨认，不致互相混淆。有少数民族调查任务的省、自治区可采用上述方法，对不同民族的卡片用不同颜色的油墨进行印制与标志，避免各民族卡片间的混淆。

第六部分　2010 年安徽省学生体质健康调研统计资料

表 6－1　7～22 岁汉族学生身高样本数、均数、标准差　(cm)

年龄	城市男生			城市女生			乡村男生			乡村女生		
(岁)	n	$\bar{x}$	s	n	$\bar{x}$	s	n	$\bar{x}$	s	n	$\bar{x}$	s
7	187	126.3	5.589	187	125.2	5.515	187	125.3	4.829	173	122.9	5.230
8	186	131.0	5.572	188	129.9	5.952	185	129.3	5.228	189	128.2	5.115
9	206	135.8	6.483	187	135.5	6.319	187	134.7	5.392	171	133.8	5.476
10	189	141.4	6.824	190	141.1	7.230	191	139.3	5.673	190	140.3	6.872
11	181	146.0	8.042	187	147.5	7.023	187	144.6	6.388	191	145.6	6.329
12	188	151.9	8.414	189	151.6	6.608	187	149.6	7.775	185	151.5	6.516
13	185	159.3	8.231	185	156.3	5.962	183	158.4	7.808	190	155.4	5.584
14	181	164.1	7.312	182	157.3	5.430	184	163.7	7.486	187	156.6	5.358
15	187	168.1	6.068	187	158.5	4.900	186	167.3	6.807	190	157.2	4.725
16	189	170.0	5.861	186	159.2	5.262	190	169.6	5.891	190	157.6	5.377
17	183	170.9	5.491	182	158.2	5.291	186	169.3	5.565	173	157.9	4.913
18	186	170.8	6.145	184	158.8	5.014	188	170.1	5.492	189	157.7	4.826
19	104	172.8	5.361	100	160.8	5.258	118	170.9	5.030	124	159.3	4.880
20	126	172.8	6.093	130	160.5	4.862	116	170.8	5.674	129	158.2	4.562
21	103	172.5	6.264	131	160.7	5.457	139	170.1	5.529	136	158.9	4.923
22	111	171.3	5.155	143	160.1	5.171	119	170.4	5.600	106	159.8	5.479

表 6－2　7～22 岁汉族学生体重样本数、均数、标准差　(kg)

年龄	城市男生			城市女生			乡村男生			乡村女生		
(岁)	n	$\bar{x}$	s	n	$\bar{x}$	s	n	$\bar{x}$	s	n	$\bar{x}$	s
7	187	26.2	5.445	187	24.4	4.171	187	25.1	4.220	173	22.8	3.308
8	186	29.2	6.474	188	26.8	5.700	185	27.4	4.761	189	25.8	3.630
9	206	32.0	7.408	187	29.9	6.075	187	30.4	6.200	171	28.6	4.533
10	189	36.6	8.724	190	33.1	6.721	191	33.4	6.648	190	32.4	5.775
11	181	39.8	9.274	187	37.7	7.654	187	37.3	7.504	191	36.0	6.738
12	188	44.5	10.451	189	42.2	8.980	187	40.4	9.547	185	40.6	7.541
13	185	49.1	9.990	185	45.9	8.108	183	46.8	9.410	190	44.8	7.536
14	181	53.3	10.745	182	48.3	7.337	184	51.7	10.700	187	47.5	6.989
15	187	56.8	11.605	187	50.2	6.450	186	53.6	9.860	190	48.4	6.071
16	189	59.3	9.689	186	52.2	8.018	190	56.6	7.710	190	50.1	5.626
17	183	61.1	9.769	182	51.8	7.845	186	58.1	8.058	173	50.4	5.577
18	186	62.3	9.413	184	51.0	5.651	188	59.3	7.693	189	50.5	5.846
19	104	64.0	9.106	100	52.5	6.603	118	59.3	7.107	124	51.4	5.726
20	126	62.9	8.741	130	52.0	5.957	116	60.7	6.480	129	49.9	5.569
21	103	64.1	9.388	131	51.5	6.765	139	59.7	6.438	136	50.9	6.041
22	111	63.6	10.017	143	51.2	6.678	119	59.2	6.970	106	50.5	5.416

表 6-3 7～22 岁汉族学生 BMI 样本数、平均数、标准差 (kg/m²)

年龄	城市男生			城市女生			乡村男生			乡村女生		
(岁)	n	$\bar{x}$	s	n	$\bar{x}$	s	n	$\bar{x}$	s	n	$\bar{x}$	s
7	187	16.3	2.400	187	15.5	1.946	187	15.9	1.988	173	15.1	1.450
8	186	16.9	2.730	188	15.8	2.468	185	16.3	2.241	189	15.7	1.841
9	206	17.2	3.094	187	16.2	2.374	187	16.7	2.574	171	15.9	1.900
10	189	18.1	3.234	190	16.5	2.429	191	17.1	2.647	190	16.4	2.114
11	181	18.5	3.144	187	17.2	2.489	187	17.7	2.720	191	16.9	2.395
12	188	19.1	3.345	189	18.2	3.014	187	17.9	3.052	185	17.6	2.438
13	185	19.3	3.080	185	18.7	2.656	183	18.5	2.767	190	18.5	2.695
14	181	19.7	3.064	182	19.5	2.531	184	19.2	3.094	187	19.3	2.477
15	187	20.0	3.709	187	20.0	2.258	186	19.1	2.875	190	19.6	2.276
16	189	20.5	2.985	186	20.6	2.704	190	19.7	2.462	190	20.2	2.206
17	183	20.9	2.883	182	20.7	2.684	186	20.2	2.405	173	20.2	2.125
18	186	21.4	3.011	184	20.2	2.021	188	20.5	2.328	189	20.3	2.148
19	104	21.4	2.868	100	20.3	2.257	118	20.3	2.265	124	20.2	2.166
20	126	21.1	2.803	130	20.2	2.125	116	20.8	2.130	129	20.0	2.161
21	103	21.5	2.510	131	19.9	2.504	139	20.6	2.082	136	20.2	2.100
22	111	21.7	3.039	143	19.9	2.126	120	20.4	2.382	106	19.8	1.912

表 6-4 7～22 岁汉族学生胸围样本数、均数、标准差 (cm)

年龄	城市男生			城市女生			乡村男生			乡村女生		
(岁)	n	$\bar{x}$	s	n	$\bar{x}$	s	n	$\bar{x}$	s	n	$\bar{x}$	s
7	187	60.8	5.267	187	58.5	4.367	187	59.5	4.616	173	56.6	3.310
8	186	63.4	6.211	188	60.1	5.975	185	61.5	5.357	189	59.1	4.023
9	206	65.2	6.778	187	63.0	6.235	187	63.9	6.176	171	61.3	4.590
10	189	68.8	7.947	190	65.1	6.234	191	66.4	6.546	190	64.3	5.706
11	181	71.0	7.508	187	69.0	6.868	187	69.3	6.486	191	67.3	6.307
12	188	73.5	8.225	189	72.6	7.609	187	70.8	7.199	185	71.5	7.093
13	185	75.8	7.464	185	75.5	6.839	183	74.9	6.632	190	75.3	7.037
14	181	78.6	7.553	182	77.5	6.266	184	78.2	7.949	187	78.4	6.139
15	187	81.8	7.800	187	79.8	5.514	186	79.8	6.502	190	79.4	5.912
16	189	82.7	6.565	186	81.3	6.523	190	82.0	5.537	190	81.2	5.382
17	183	84.1	6.390	182	81.0	6.396	186	83.2	5.348	173	81.3	5.303
18	186	85.1	5.960	184	81.3	4.588	188	84.0	5.038	189	81.9	5.360
19	104	89.2	6.367	100	84.2	5.752	118	86.0	4.646	124	83.2	5.023
20	126	88.1	5.886	130	83.7	5.384	116	87.2	4.664	129	82.0	5.662
21	103	89.3	5.830	131	83.1	5.991	139	86.8	4.576	136	83.1	5.517
22	111	89.7	6.026	143	83.4	5.826	119	86.1	4.998	106	82.0	5.063

表6-5 7～22岁汉族学生腰围样本数、均数、标准差 (cm)

年龄	城市男生			城市女生			乡村男生			乡村女生		
(岁)	n	$\bar{x}$	s	n	$\bar{x}$	s	n	$\bar{x}$	s	n	$\bar{x}$	s
7	187	56.1	6.723	187	53.3	5.161	187	53.9	5.739	173	51.1	3.638
8	186	58.5	7.361	188	55.3	6.328	185	55.9	6.348	189	54.0	4.874
9	206	59.5	8.181	187	57.5	6.401	187	58.0	7.104	171	55.9	4.667
10	189	63.5	9.246	190	58.6	6.430	189	60.3	7.516	190	57.6	6.076
11	181	64.9	8.689	187	60.5	6.793	187	62.5	7.968	191	59.6	6.878
12	188	66.7	9.631	189	63.3	7.491	187	63.5	9.013	185	61.7	6.842
13	185	67.2	8.513	185	64.4	6.611	183	65.9	7.153	190	65.2	6.875
14	181	68.0	8.217	182	66.2	6.133	184	67.6	8.334	187	67.3	5.717
15	187	69.8	9.170	187	67.4	5.602	186	68.2	7.684	190	68.0	6.063
16	189	70.6	7.517	186	68.8	7.034	190	68.9	5.787	190	68.2	5.672
17	183	71.7	7.324	182	69.2	6.976	186	70.0	6.359	173	68.2	5.583
18	186	73.0	7.145	184	68.6	5.464	188	70.8	6.098	189	68.6	5.948
19	104	74.4	7.380	100	68.2	5.893	118	71.8	5.702	124	67.9	4.896
20	126	74.0	7.079	130	68.3	6.796	116	72.0	5.348	129	67.1	5.428
21	103	75.6	7.418	131	67.9	5.412	139	72.5	5.683	136	68.4	5.666
22	111	76.4	8.083	143	68.1	5.663	119	72.6	6.044	106	67.5	4.828

表6-6 7～22岁汉族学生腰高比样本数、中位数

年龄	城市男生		城市女生		乡村男生		乡村女生	
(岁)	n	M	n	M	n	M	n	M
7	187	0.434	187	0.420	187	0.424	173	0.415
8	186	0.435	188	0.417	185	0.418	189	0.419
9	206	0.428	187	0.417	187	0.422	171	0.412
10	189	0.434	190	0.412	189	0.421	190	0.404
11	181	0.431	187	0.401	187	0.419	191	0.398
12	188	0.427	189	0.411	187	0.408	185	0.399
13	185	0.413	185	0.406	183	0.411	190	0.413
14	181	0.406	182	0.416	184	0.403	187	0.429
15	187	0.398	187	0.420	186	0.400	190	0.427
16	189	0.406	186	0.424	190	0.403	190	0.431
17	183	0.412	182	0.427	186	0.407	173	0.430
18	186	0.417	184	0.429	188	0.413	189	0.432
19	104	0.424	100	0.417	118	0.418	124	0.422
20	126	0.420	130	0.427	116	0.422	129	0.421
21	103	0.435	131	0.416	139	0.423	136	0.426
22	111	0.438	143	0.419	120	0.422	106	0.415

表 6－7　7～22 岁汉族学生臂围样本数、均数、标准差 (cm)

年龄(岁)	城市男生			城市女生			乡村男生			乡村女生		
	n	$\bar{x}$	s	n	$\bar{x}$	s	n	$\bar{x}$	s	n	$\bar{x}$	s
7	187	64.9	6.166	187	64.5	5.139	187	63.2	4.795	173	61.8	3.864
8	186	67.4	6.434	188	66.0	5.786	185	65.6	5.165	189	64.9	4.458
9	206	70.0	7.157	187	69.2	6.051	187	68.3	6.175	171	67.7	4.938
10	189	73.8	7.558	190	71.8	6.521	191	70.7	6.224	190	70.7	5.466
11	181	75.8	7.631	187	75.6	6.861	187	73.9	6.419	191	74.7	5.956
12	188	78.3	7.609	189	79.7	7.509	187	76.2	7.159	185	78.6	6.323
13	185	81.2	7.410	185	82.9	6.214	183	80.7	6.579	190	83.0	6.269
14	181	83.9	6.906	182	84.8	5.766	184	83.5	6.807	187	84.7	5.710
15	187	86.2	7.200	187	86.5	5.104	186	85.1	6.058	190	86.0	4.732
16	189	87.5	6.111	186	87.8	5.472	190	86.5	5.052	190	86.9	4.644
17	183	88.4	6.077	182	87.5	5.845	186	87.4	5.147	173	87.4	4.468
18	186	89.4	5.693	184	87.1	4.418	188	87.8	4.945	189	87.3	4.464
19	104	90.8	5.088	100	89.1	4.854	118	88.7	4.454	124	88.3	4.138
20	126	90.5	5.383	130	88.8	4.369	116	89.1	4.182	129	87.4	3.975
21	103	91.5	5.265	131	88.5	4.560	139	88.8	4.172	136	87.9	4.141
22	111	91.3	5.747	143	88.4	4.559	119	88.8	4.505	106	88.0	3.869

表 6－8　7～22 岁汉族学生 50 m 样本数、均数、标准差 (s)

年龄(岁)	城市男生			城市女生			乡村男生			乡村女生		
	n	$\bar{x}$	s	n	$\bar{x}$	s	n	$\bar{x}$	s	n	$\bar{x}$	s
7	187	11.21	0.995	187	11.83	1.123	187	10.81	0.826	173	11.55	1.039
8	185	10.76	0.805	188	11.28	0.893	185	10.5	0.959	189	11.16	1.138
9	206	10.22	0.867	187	10.78	0.871	187	10.14	0.972	171	10.65	1.052
10	189	10.03	0.902	190	10.44	0.867	191	9.99	1.191	190	10.4	1.138
11	181	9.81	0.972	187	10.09	0.859	187	9.52	0.970	191	9.99	0.865
12	188	9.43	0.922	189	10.06	0.922	187	9.17	0.770	185	9.93	0.785
13	185	8.77	0.847	185	9.74	0.963	183	8.88	0.728	189	10.2	0.953
14	181	8.54	0.847	182	9.88	0.967	184	8.73	0.852	187	10.03	0.975
15	187	8.22	0.746	187	9.98	0.904	186	8.44	0.633	190	10.1	0.876
16	189	8.26	1.192	186	9.99	0.917	190	8.1	0.715	190	9.9	0.887
17	183	7.8	0.605	182	9.8	0.900	186	8.0	0.599	173	9.8	0.888
18	186	7.7	0.490	184	9.4	0.781	188	7.8	0.598	189	9.9	1.010
19	104	7.4	0.539	100	9.5	0.806	118	7.4	0.422	124	9.5	0.685
20	126	7.4	0.526	130	9.6	0.653	116	7.4	0.480	129	9.5	0.741
21	103	7.4	0.462	131	9.5	0.569	139	7.4	0.446	136	9.7	0.669
22	111	7.5	0.483	143	9.4	0.633	119	7.5	0.455	106	9.7	0.762

表6-9　7～22岁汉族学生立定跳远样本数、均数、标准差　(cm)

年龄	城市男生			城市女生			乡村男生			乡村女生		
(岁)	n	$\bar{x}$	s	n	$\bar{x}$	s	n	$\bar{x}$	s	n	$\bar{x}$	s
7	187	118.8	18.015	187	111.0	15.033	187	129.8	20.153	173	116.3	16.300
8	185	133.5	17.321	188	122.3	15.418	185	135.6	20.071	189	123.2	20.471
9	206	139.3	18.686	187	129.2	16.637	187	143.1	19.814	171	134.6	17.099
10	189	149.1	18.924	190	139.5	17.630	191	152.2	21.434	190	140.4	18.665
11	181	160.0	18.609	187	146.2	17.863	187	161.2	21.946	191	150.5	20.459
12	188	169.7	22.394	189	152.9	17.148	187	173.7	21.083	185	153.5	20.283
13	185	185.4	22.790	185	161.5	18.239	183	191.2	23.819	189	159.1	19.300
14	181	197.9	23.427	182	158.8	18.628	184	204.3	24.863	187	164.6	18.090
15	187	213.1	22.592	187	166.7	18.247	186	214.7	23.645	190	164.5	20.226
16	189	220.1	19.487	186	164.8	16.487	190	225.1	19.291	190	165.0	16.962
17	183	225.8	20.165	182	167.6	16.939	186	227.3	21.139	173	168.0	16.532
18	186	226.5	19.382	184	169.5	17.034	188	231.7	20.903	189	168.1	19.031
19	104	221.8	22.288	100	153.5	16.351	118	220.5	21.684	124	158.2	16.801
20	126	223.2	19.194	130	154.0	18.634	116	223.3	17.732	129	157.4	16.519
21	103	222.2	20.023	131	156.4	18.586	139	220.2	17.939	136	156.5	16.878
22	111	214.8	20.500	143	155.5	20.420	119	217.5	18.500	106	155.7	18.865

表6-10　7～22岁汉族学生握力样本数、均数、标准差　(kg)

年龄	城市男生			城市女生			乡村男生			乡村女生		
(岁)	n	$\bar{x}$	s	n	$\bar{x}$	s	n	$\bar{x}$	s	n	$\bar{x}$	s
7	187	9.9	2.474	187	9.1	2.161	187	10.7	2.214	173	9.4	2.055
8	185	12.0	2.585	188	10.4	2.638	185	12.5	2.566	189	10.8	2.591
9	206	14.0	2.972	187	12.3	2.723	187	14.2	2.985	171	12.9	2.484
10	189	17.0	3.545	190	14.4	3.326	191	16.6	3.354	190	15.3	3.179
11	181	19.1	3.585	187	17.5	3.877	187	19.0	3.891	191	17.9	3.538
12	188	22.9	5.380	189	20.2	4.270	187	22.7	5.553	185	20.6	4.239
13	185	27.8	6.831	185	23.0	4.367	183	29.5	6.805	190	24.0	4.485
14	181	34.2	6.764	182	24.6	4.342	184	34.2	7.033	187	25.2	4.232
15	187	38.8	6.814	187	26.2	4.283	186	38.9	7.581	190	26.2	4.617
16	189	41.4	6.360	186	27.6	5.084	190	43.3	6.122	190	27.5	4.067
17	183	44.0	6.420	182	27.7	4.036	186	44.5	6.046	173	28.0	5.136
18	186	45.1	6.580	184	28.3	4.347	188	45.6	6.102	189	28.4	4.825
19	104	46.3	6.970	100	27.6	4.591	118	46.4	5.880	124	28.8	4.165
20	126	46.3	6.020	130	27.4	4.313	116	46.5	5.878	129	29.0	4.276
21	103	46.6	6.100	131	27.8	4.605	139	45.8	5.686	136	28.5	3.937
22	111	46.3	5.826	143	28.5	4.551	119	45.9	5.227	106	29.0	4.220

表 6-11 7～22 岁汉族学生 50 m×8 往返跑/800 m 跑(女)/1 000 m 跑(男)样本数、均数、标准差 (s)

年龄	城市男生			城市女生			乡村男生			乡村女生		
(岁)	n	$\bar{x}$	s	n	$\bar{x}$	s	n	$\bar{x}$	s	n	$\bar{x}$	s
7	187	136.3	11.947	187	140.4	10.674	187	131.1	11.421	173	137.2	10.990
8	186	133.1	15.238	188	134.4	10.042	185	129.7	14.001	189	133.3	9.942
9	206	127.0	11.234	187	131.0	10.282	187	126.4	12.129	171	130.8	11.018
10	189	123.3	11.408	190	129.2	12.110	191	119.9	10.995	190	127.3	11.496
11	181	124.1	16.153	187	122.8	11.944	187	117.3	10.796	191	121.8	9.877
12	188	120.2	14.124	189	123.6	11.467	187	114.0	10.113	185	122.9	11.099
13	185	289.0	41.326	185	251.1	32.708	183	295.8	43.754	190	267.8	24.456
14	181	273.6	32.207	182	261.1	33.137	184	283.8	40.617	187	264.2	28.301
15	187	267.6	32.649	187	247.5	26.083	186	277.1	37.996	190	265.6	25.879
16	189	257.8	26.065	186	248.7	24.672	190	263.3	29.645	190	252.2	22.242
17	183	258.8	25.665	182	252.9	27.089	186	254.6	21.396	173	257.8	26.404
18	186	253.2	27.188	184	248.9	27.293	188	253.3	23.991	189	252.7	25.306
19	104	269.3	26.867	100	265.7	22.983	118	262.9	26.269	124	260.2	20.785
20	126	265.1	26.170	130	271.1	25.809	116	259.4	21.529	129	258.4	20.646
21	103	268.9	25.900	131	265.9	20.524	139	261.3	21.835	136	264.7	22.998
22	111	274.5	23.924	143	267.7	19.842	119	272.1	30.219	106	260.4	21.675

表 6-12 7～22 岁汉族学生坐位体前屈样本数、均数、标准差 (cm)

年龄	城市男生			城市女生			乡村男生			乡村女生		
(岁)	n	$\bar{x}$	s	n	$\bar{x}$	s	n	$\bar{x}$	s	n	$\bar{x}$	s
7	187	7.6	4.624	187	11.3	5.087	187	8.7	5.043	173	12.3	4.525
8	185	7.9	4.242	188	10.8	5.120	185	8.4	4.695	189	10.6	4.681
9	206	7.2	4.686	187	11.2	4.688	187	8.5	4.682	171	10.3	4.520
10	189	6.7	4.134	190	10.1	5.717	191	8.5	4.841	190	10.1	4.801
11	181	5.3	6.228	187	10.4	5.887	187	7.9	5.159	191	10.5	5.100
12	188	5.8	6.466	189	9.7	5.730	187	8.1	5.050	185	9.7	6.597
13	185	6.9	6.487	185	10.8	6.173	183	8.3	5.219	189	10.0	6.351
14	181	8.9	6.083	182	12.1	6.090	184	9.9	5.476	187	12.2	5.438
15	187	10.0	6.667	187	12.0	6.840	186	10.5	6.123	190	11.6	6.751
16	189	11.8	6.289	186	12.4	7.135	190	12.1	6.764	190	12.6	6.476
17	183	11.2	7.087	182	13.9	6.453	186	12.6	6.348	173	12.9	7.027
18	186	12.6	7.196	184	14.5	6.392	188	13.2	6.346	189	14.3	6.089
19	104	11.9	6.582	100	13.7	6.068	118	12.5	5.805	124	15.7	5.710
20	126	11.3	6.133	130	14.9	6.283	116	12.9	6.635	129	15.1	6.340
21	103	11.0	6.528	131	15.0	6.290	139	12.3	6.956	136	14.1	6.734
22	111	10.9	5.841	143	13.7	6.560	119	11.9	6.621	106	15.0	6.584

表6-13 7～22岁汉族学生1 min仰卧起坐/斜身引体/引体向上样本数、均数、标准差 (次/分)

年龄(岁)	城市男生			城市女生			乡村男生			乡村女生		
	n	$\bar{x}$	s	n	$\bar{x}$	s	n	$\bar{x}$	s	n	$\bar{x}$	s
7	187	18.9	13.103	187	14.9	10.661	187	22.1	15.832	173	12.9	10.131
8	185	21.3	13.791	188	18.8	11.449	185	28.4	21.029	189	15.3	9.376
9	206	21.2	15.992	187	20.0	9.861	187	28.9	19.558	171	16.6	10.275
10	189	27.2	18.161	190	18.7	11.490	191	30.7	17.184	190	18.2	10.026
11	181	28.2	18.436	187	23.4	10.614	187	32.0	18.830	191	19.0	9.260
12	188	29.1	18.149	189	21.7	10.241	187	31.8	19.380	185	19.0	9.013
13	185	1.5	2.051	185	24.1	9.612	183	2.6	2.731	190	19.1	9.317
14	181	2.3	2.176	182	23.9	9.809	184	2.9	2.531	187	18.9	8.461
15	187	3.5	3.163	187	20.6	8.359	186	3.1	2.888	190	20.1	8.693
16	189	3.6	3.032	186	21.6	8.806	190	4.2	3.104	190	21.3	8.908
17	183	4.3	3.048	182	22.4	9.095	186	4.4	3.349	173	20.3	9.381
18	186	4.3	3.297	184	23.7	9.711	188	5.2	3.340	189	20.5	8.585
19	104	2.8	2.599	100	25.4	9.690	118	4.2	3.053	124	21.8	7.573
20	126	3.1	2.643	130	25.7	7.172	116	4.4	3.637	129	22.3	8.036
21	103	3.1	2.601	131	26.8	6.450	139	3.9	4.570	136	21.5	7.642
22	111	4.0	2.833	143	27.2	6.689	119	3.7	3.143	106	23.8	6.437

表6-14 7～22岁城市汉族男生身高百分位数 (cm)

年龄(岁)	P_3	P_5	P_{10}	P_{25}	P_{50}	P_{75}	P_{90}	P_{95}	P_{97}
7	115.0	117.2	119.2	122.7	126.3	129.8	133.4	135.5	137.6
8	120.6	121.7	123.9	126.7	131.2	134.4	137.6	140.5	141.5
9	124.2	125.8	128.0	131.4	135.1	140.3	144.6	147.8	149.7
10	129.6	130.7	132.4	136.7	141.2	145.9	149.8	154.1	154.9
11	130.8	132.7	134.8	140.6	146.3	151.6	155.9	159.0	160.2
12	137.5	139.3	141.0	145.5	151.1	158.0	162.3	167.4	169.2
13	142.3	143.7	148.9	153.9	159.8	164.7	170.3	172.1	174.2
14	149.9	151.0	154.4	159.8	164.3	168.6	173.6	176.5	179.3
15	156.8	158.3	160.7	164.6	168.4	172.5	175.1	177.0	177.9
16	158.6	160.3	162.9	166.2	169.5	173.4	178.5	180.3	182.3
17	160.6	162.5	164.1	167.2	170.7	174.5	177.6	180.9	182.8
18	160.5	161.0	163.4	166.3	170.6	175.0	179.1	181.2	182.6
19	163.9	164.6	165.9	168.1	172.4	177.2	181.1	181.7	182.4
20	159.9	162.1	165.9	168.9	172.9	176.4	181.7	183.7	184.7
21	158.1	162.1	164.6	169.3	172.2	176.6	179.4	182.8	183.4
22	162.3	163.2	164.7	167.7	171.0	173.7	179.0	180.4	181.6

表 6－15 7～22 岁乡村汉族男生身高百分位数 (cm)

年龄(岁)	P_3	P_5	P_{10}	P_{25}	P_{50}	P_{75}	P_{90}	P_{95}	P_{97}
7	115.8	118.0	120.0	122.0	125.0	128.7	132.0	133.4	135.0
8	118.2	119.8	122.7	126.0	129.4	132.9	135.6	138.3	139.8
9	124.6	125.3	128.0	130.5	135.0	138.4	141.3	143.2	145.5
10	127.5	129.8	132.2	135.6	139.7	142.8	146.2	148.4	149.0
11	133.0	134.0	136.4	140.4	144.5	148.9	152.7	155.2	158.4
12	135.6	137.4	140.0	144.1	149.2	155.0	160.4	162.7	164.5
13	142.7	144.1	147.0	153.6	159.0	164.3	168.0	170.2	170.6
14	148.6	151.1	152.9	158.3	165.3	169.0	171.2	174.0	175.8
15	153.9	156.4	158.9	163.9	167.0	171.3	175.6	178.1	179.0
16	158.4	159.4	162.1	165.0	169.8	173.9	177.2	178.9	180.6
17	157.7	160.0	161.6	165.5	169.4	173.7	176.2	177.6	179.6
18	160.3	161.3	163.0	166.4	169.9	173.4	177.9	180.7	181.4
19	161.9	163.1	164.8	167.4	170.5	174.3	176.9	177.9	181.4
20	159.9	161.8	163.2	166.9	171.3	175.3	177.6	179.3	180.6
21	159.6	160.7	163.0	166.5	170.1	174.5	178.1	179.9	180.7
22	158.9	160.4	164.2	166.8	170.5	173.6	176.5	179.3	184.8

表 6－16 7～22 岁汉族男生身高百分位数 (cm)

年龄(岁)	P_3	P_5	P_{10}	P_{25}	P_{50}	P_{75}	P_{90}	P_{95}	P_{97}
7	115.5	117.9	119.6	122.3	125.6	129.4	132.6	134.4	135.9
8	119.4	121.2	123.5	126.5	130.3	134.0	136.7	139.5	140.5
9	124.5	125.5	128.0	131.1	135.0	139.1	143.1	146.0	148.3
10	128.9	130.3	132.2	136.0	140.5	144.1	147.8	151.1	154.1
11	132.2	133.5	135.8	140.5	145.4	150.2	154.3	158.3	159.0
12	136.8	137.9	140.9	145.0	150.0	157.0	161.5	164.6	167.8
13	142.5	144.0	147.6	153.7	159.4	164.4	169.1	171.3	172.1
14	149.8	151.1	153.5	159.0	164.8	168.9	172.2	175.5	176.6
15	155.0	157.9	159.5	164.0	167.7	172.0	175.5	177.5	178.6
16	158.6	159.8	162.5	165.8	169.5	173.5	177.5	179.7	181.9
17	160.0	160.8	162.7	166.3	170.0	174.0	176.7	178.8	181.0
18	160.5	161.0	163.1	166.4	170.1	174.2	178.8	180.8	181.9
19	163.1	163.9	165.5	167.8	171.1	175.4	178.4	181.4	181.9
20	160.4	161.9	163.7	167.5	172.1	175.9	179.0	182.5	183.7
21	159.4	161.1	163.3	167.3	171.2	174.6	178.5	180.7	182.3
22	160.4	162.6	164.3	167.3	170.6	173.6	178.0	180.1	181.8

表 6 - 17　7～22 岁城市汉族女生身高百分位数　(cm)

年龄(岁)	P_3	P_5	P_{10}	P_{25}	P_{50}	P_{75}	P_{90}	P_{95}	P_{97}
7	114.8	116.8	117.9	122.0	125.6	128.6	132.1	133.8	134.6
8	118.7	119.5	121.1	125.5	130.4	134.5	136.8	138.8	140.6
9	123.7	124.2	126.7	131.3	136.0	139.6	143.6	146.5	147.8
10	127.2	129.6	132.0	136.7	140.8	146.1	149.7	152.5	157.1
11	134.3	135.0	139.0	142.4	147.1	152.0	157.2	159.9	162.1
12	138.8	140.5	143.3	146.9	151.9	156.4	161.1	162.8	164.2
13	144.3	145.3	149.1	152.3	157.2	159.8	163.8	165.8	166.6
14	146.2	148.1	150.1	153.4	157.6	160.9	164.5	166.4	166.8
15	149.3	150.6	152.8	155.3	158.0	162.0	165.5	167.2	167.6
16	150.5	151.1	152.1	155.7	158.8	162.9	166.0	168.4	169.3
17	147.2	149.0	151.6	155.0	158.3	161.6	164.7	166.8	168.6
18	148.7	150.5	152.4	155.9	158.9	162.2	165.4	168.4	169.1
19	150.8	151.4	153.9	158.1	161.3	163.8	166.5	168.4	171.9
20	150.8	152.5	154.9	156.9	160.2	164.1	166.6	169.0	170.3
21	151.6	152.5	154.2	157.3	159.8	164.7	167.9	170.6	171.4
22	151.3	152.3	153.9	156.2	160.1	163.5	167.5	168.7	170.6

表 6 - 18　7～22 岁乡村汉族女生身高百分位数　(cm)

年龄(岁)	P_3	P_5	P_{10}	P_{25}	P_{50}	P_{75}	P_{90}	P_{95}	P_{97}
7	114.1	115.5	116.4	118.8	122.5	127.0	129.5	131.3	133.0
8	117.2	119.7	122.1	124.8	127.9	131.4	134.5	136.4	137.8
9	122.5	123.8	126.8	130.5	133.8	137.2	140.5	143.1	145.7
10	127.1	130.1	131.3	135.5	140.1	144.9	148.6	151.6	156.1
11	131.5	135.4	137.4	142.0	145.7	149.9	153.3	155.2	157.3
12	138.2	139.5	141.4	147.1	152.2	156.3	158.8	161.4	163.5
13	145.6	146.8	148.1	151.9	155.1	158.7	162.6	164.8	165.7
14	147.1	148.4	149.5	152.4	156.0	160.4	163.7	165.4	167.9
15	148.2	148.9	151.0	153.5	157.3	160.5	163.1	165.0	166.1
16	148.2	149.6	150.6	153.7	157.1	161.2	164.5	166.2	167.7
17	149.5	150.2	152.2	154.4	157.6	161.1	164.3	166.9	168.4
18	148.3	149.3	150.6	154.4	158.0	161.7	163.5	165.1	165.9
19	150.3	151.0	153.3	156.3	158.8	162.9	166.1	168.1	169.2
20	149.4	150.4	152.0	155.1	158.0	161.8	164.0	165.4	166.3
21	150.3	150.8	152.3	155.9	158.4	162.0	165.3	166.6	167.6
22	150.3	150.8	153.0	156.7	159.6	163.1	166.8	170.4	171.3

表 6-19 7～22 岁汉族女生身高百分位数 (cm)

年龄(岁)	P_3	P_5	P_{10}	P_{25}	P_{50}	P_{75}	P_{90}	P_{95}	P_{97}
7	114.8	115.7	117.0	120.2	124.3	127.9	131.0	133.0	134.3
8	117.9	119.6	122.0	125.1	129.1	133.0	136.1	137.6	139.5
9	123.5	124.2	126.8	130.9	135.0	138.8	142.0	145.0	146.9
10	127.5	129.9	131.8	136.1	140.4	145.6	148.9	152.0	156.3
11	133.6	135.2	137.8	142.2	146.8	150.8	155.0	157.5	160.3
12	138.6	139.9	142.5	147.1	152.1	156.3	159.8	162.5	163.9
13	145.2	146.1	148.4	152.2	156.1	159.4	163.7	165.3	166.2
14	146.7	148.4	149.8	152.9	156.8	160.7	164.1	166.1	167.5
15	148.5	149.6	151.6	154.5	157.7	161.1	164.5	166.4	167.3
16	149.5	150.2	151.3	154.6	158.1	162.3	165.2	166.9	168.8
17	148.5	150.1	152.0	154.7	158.0	161.2	164.5	166.6	168.4
18	148.4	149.5	152.0	154.8	158.4	162.0	164.3	166.4	168.6
19	150.7	151.2	153.6	156.7	159.9	163.1	166.3	168.2	169.6
20	150.2	150.9	153.2	156.3	159.0	162.6	165.5	167.0	168.6
21	150.5	151.5	152.9	156.3	159.5	163.4	166.8	168.7	170.4
22	150.4	152.1	153.4	156.5	159.7	163.3	167.4	169.5	170.7

表 6-20 7～22 岁城市汉族男生体重百分位数 (kg)

年龄(岁)	P_3	P_5	P_{10}	P_{25}	P_{50}	P_{75}	P_{90}	P_{95}	P_{97}
7	19.2	19.9	20.7	22.4	25.0	28.7	33.1	37.8	40.2
8	21.2	22.0	23.0	24.7	27.6	31.8	38.6	43.4	46.8
9	22.3	22.9	24.5	26.9	30.6	34.7	42.7	48.1	50.7
10	24.5	25.4	26.9	30.5	34.2	41.1	49.7	54.9	59.3
11	24.7	25.9	29.1	33.0	38.6	45.2	51.5	55.4	60.6
12	28.9	29.7	32.3	37.0	43.0	50.2	57.3	62.9	66.1
13	31.5	34.3	37.5	42.0	47.4	56.1	62.8	69.4	71.6
14	37.9	39.9	41.0	46.3	51.6	58.0	66.3	73.7	75.9
15	38.3	42.5	45.1	49.4	54.6	61.6	71.5	81.0	90.0
16	45.6	46.3	48.2	52.7	58.0	63.4	73.6	77.8	83.6
17	45.9	47.6	50.8	54.4	58.9	67.1	73.8	81.7	85.4
18	47.0	48.2	51.3	55.6	60.7	68.2	73.1	76.9	84.6
19	48.6	49.9	51.9	57.2	63.3	70.5	75.5	79.5	81.7
20	48.0	49.2	51.8	57.1	62.1	67.8	75.3	79.1	81.3
21	50.6	51.7	52.5	56.5	63.1	70.5	74.3	78.8	83.9
22	50.2	51.3	52.7	56.4	62.9	68.2	73.6	81.8	91.0

表 6-21 7～22 岁乡村汉族男生体重百分位数 (kg)

年龄(岁)	P_3	P_5	P_{10}	P_{25}	P_{50}	P_{75}	P_{90}	P_{95}	P_{97}
7	19.0	19.6	20.8	22.4	24.3	27.1	29.9	34.0	35.4
8	21.1	21.7	22.6	24.1	26.4	29.1	33.5	38.2	39.3
9	22.9	23.5	24.4	26.4	28.8	32.5	38.5	42.6	48.5
10	24.2	24.7	26.0	29.4	32.0	36.3	42.0	46.2	52.6
11	27.5	28.1	29.0	31.5	36.4	41.7	46.4	53.2	55.8
12	29.0	29.6	31.1	33.3	38.1	44.9	52.3	56.7	65.6
13	32.4	34.0	36.0	40.5	45.1	51.3	59.2	64.4	68.4
14	37.1	38.3	40.2	44.0	50.5	56.5	64.5	71.6	78.2
15	40.9	41.5	43.9	47.6	51.5	57.6	66.1	73.8	83.5
16	44.2	45.6	47.2	51.3	56.0	60.9	67.9	70.6	71.4
17	45.4	46.4	48.6	52.3	56.9	62.6	69.4	73.2	75.5
18	46.7	47.9	49.7	54.2	58.9	63.6	68.4	70.9	73.8
19	48.4	49.2	50.7	53.9	58.4	63.5	68.3	71.3	76.2
20	50.9	51.6	52.0	55.9	60.0	64.4	69.9	73.4	76.2
21	48.4	50.5	52.7	55.1	58.9	63.4	67.6	71.0	74.9
22	47.1	48.8	51.3	54.2	59.0	63.4	68.5	72.0	76.0

表 6-22 7～22 岁汉族男生体重百分位数 (kg)

年龄(岁)	P_3	P_5	P_{10}	P_{25}	P_{50}	P_{75}	P_{90}	P_{95}	P_{97}
7	19.2	19.9	20.8	22.4	24.4	27.8	31.9	35.0	38.4
8	21.1	21.8	22.8	24.5	27.0	30.3	35.9	39.9	43.8
9	22.7	23.4	24.4	26.6	29.5	33.8	40.8	46.5	49.2
10	24.3	25.0	26.5	29.7	33.1	38.6	46.0	51.4	55.2
11	26.1	27.5	29.1	32.0	37.6	43.1	49.7	54.3	57.4
12	28.9	29.6	31.5	35.0	41.0	47.2	56.1	61.1	64.9
13	32.2	34.1	37.1	41.1	46.3	53.8	60.8	66.7	69.9
14	37.3	38.8	40.8	44.8	50.9	57.7	65.1	72.0	77.3
15	40.8	41.7	44.3	48.2	53.0	59.4	68.8	77.3	85.6
16	45.2	46.2	48.0	51.9	56.8	62.4	70.6	74.3	78.0
17	45.5	46.6	49.4	53.4	58.0	64.5	71.5	77.3	81.4
18	46.9	48.1	50.4	54.7	60.0	66.1	71.2	75.1	76.9
19	48.5	49.7	51.1	54.8	60.5	67.1	73.4	76.6	79.2
20	49.0	50.7	52.0	56.6	60.8	66.3	72.9	75.8	78.9
21	50.0	51.1	52.7	55.9	60.0	66.1	72.7	75.1	78.5
22	47.9	49.9	51.7	55.1	60.1	66.2	72.3	76.1	81.2

表 6-23 7～22 岁城市汉族女生体重百分位数 (kg)

年龄(岁)	P_3	P_5	P_{10}	P_{25}	P_{50}	P_{75}	P_{90}	P_{95}	P_{97}
7	18.1	19.2	20.3	21.8	23.7	26.1	30.0	32.9	35.5
8	19.4	19.8	21.0	22.7	25.5	28.8	34.9	38.7	42.3
9	21.5	22.4	23.8	25.6	29.0	32.8	37.4	41.0	43.8
10	23.0	24.1	25.5	28.2	32.2	36.9	42.8	47.2	48.7
11	26.7	27.1	29.2	32.0	36.7	42.7	47.0	52.6	55.6
12	29.7	30.4	32.1	35.2	40.6	47.4	56.3	59.5	61.4
13	31.9	33.1	36.4	40.8	45.7	49.3	55.4	60.9	65.1
14	35.4	37.5	39.4	42.8	48.0	52.8	59.0	62.0	63.0
15	40.3	41.6	43.2	45.8	49.3	53.5	59.5	62.3	65.5
16	41.3	42.2	44.0	46.8	51.1	54.9	64.3	67.4	69.7
17	41.6	42.1	43.3	47.3	50.6	54.7	63.0	67.1	69.3
18	41.8	42.8	44.0	46.6	50.6	54.7	58.8	61.0	62.3
19	40.7	41.5	45.3	48.6	51.3	55.9	62.0	64.9	67.6
20	41.3	42.9	45.0	48.5	50.9	54.9	59.9	63.6	64.4
21	40.2	41.8	43.5	47.4	50.6	55.2	59.9	64.8	68.0
22	41.3	41.8	43.8	46.5	50.6	54.0	60.2	64.0	65.7

表 6-24 7～22 岁乡村汉族女生体重百分位数 (kg)

年龄(岁)	P_3	P_5	P_{10}	P_{25}	P_{50}	P_{75}	P_{90}	P_{95}	P_{97}
7	18.2	18.4	18.9	20.4	22.6	24.3	26.9	29.8	31.8
8	19.8	20.2	21.5	23.1	25.4	28.1	30.4	32.0	35.2
9	21.3	22.1	23.3	25.3	28.1	31.7	35.8	36.8	37.8
10	23.6	24.6	26.0	27.8	31.6	36.3	41.0	43.0	44.0
11	24.9	26.4	28.7	31.5	35.0	39.2	45.0	49.2	50.5
12	28.0	28.9	30.5	35.0	40.4	45.3	49.6	52.9	58.9
13	32.2	33.6	36.2	39.3	43.8	49.2	55.7	60.0	62.1
14	35.5	37.9	39.5	43.0	46.6	51.0	56.8	61.1	62.4
15	39.2	39.8	41.1	44.1	47.7	51.4	56.4	60.0	63.6
16	40.5	41.7	43.0	46.1	49.3	54.3	57.9	60.1	61.5
17	40.2	40.9	43.7	46.3	50.1	54.2	58.0	59.9	61.9
18	40.7	41.9	43.7	46.8	49.7	54.0	57.5	62.1	64.1
19	42.7	43.4	44.9	47.5	50.3	54.9	60.5	63.7	64.3
20	41.3	42.2	43.0	45.9	49.3	53.0	57.7	61.9	62.5
21	40.2	42.1	43.9	47.1	49.9	54.9	59.6	60.6	65.1
22	40.8	41.8	43.9	46.9	50.3	53.4	57.8	59.2	59.5

表 6-25 7～22岁汉族女生体重百分位数 (kg)

年龄(岁)	P_3	P_5	P_{10}	P_{25}	P_{50}	P_{75}	P_{90}	P_{95}	P_{97}
7	18.2	18.5	19.4	21.1	23.1	25.2	28.6	31.1	33.1
8	19.6	20.0	21.4	22.9	25.4	28.4	32.2	35.9	37.5
9	21.4	22.3	23.5	25.6	28.5	32.3	36.5	38.5	40.9
10	23.5	24.4	25.7	28.1	31.7	36.6	41.6	44.1	47.3
11	25.7	27.0	28.9	31.6	35.7	41.3	46.0	50.2	54.0
12	28.7	29.8	31.3	35.2	40.6	46.2	52.7	57.5	60.4
13	32.2	33.2	36.3	40.2	44.8	49.2	55.4	60.0	63.8
14	35.7	37.9	39.5	42.9	47.2	51.8	57.9	61.4	62.7
15	39.5	40.5	42.0	45.0	48.5	52.5	57.9	61.4	63.6
16	40.9	42.2	43.5	46.6	50.2	54.6	59.5	64.6	66.0
17	40.9	41.8	43.5	46.6	50.4	54.5	59.4	63.8	66.0
18	41.6	42.5	44.0	46.8	50.1	54.3	58.2	61.8	63.4
19	41.4	43.1	45.0	47.7	50.8	55.3	61.2	63.9	64.9
20	41.5	42.5	44.0	47.1	50.2	54.3	59.2	62.4	63.6
21	40.2	42.2	43.6	47.3	50.3	54.9	59.6	62.5	65.9
22	41.1	41.9	44.0	46.5	50.4	53.7	58.5	62.6	64.8

表 6-26 7～22岁城市汉族男生BMI百分位数 (kg/m^2)

年龄(岁)	P_3	P_5	P_{10}	P_{25}	P_{50}	P_{75}	P_{90}	P_{95}	P_{97}
7	13.3	13.5	13.7	14.6	15.6	17.6	19.4	21.1	22.0
8	13.4	13.7	14.2	15.0	16.0	18.0	20.8	22.5	23.4
9	13.5	13.7	14.0	15.0	16.6	18.5	21.6	24.2	25.9
10	14.0	14.2	14.7	15.5	17.4	20.0	22.8	24.6	25.3
11	13.8	14.1	15.0	16.1	18.2	20.7	22.5	24.0	24.8
12	14.4	14.9	15.7	16.7	18.4	21.0	24.0	25.4	27.1
13	14.4	15.4	15.8	16.9	18.7	21.3	23.6	24.6	26.6
14	15.7	15.8	16.5	17.5	19.1	21.0	23.4	25.4	27.4
15	15.7	15.9	16.5	17.8	19.2	21.1	24.6	28.7	30.9
16	16.5	16.6	17.2	18.3	20.1	22.0	24.5	25.5	27.5
17	16.4	16.7	17.6	19.1	20.2	22.3	25.1	27.1	28.0
18	16.9	17.3	18.2	19.2	20.8	23.0	24.9	26.5	27.9
19	15.9	16.0	17.8	19.6	21.1	23.0	25.8	26.4	26.5
20	16.8	17.1	17.9	19.1	20.8	22.6	24.7	26.2	27.3
21	17.4	17.6	18.5	19.7	21.4	23.2	24.9	26.3	27.2
22	17.0	17.4	18.4	19.5	20.9	23.5	25.7	27.4	28.6

表 6-27 7～22 岁乡村汉族男生 BMI 百分位数 (kg/m²)

年龄(岁)	P_3	P_5	P_{10}	P_{25}	P_{50}	P_{75}	P_{90}	P_{95}	P_{97}
7	13.3	13.5	13.8	14.7	15.5	16.7	18.4	19.9	21.6
8	13.6	13.7	14.1	14.7	15.8	17.2	19.1	21.5	22.9
9	13.3	13.7	14.1	15.0	16.2	17.7	19.6	22.2	23.8
10	14.0	14.0	14.5	15.5	16.4	17.8	20.6	23.0	24.6
11	14.0	14.4	14.9	15.8	17.0	19.0	21.8	23.8	24.4
12	14.2	14.3	14.9	15.9	17.4	19.3	21.6	23.3	26.9
13	15.0	15.2	15.8	16.7	18.0	19.7	21.6	23.7	26.5
14	15.1	15.4	16.0	17.3	18.7	20.5	23.3	25.1	26.9
15	15.4	15.6	16.2	17.1	18.7	20.3	22.5	25.2	26.7
16	16.1	16.3	16.8	18.0	19.4	20.9	22.8	24.1	26.2
17	16.8	17.0	17.4	18.7	19.8	21.7	23.1	25.0	26.4
18	16.4	16.8	17.6	18.8	20.4	21.9	23.1	24.1	25.9
19	16.6	17.3	17.7	18.7	20.0	21.4	23.1	25.0	25.9
20	17.4	17.5	18.1	19.1	20.7	22.3	23.8	24.9	25.4
21	17.3	17.6	18.0	19.2	20.5	21.8	23.4	24.2	24.9
22	16.7	17.0	17.6	18.6	20.1	22.1	23.2	24.5	25.9

表 6-28 7～22 岁汉族男生 BMI 百分位数 (kg/m²)

年龄(岁)	P_3	P_5	P_{10}	P_{25}	P_{50}	P_{75}	P_{90}	P_{95}	P_{97}
7	13.3	13.5	13.8	14.6	15.6	17.1	19.0	20.8	21.7
8	13.5	13.7	14.2	14.9	16.0	17.5	20.2	22.2	23.2
9	13.3	13.7	14.0	15.0	16.4	18.2	20.6	23.1	25.4
10	14.0	14.1	14.6	15.5	16.7	19.2	22.1	24.0	25.0
11	13.9	14.3	15.0	15.9	17.4	19.9	22.0	23.8	24.6
12	14.3	14.5	15.2	16.2	17.9	19.8	23.0	24.6	26.9
13	15.0	15.3	15.8	16.8	18.3	20.7	23.0	24.5	26.4
14	15.3	15.6	16.2	17.4	18.9	20.7	23.4	25.4	26.9
15	15.5	15.8	16.4	17.4	18.9	20.7	23.5	26.2	29.1
16	16.2	16.5	16.9	18.1	19.7	21.5	23.7	25.2	26.7
17	16.5	16.9	17.6	18.9	20.1	21.9	23.9	26.3	27.4
18	16.7	17.0	17.9	19.0	20.6	22.4	24.2	25.9	26.8
19	16.0	17.1	17.8	19.2	20.7	22.2	24.6	26.1	26.4
20	16.9	17.4	18.0	19.1	20.8	22.5	24.4	25.4	26.0
21	17.4	17.6	18.3	19.4	20.7	22.3	24.1	25.1	26.6
22	17.0	17.1	17.8	19.1	20.3	22.7	24.5	26.3	27.6

表6-29 7～22岁城市汉族女生BMI百分位数 (kg/m²)

年龄(岁)	P_3	P_5	P_{10}	P_{25}	P_{50}	P_{75}	P_{90}	P_{95}	P_{97}
7	12.7	12.9	13.4	14.2	15.1	16.6	18.5	19.7	20.2
8	12.9	13.1	13.4	14.2	15.2	16.7	18.9	21.0	22.4
9	12.9	13.3	13.8	14.6	15.6	17.3	19.3	20.9	21.9
10	13.3	13.5	13.9	14.7	16.0	17.6	19.8	21.1	22.4
11	13.5	13.8	14.5	15.4	16.7	18.8	20.6	21.9	22.3
12	14.1	14.2	14.7	15.9	17.8	20.2	22.6	24.4	25.0
13	14.7	15.1	15.6	16.9	18.4	20.1	22.2	23.5	24.6
14	14.9	15.5	16.3	17.6	19.3	21.2	22.8	23.9	25.0
15	16.9	17.1	17.3	18.4	19.6	21.3	23.1	24.4	25.6
16	17.0	17.2	17.6	18.7	20.1	21.7	24.0	26.1	26.5
17	16.7	17.0	17.7	19.0	20.1	22.1	24.3	26.0	27.0
18	16.9	17.1	17.9	18.9	20.0	21.3	22.7	24.1	25.3
19	16.9	17.1	17.7	18.9	20.0	21.5	23.4	24.4	24.8
20	16.3	16.5	17.8	18.7	20.3	21.4	22.8	23.8	24.6
21	16.4	16.6	17.1	18.4	19.4	21.1	23.1	24.6	25.2
22	16.7	16.9	17.6	18.5	19.7	21.1	22.7	24.2	24.7

表6-30 7～22岁乡村汉族女生BMI百分位数 (kg/m²)

年龄(岁)	P_3	P_5	P_{10}	P_{25}	P_{50}	P_{75}	P_{90}	P_{95}	P_{97}
7	12.9	13.0	13.5	14.1	14.8	15.7	17.1	17.7	18.6
8	12.8	13.0	13.5	14.3	15.4	16.6	18.2	19.3	19.7
9	13.0	13.2	13.7	14.5	15.6	17.2	18.1	19.3	20.7
10	13.6	13.8	14.1	14.8	16.2	17.3	19.3	20.6	21.6
11	13.6	13.7	14.3	15.2	16.5	18.1	20.4	21.4	22.3
12	13.8	14.3	14.9	15.9	17.1	18.9	20.7	22.4	23.2
13	14.4	14.9	15.6	16.8	18.1	19.8	21.7	24.3	25.2
14	15.7	16.1	16.5	17.5	19.1	20.8	22.8	23.8	24.4
15	15.9	16.5	17.2	18.1	19.0	20.9	22.4	24.4	24.9
16	16.4	16.9	17.6	18.7	19.9	21.7	23.3	24.1	24.7
17	16.8	17.1	17.5	18.7	20.1	21.6	22.8	23.8	25.6
18	16.8	17.5	18.1	18.9	19.9	21.5	23.4	24.3	25.4
19	16.7	17.3	17.8	18.8	20.0	21.0	23.8	24.4	25.4
20	16.3	16.8	17.6	18.4	19.4	21.5	22.7	23.8	25.7
21	16.5	16.9	17.6	18.7	19.9	21.3	23.2	24.0	24.3
22	16.9	17.1	17.4	18.3	19.5	20.9	22.8	23.3	24.1

表 6 - 31　7～22 岁汉族女生 BMI 百分位数　(kg/m²)

年龄(岁)	P_3	P_5	P_{10}	P_{25}	P_{50}	P_{75}	P_{90}	P_{95}	P_{97}
7	12.8	13.0	13.5	14.1	14.9	16.2	17.5	18.9	19.8
8	12.9	13.0	13.4	14.2	15.3	16.6	18.5	19.7	21.1
9	13.0	13.3	13.8	14.6	15.6	17.2	18.9	20.2	21.2
10	13.4	13.7	14.0	14.8	16.0	17.5	19.4	20.6	21.8
11	13.6	13.8	14.4	15.2	16.6	18.4	20.4	21.6	22.2
12	14.0	14.3	14.8	15.9	17.5	19.3	21.6	23.3	24.7
13	14.6	14.9	15.6	16.8	18.2	19.9	22.1	23.6	24.7
14	15.4	15.9	16.4	17.6	19.2	21.1	22.8	23.7	24.5
15	16.4	16.9	17.3	18.2	19.3	21.1	22.8	24.3	25.1
16	16.6	17.0	17.6	18.7	20.0	21.7	23.6	24.7	26.1
17	16.8	17.0	17.6	18.8	20.1	21.7	23.4	25.5	26.3
18	16.9	17.4	18.0	18.9	19.9	21.4	23.1	24.2	25.2
19	16.9	17.2	17.7	18.8	20.0	21.3	23.6	24.4	24.9
20	16.3	16.8	17.6	18.5	20.0	21.4	22.7	23.6	24.9
21	16.4	16.8	17.3	18.6	19.6	21.3	23.2	24.1	24.7
22	16.8	16.9	17.5	18.4	19.6	21.0	22.8	23.6	24.3

表 6 - 32　7～22 岁城市汉族男生胸围百分位数　(cm)

年龄(岁)	P_3	P_5	P_{10}	P_{25}	P_{50}	P_{75}	P_{90}	P_{95}	P_{97}
7	53.9	54.5	55.2	57.0	59.7	63.6	68.5	70.3	75.1
8	56.2	56.7	57.7	59.4	61.2	66.0	73.0	76.3	79.0
9	56.5	57.0	58.5	60.5	63.3	67.7	75.1	80.5	81.6
10	58.8	59.3	60.2	63.0	66.7	73.0	81.0	86.3	88.8
11	59.5	60.0	61.8	65.5	70.3	76.3	80.7	83.6	87.3
12	61.0	62.2	64.0	67.1	72.0	78.2	84.3	88.0	91.7
13	63.1	64.9	66.5	70.7	75.5	79.9	86.0	90.4	92.8
14	68.5	68.8	70.0	74.0	77.6	82.0	88.0	92.1	95.6
15	69.9	71.7	74.2	77.0	80.5	84.7	91.0	98.6	104.0
16	72.5	74.0	75.6	78.0	82.1	86.3	91.1	94.7	96.8
17	74.8	76.0	76.8	79.7	83.5	87.5	92.5	96.4	100.2
18	76.2	77.2	79.0	81.0	84.5	88.1	91.9	95.1	99.2
19	78.6	79.0	80.8	84.8	89.3	92.8	97.8	101.6	103.6
20	78.1	79.6	81.1	84.5	87.5	91.1	95.9	98.7	100.4
21	79.6	80.8	82.4	84.5	88.9	93.0	96.8	101.0	101.5
22	80.0	81.4	82.8	85.3	89.0	94.2	97.3	102.2	103.3

表6-33 7～22岁乡村汉族男生胸围百分位数 (cm)

年龄(岁)	P_3	P_5	P_{10}	P_{25}	P_{50}	P_{75}	P_{90}	P_{95}	P_{97}
7	53.2	53.8	55.2	57.0	58.6	61.2	65.0	67.2	72.3
8	53.9	55.4	56.5	58.3	60.3	63.2	68.2	73.3	76.7
9	56.4	57.5	58.2	60.0	62.2	65.6	71.9	78.2	80.2
10	58.0	58.3	59.6	62.4	65.1	68.7	75.2	80.8	85.1
11	60.9	61.2	62.6	64.6	67.8	72.5	78.3	82.9	85.9
12	61.5	62.6	63.5	65.6	69.2	74.4	79.3	83.2	91.1
13	63.1	64.8	67.2	70.5	74.5	78.3	83.9	86.9	88.1
14	66.5	68.3	70.0	72.8	77.0	81.7	88.9	95.5	98.2
15	70.2	71.5	72.6	76.0	79.0	81.9	88.3	93.1	98.1
16	73.0	73.8	75.1	78.0	81.5	85.0	90.0	92.0	93.6
17	74.6	75.2	76.4	79.5	82.5	86.7	89.7	93.4	95.8
18	75.6	76.2	77.6	80.8	83.8	87.0	90.1	91.5	93.2
19	78.6	79.0	81.5	82.5	85.0	89.0	92.5	95.0	96.0
20	79.1	80.5	81.7	84.0	87.3	90.3	93.7	96.1	96.8
21	79.1	80.3	81.3	84.0	86.4	88.8	92.3	95.9	97.3
22	77.6	78.4	80.0	82.3	85.7	89.7	92.7	95.4	96.7

表6-34 7～22岁汉族男生胸围百分位数 (cm)

年龄(岁)	P_3	P_5	P_{10}	P_{25}	P_{50}	P_{75}	P_{90}	P_{95}	P_{97}
7	53.7	54.3	55.2	57.0	59.0	62.5	66.9	70.0	73.3
8	55.2	56.1	57.0	58.8	60.8	64.4	70.0	75.5	78.1
9	56.5	57.1	58.4	60.1	63.0	67.0	74.0	79.0	81.3
10	58.2	59.0	59.8	62.5	65.7	70.5	78.0	84.5	87.5
11	60.0	60.8	62.2	65.0	69.2	74.4	80.5	83.1	86.0
12	61.4	62.6	63.6	66.2	71.0	76.2	82.5	87.6	91.2
13	63.1	64.9	66.7	70.6	74.9	79.0	85.3	88.0	91.3
14	66.5	68.8	70.0	73.5	77.1	81.8	88.1	92.8	96.5
15	70.0	71.5	73.0	76.5	79.5	83.5	89.9	96.6	101.1
16	73.1	74.0	75.5	78.0	82.0	85.5	90.5	92.9	95.5
17	74.6	75.5	76.5	79.5	83.0	87.0	91.0	94.5	96.6
18	75.7	76.6	78.5	80.9	84.0	87.8	91.0	93.2	95.2
19	78.6	79.1	81.1	83.0	87.0	91.0	95.1	98.1	101.2
20	78.8	80.2	81.2	84.4	87.5	90.5	94.6	97.2	98.6
21	79.4	80.4	82.0	84.1	87.2	91.0	94.3	98.2	101.0
22	78.3	79.1	80.8	83.6	87.4	91.0	95.6	97.5	101.6

表 6－35 7～22 岁城市汉族女生胸围百分位数 (cm)

年龄(岁)	P_{3}	P_{5}	P_{10}	P_{25}	P_{50}	P_{75}	P_{90}	P_{95}	P_{97}
7	51.9	53.1	54.0	55.4	58.0	60.5	64.1	66.9	69.1
8	52.9	53.1	54.3	56.0	58.5	62.1	68.5	72.1	75.0
9	55.3	55.6	56.9	58.7	61.8	66.0	71.1	75.6	78.7
10	56.0	57.0	58.0	60.6	64.1	68.1	75.0	77.5	79.2
11	59.2	60.0	61.2	64.0	68.2	74.0	77.2	82.4	84.2
12	61.3	62.2	64.1	66.5	71.0	77.6	84.3	87.5	89.6
13	62.9	66.1	68.4	71.0	74.4	79.0	83.7	86.8	90.7
14	67.9	68.0	70.0	73.0	77.0	81.5	86.0	89.0	90.8
15	71.3	72.0	73.0	76.0	79.0	83.5	87.6	90.5	92.5
16	72.5	73.1	74.5	77.0	80.0	84.0	89.4	95.0	97.1
17	72.1	72.7	74.2	76.5	80.0	84.0	88.5	92.1	99.7
18	74.5	75.0	76.0	78.0	80.7	83.8	87.8	89.0	89.5
19	74.6	75.5	76.8	80.1	83.9	87.0	92.5	95.5	96.5
20	75.2	75.6	76.6	80.1	83.6	86.6	90.3	93.0	94.6
21	73.7	75.4	76.6	79.0	82.4	86.5	90.9	94.4	95.6
22	74.5	75.6	77.1	79.6	82.3	86.5	90.2	95.0	99.0

表 6－36 7～22 岁乡村汉族女生胸围百分位数 (cm)

年龄(岁)	P_{3}	P_{5}	P_{10}	P_{25}	P_{50}	P_{75}	P_{90}	P_{95}	P_{97}
7	51.3	52.0	53.0	54.5	56.0	58.1	60.9	63.2	64.9
8	52.0	53.8	54.5	56.5	58.5	61.0	64.0	66.5	68.7
9	54.0	54.6	56.0	58.0	61.0	63.8	67.0	70.5	71.0
10	56.4	56.8	57.9	60.2	63.5	67.1	72.6	76.0	77.3
11	57.2	58.0	60.0	63.6	66.0	70.6	76.1	80.2	83.0
12	59.2	60.5	63.5	66.5	70.5	75.8	80.5	85.3	87.9
13	63.9	65.3	66.3	70.5	74.3	79.0	85.0	89.4	92.1
14	68.1	69.1	71.0	74.1	77.5	82.1	88.0	90.0	90.2
15	69.6	70.3	73.2	75.7	79.0	82.1	86.7	92.0	92.9
16	72.0	73.2	75.0	77.4	80.8	84.6	88.1	90.1	92.6
17	71.2	72.4	74.2	77.5	81.3	85.0	87.3	89.0	90.4
18	73.3	74.4	76.0	78.0	81.0	85.3	88.5	90.5	92.7
19	73.4	76.1	77.4	80.0	82.5	86.5	89.8	91.3	94.7
20	74.0	74.8	76.0	78.2	81.0	86.0	89.5	93.0	96.6
21	73.5	74.0	76.0	79.5	83.0	87.2	89.8	93.7	95.1
22	73.4	74.8	75.6	78.0	81.5	85.6	88.3	90.5	93.8

表 6-37　7～22岁汉族女生胸围百分位数　(cm)

年龄(岁)	P_3	P_5	P_{10}	P_{25}	P_{50}	P_{75}	P_{90}	P_{95}	P_{97}
7	51.5	52.2	53.4	55.0	57.0	59.2	63.0	65.5	67.2
8	52.7	53.2	54.5	56.2	58.5	61.5	66.0	70.3	72.1
9	54.6	55.3	56.5	58.3	61.1	64.5	70.0	72.2	75.9
10	56.3	57.0	58.0	60.5	63.9	67.6	73.9	76.4	77.9
11	58.1	59.0	60.6	63.9	67.0	72.3	77.0	81.3	83.4
12	60.3	62.0	64.0	66.5	70.9	77.0	82.0	86.0	88.9
13	63.7	65.5	67.1	70.9	74.3	79.0	84.4	89.0	91.9
14	68.0	68.5	70.5	73.8	77.1	81.8	87.0	89.3	90.0
15	70.1	71.8	73.2	75.8	79.0	83.0	87.0	91.5	92.6
16	72.5	73.2	74.7	77.1	80.4	84.5	88.7	92.1	95.0
17	72.0	72.7	74.3	77.0	80.4	84.5	88.0	90.5	92.7
18	73.7	74.9	76.0	78.0	81.0	84.7	88.0	89.5	91.0
19	74.6	76.0	77.1	80.0	83.2	86.7	90.5	94.2	96.0
20	74.3	75.2	76.2	78.6	82.3	86.3	89.8	93.0	94.6
21	73.5	74.5	76.2	79.2	82.5	86.9	90.3	93.8	95.2
22	74.3	75.0	76.6	79.0	82.0	86.2	89.2	93.1	95.5

表 6-38　7～22岁城市汉族男生腰围百分位数　(cm)

年龄(岁)	P_3	P_5	P_{10}	P_{25}	P_{50}	P_{75}	P_{90}	P_{95}	P_{97}
7	47.5	48.4	49.3	51.4	54.0	59.1	65.7	70.1	72.1
8	49.4	50.0	51.2	53.3	56.5	62.0	70.3	73.4	78.0
9	49.6	49.9	51.3	54.0	57.7	63.3	71.9	77.3	80.6
10	51.0	52.0	53.5	56.5	61.1	68.7	76.7	82.6	85.5
11	51.3	52.5	55.0	58.8	64.0	70.0	77.3	81.9	83.8
12	53.6	54.1	55.7	60.0	64.2	72.0	81.7	84.8	89.2
13	54.4	55.2	57.9	61.0	65.4	72.0	80.6	83.8	86.0
14	56.2	57.1	59.8	62.4	66.7	72.1	78.7	82.2	85.9
15	58.3	59.3	61.5	63.8	67.1	73.2	83.6	92.5	95.4
16	59.3	60.5	62.5	65.4	69.0	74.2	81.5	84.3	87.6
17	62.0	62.5	64.0	66.4	70.3	76.0	80.8	86.2	89.5
18	61.5	63.5	65.0	68.3	71.5	77.0	81.9	87.1	89.7
19	62.6	62.9	65.8	69.2	73.4	79.4	84.4	88.3	91.7
20	62.2	63.0	66.6	69.6	72.8	77.4	83.7	88.5	91.0
21	62.9	63.9	66.4	69.6	75.3	80.9	85.2	87.6	93.3
22	62.6	66.2	67.7	70.1	75.4	82.2	85.5	90.1	94.5

表 6-39　7～22 岁乡村汉族男生腰围百分位数　(cm)

年龄(岁)	P_3	P_5	P_{10}	P_{25}	P_{50}	P_{75}	P_{90}	P_{95}	P_{97}
7	46.0	46.3	48.4	50.4	53.0	56.1	61.6	65.7	68.8
8	48.7	49.0	49.8	51.7	54.1	58.1	64.5	70.0	74.5
9	49.7	49.9	51.5	53.5	56.1	60.3	67.4	72.9	75.5
10	51.1	51.8	52.6	55.4	59.0	62.8	70.8	76.3	81.4
11	51.8	53.2	54.5	56.5	60.1	65.6	75.3	79.9	80.5
12	53.2	54.4	54.8	57.6	61.2	67.5	73.2	84.5	90.5
13	55.8	57.2	58.6	61.5	64.4	68.7	73.5	80.3	84.5
14	58.8	59.1	59.7	62.2	65.5	70.4	79.1	85.0	89.6
15	58.9	59.5	60.9	63.9	66.4	70.5	76.7	83.8	90.4
16	60.2	61.1	62.3	65.0	68.2	71.5	76.0	79.6	83.8
17	61.1	61.7	62.8	65.6	68.8	73.1	79.0	82.0	86.1
18	61.2	61.8	63.5	66.8	70.0	74.4	78.2	80.3	81.4
19	62.7	63.0	64.6	68.2	71.2	74.8	78.2	83.5	85.5
20	61.8	63.2	65.4	68.7	71.5	75.5	78.9	83.0	84.0
21	64.4	64.7	65.7	68.8	71.3	75.5	79.9	85.0	86.1
22	63.0	64.6	65.5	68.0	71.4	76.6	81.5	84.5	85.3

表 6-40　7～22 岁汉族男生腰围百分位数　(cm)

年龄(岁)	P_3	P_5	P_{10}	P_{25}	P_{50}	P_{75}	P_{90}	P_{95}	P_{97}
7	46.3	47.4	48.9	50.9	53.3	57.7	63.5	68.0	71.8
8	49.0	49.3	50.5	52.4	55.1	60.1	67.7	72.6	76.5
9	49.6	50.0	51.4	53.7	57.0	61.6	68.5	74.5	79.0
10	51.2	52.0	53.2	55.7	59.5	65.8	74.7	80.0	84.7
11	51.5	53.1	54.8	57.3	61.5	68.1	76.6	80.0	82.5
12	53.4	54.3	55.0	58.7	63.0	70.0	79.1	84.6	90.1
13	55.1	56.2	58.5	61.2	64.8	70.6	78.0	82.6	84.7
14	57.0	58.7	59.7	62.3	66.1	71.5	78.8	82.8	86.2
15	58.5	59.5	61.1	63.8	66.9	71.7	80.4	88.9	93.1
16	59.7	61.0	62.5	65.1	68.6	72.8	78.9	82.8	85.2
17	61.5	62.0	63.2	66.0	69.4	74.2	80.0	85.2	87.9
18	61.5	62.5	64.4	67.6	71.0	75.6	79.7	85.1	87.1
19	62.7	63.0	64.8	68.6	72.3	76.5	83.1	86.8	87.7
20	62.2	63.2	65.9	69.0	72.2	75.8	81.9	84.9	88.2
21	63.9	64.5	66.0	69.2	73.2	77.8	82.8	85.9	87.5
22	63.1	64.8	66.5	69.0	73.2	78.6	84.0	86.6	88.6

表 6-41　7～22岁城市汉族女生腰围百分位数　(cm)

年龄(岁)	P_3	P_5	P_{10}	P_{25}	P_{50}	P_{75}	P_{90}	P_{95}	P_{97}
7	46.4	46.9	47.8	50.0	52.0	55.5	60.8	64.5	66.9
8	47.9	48.5	49.5	51.0	53.6	57.4	65.1	68.4	71.5
9	48.7	49.6	50.8	53.1	56.0	60.2	67.1	70.4	73.7
10	49.5	51.1	51.8	53.5	57.6	62.0	67.2	70.9	73.4
11	51.1	51.8	53.1	55.4	59.3	64.2	69.6	73.9	75.3
12	53.0	53.9	55.0	57.6	62.0	67.5	74.4	77.8	81.9
13	54.0	54.8	56.6	60.5	63.9	68.0	71.8	75.8	78.5
14	56.4	58.0	59.2	61.3	65.2	70.1	74.1	77.5	79.4
15	58.9	59.6	60.7	63.8	66.6	69.7	75.6	79.4	81.6
16	60.4	60.8	61.9	64.2	67.0	71.8	77.0	82.0	84.5
17	59.9	60.5	61.6	64.1	67.5	72.5	79.5	84.1	86.5
18	59.0	59.6	62.1	64.8	68.1	71.5	74.5	79.4	81.7
19	58.7	59.4	60.3	64.0	67.8	71.9	75.9	78.4	81.2
20	59.6	60.2	61.3	64.2	68.5	72.0	75.8	78.8	80.1
21	60.0	60.3	61.5	64.2	67.1	70.4	74.9	77.9	81.0
22	60.3	61.1	62.2	64.5	66.7	70.5	76.8	80.0	82.2

表 6-42　7～22岁乡村汉族女生腰围百分位数　(cm)

年龄(岁)	P_3	P_5	P_{10}	P_{25}	P_{50}	P_{75}	P_{90}	P_{95}	P_{97}
7	45.7	46.1	47.3	48.5	50.8	52.5	56.6	58.3	60.2
8	46.1	47.0	48.0	51.0	53.5	56.7	59.1	63.9	65.1
9	49.2	49.7	50.5	52.4	55.2	58.8	62.5	64.4	66.7
10	48.9	50.0	51.2	53.2	56.8	60.2	66.2	69.1	70.1
11	50.2	51.0	52.5	55.4	58.7	62.1	68.3	71.9	76.4
12	51.2	52.5	53.8	56.5	61.0	65.2	69.2	74.8	79.2
13	55.2	56.3	57.5	60.4	64.4	68.5	72.8	79.6	84.3
14	58.1	59.1	60.8	63.0	66.4	71.7	74.4	77.6	79.8
15	59.1	59.8	61.2	64.1	67.0	71.8	76.4	79.4	83.8
16	59.3	60.4	61.6	64.3	67.5	71.5	75.0	78.8	80.6
17	59.4	60.3	61.5	64.0	67.5	72.3	75.9	77.1	78.3
18	60.0	60.5	62.2	64.8	67.8	71.2	76.0	79.3	83.2
19	60.2	61.0	61.4	64.6	67.7	70.8	74.5	76.9	78.1
20	57.8	58.5	61.4	63.3	66.6	70.0	73.5	77.9	80.4
21	60.4	61.0	62.4	64.1	67.7	71.6	76.9	79.3	80.8
22	60.2	60.9	61.9	63.7	66.8	70.0	75.3	76.8	78.6

表 6-43 7～22 岁汉族女生腰围百分位数

(cm)

年龄(岁)	P_3	P_5	P_{10}	P_{25}	P_{50}	P_{75}	P_{90}	P_{95}	P_{97}
7	46.1	46.5	47.5	49.1	51.5	54.2	58.2	62.5	64.5
8	46.7	47.7	49.0	51.0	53.6	57.0	61.5	65.9	68.9
9	49.1	49.7	50.8	52.8	55.6	59.4	64.2	68.5	70.2
10	49.2	50.4	51.4	53.4	57.0	61.1	66.6	69.5	72.4
11	50.6	51.4	53.0	55.4	58.9	63.2	69.0	73.6	75.1
12	52.2	53.2	54.5	57.2	61.8	65.9	72.3	76.0	80.1
13	54.4	55.4	57.0	60.5	64.1	68.3	72.4	76.8	82.4
14	57.6	58.5	60.0	62.4	65.8	70.8	74.3	77.5	79.4
15	59.0	59.7	61.0	64.0	66.8	70.5	76.0	79.2	81.8
16	60.1	60.6	61.7	64.2	67.3	71.6	75.8	80.6	82.4
17	59.6	60.4	61.5	64.1	67.5	72.4	77.3	79.8	84.2
18	59.5	60.4	62.1	64.8	68.0	71.3	75.4	79.2	81.9
19	59.5	60.0	61.1	64.3	67.8	71.1	75.2	77.6	79.1
20	57.9	59.7	61.4	63.7	67.4	71.0	74.9	78.5	79.7
21	60.2	60.9	62.0	64.2	67.4	70.7	75.5	78.9	80.9
22	60.3	61.1	62.0	64.3	66.7	70.5	76.0	78.5	80.6

表 6-44 7～22 岁城市汉族男生腰高比百分位数

年龄(岁)	P_3	P_5	P_{10}	P_{25}	P_{50}	P_{75}	P_{90}	P_{95}	P_{97}
7	0.383	0.385	0.391	0.411	0.434	0.471	0.507	0.538	0.548
8	0.383	0.387	0.398	0.412	0.435	0.471	0.514	0.542	0.559
9	0.372	0.379	0.387	0.402	0.428	0.465	0.514	0.546	0.562
10	0.375	0.377	0.387	0.404	0.434	0.488	0.537	0.554	0.568
11	0.374	0.378	0.385	0.405	0.431	0.483	0.521	0.540	0.556
12	0.359	0.364	0.379	0.394	0.427	0.470	0.532	0.556	0.565
13	0.351	0.355	0.365	0.386	0.413	0.452	0.497	0.529	0.539
14	0.351	0.359	0.366	0.382	0.406	0.439	0.473	0.492	0.523
15	0.357	0.362	0.368	0.381	0.398	0.434	0.487	0.533	0.572
16	0.358	0.363	0.370	0.384	0.406	0.439	0.475	0.502	0.517
17	0.362	0.367	0.376	0.390	0.412	0.443	0.475	0.504	0.526
18	0.369	0.375	0.385	0.396	0.417	0.454	0.483	0.509	0.528
19	0.357	0.361	0.383	0.403	0.424	0.452	0.500	0.523	0.533
20	0.361	0.364	0.381	0.401	0.420	0.446	0.491	0.520	0.533
21	0.361	0.379	0.387	0.409	0.435	0.463	0.493	0.510	0.522
22	0.372	0.378	0.391	0.414	0.438	0.479	0.504	0.525	0.548

表6-45 7～22岁乡村汉族男生腰高比百分位数

年龄(岁)	P_3	P_5	P_{10}	P_{25}	P_{50}	P_{75}	P_{90}	P_{95}	P_{97}
7	0.375	0.378	0.387	0.404	0.424	0.445	0.482	0.502	0.535
8	0.380	0.385	0.390	0.404	0.418	0.447	0.497	0.531	0.568
9	0.366	0.371	0.386	0.402	0.422	0.445	0.491	0.526	0.543
10	0.380	0.384	0.389	0.403	0.421	0.443	0.495	0.532	0.579
11	0.364	0.370	0.380	0.398	0.419	0.453	0.516	0.536	0.542
12	0.367	0.369	0.378	0.391	0.408	0.450	0.484	0.540	0.567
13	0.362	0.365	0.373	0.391	0.411	0.431	0.468	0.495	0.522
14	0.354	0.362	0.369	0.384	0.403	0.427	0.474	0.503	0.549
15	0.348	0.352	0.365	0.386	0.400	0.423	0.449	0.501	0.533
16	0.349	0.358	0.368	0.385	0.403	0.424	0.447	0.472	0.503
17	0.357	0.362	0.373	0.388	0.407	0.434	0.458	0.487	0.513
18	0.354	0.362	0.373	0.393	0.413	0.433	0.460	0.480	0.490
19	0.363	0.367	0.378	0.398	0.418	0.439	0.470	0.500	0.504
20	0.363	0.371	0.381	0.396	0.422	0.442	0.464	0.482	0.493
21	0.372	0.377	0.385	0.402	0.423	0.446	0.473	0.491	0.516
22	0.374	0.377	0.384	0.397	0.422	0.452	0.478	0.504	0.511

表6-46 7～22岁汉族男生腰高比百分位数

年龄(岁)	P_3	P_5	P_{10}	P_{25}	P_{50}	P_{75}	P_{90}	P_{95}	P_{97}
7	0.378	0.384	0.390	0.406	0.428	0.460	0.496	0.527	0.545
8	0.381	0.386	0.393	0.406	0.428	0.458	0.508	0.535	0.560
9	0.368	0.377	0.386	0.402	0.423	0.458	0.503	0.543	0.557
10	0.377	0.380	0.388	0.404	0.426	0.467	0.519	0.548	0.571
11	0.368	0.375	0.383	0.401	0.423	0.470	0.517	0.539	0.544
12	0.362	0.369	0.378	0.392	0.413	0.460	0.514	0.546	0.564
13	0.357	0.361	0.369	0.388	0.411	0.438	0.487	0.511	0.537
14	0.354	0.359	0.368	0.384	0.404	0.431	0.473	0.500	0.533
15	0.352	0.358	0.367	0.383	0.399	0.428	0.468	0.521	0.554
16	0.356	0.361	0.370	0.384	0.404	0.431	0.463	0.486	0.506
17	0.359	0.367	0.375	0.389	0.408	0.438	0.466	0.494	0.517
18	0.360	0.370	0.379	0.396	0.416	0.443	0.475	0.492	0.514
19	0.358	0.367	0.380	0.400	0.421	0.445	0.478	0.503	0.514
20	0.363	0.369	0.382	0.399	0.421	0.444	0.475	0.502	0.520
21	0.371	0.379	0.387	0.405	0.428	0.455	0.480	0.505	0.521
22	0.372	0.378	0.387	0.402	0.429	0.465	0.496	0.510	0.523

表 6-47 7～22 岁城市汉族女生腰高比百分位数

年龄(岁)	P_3	P_5	P_{10}	P_{25}	P_{50}	P_{75}	P_{90}	P_{95}	P_{97}
7	0.366	0.368	0.385	0.400	0.420	0.445	0.484	0.506	0.521
8	0.367	0.371	0.383	0.399	0.417	0.443	0.480	0.498	0.518
9	0.363	0.373	0.379	0.395	0.417	0.448	0.483	0.510	0.527
10	0.355	0.365	0.371	0.384	0.412	0.437	0.462	0.494	0.508
11	0.352	0.355	0.365	0.383	0.401	0.433	0.462	0.481	0.500
12	0.355	0.357	0.367	0.386	0.411	0.441	0.480	0.504	0.511
13	0.353	0.356	0.371	0.385	0.406	0.431	0.462	0.484	0.500
14	0.367	0.370	0.376	0.390	0.416	0.446	0.471	0.491	0.500
15	0.370	0.376	0.387	0.403	0.420	0.441	0.477	0.498	0.512
16	0.378	0.385	0.391	0.401	0.424	0.453	0.486	0.515	0.529
17	0.379	0.382	0.394	0.406	0.427	0.467	0.498	0.527	0.536
18	0.368	0.378	0.392	0.409	0.429	0.449	0.478	0.499	0.527
19	0.362	0.372	0.378	0.400	0.417	0.444	0.472	0.494	0.508
20	0.362	0.371	0.380	0.401	0.427	0.448	0.469	0.491	0.502
21	0.370	0.379	0.386	0.398	0.416	0.440	0.469	0.488	0.505
22	0.372	0.384	0.390	0.403	0.419	0.441	0.479	0.495	0.511

表 6-48 7～22 岁乡村汉族女生腰高比百分位数

年龄(岁)	P_3	P_5	P_{10}	P_{25}	P_{50}	P_{75}	P_{90}	P_{95}	P_{97}
7	0.371	0.377	0.383	0.397	0.415	0.431	0.451	0.470	0.483
8	0.363	0.366	0.374	0.396	0.419	0.441	0.467	0.493	0.505
9	0.368	0.371	0.381	0.396	0.412	0.433	0.466	0.478	0.493
10	0.358	0.363	0.368	0.384	0.404	0.429	0.461	0.488	0.498
11	0.356	0.361	0.367	0.382	0.398	0.428	0.465	0.479	0.520
12	0.355	0.357	0.366	0.379	0.399	0.425	0.457	0.489	0.503
13	0.357	0.363	0.377	0.390	0.413	0.440	0.468	0.516	0.536
14	0.372	0.378	0.387	0.403	0.429	0.454	0.479	0.490	0.502
15	0.371	0.377	0.390	0.404	0.427	0.456	0.488	0.500	0.524
16	0.370	0.377	0.386	0.411	0.431	0.455	0.475	0.499	0.516
17	0.375	0.381	0.389	0.404	0.430	0.456	0.479	0.496	0.509
18	0.382	0.386	0.391	0.410	0.432	0.454	0.479	0.506	0.529
19	0.370	0.378	0.387	0.405	0.422	0.447	0.468	0.486	0.489
20	0.359	0.370	0.386	0.401	0.421	0.443	0.465	0.496	0.518
21	0.373	0.378	0.388	0.407	0.426	0.451	0.487	0.500	0.509
22	0.372	0.377	0.390	0.401	0.415	0.440	0.471	0.491	0.499

表6-49 7～22岁汉族女生腰高比百分位数

年龄(岁)	P_3	P_5	P_{10}	P_{25}	P_{50}	P_{75}	P_{90}	P_{95}	P_{97}
7	0.368	0.373	0.384	0.399	0.417	0.439	0.468	0.488	0.501
8	0.364	0.368	0.379	0.398	0.418	0.442	0.472	0.497	0.509
9	0.366	0.372	0.380	0.395	0.414	0.442	0.471	0.499	0.510
10	0.358	0.364	0.370	0.384	0.407	0.434	0.461	0.490	0.505
11	0.354	0.359	0.366	0.383	0.400	0.432	0.463	0.480	0.508
12	0.355	0.357	0.367	0.382	0.405	0.435	0.469	0.496	0.506
13	0.355	0.362	0.374	0.387	0.409	0.437	0.464	0.491	0.519
14	0.369	0.374	0.380	0.397	0.423	0.449	0.477	0.490	0.498
15	0.371	0.377	0.388	0.404	0.424	0.449	0.481	0.496	0.517
16	0.375	0.382	0.390	0.405	0.427	0.454	0.481	0.506	0.523
17	0.378	0.381	0.392	0.405	0.429	0.462	0.489	0.511	0.529
18	0.376	0.383	0.392	0.409	0.430	0.452	0.479	0.505	0.527
19	0.368	0.375	0.385	0.403	0.421	0.447	0.472	0.487	0.496
20	0.360	0.371	0.385	0.401	0.424	0.447	0.468	0.492	0.515
21	0.373	0.379	0.388	0.402	0.422	0.447	0.475	0.496	0.507
22	0.373	0.380	0.390	0.401	0.418	0.441	0.477	0.492	0.505

表6-50 7～22岁城市汉族男生臀围百分位数 (cm)

年龄(岁)	P_3	P_5	P_{10}	P_{25}	P_{50}	P_{75}	P_{90}	P_{95}	P_{97}
7	56.8	57.3	58.1	60.3	63.6	68.7	73.5	76.4	79.4
8	58.6	59.7	60.8	62.4	66.3	70.6	76.5	80.3	81.8
9	59.0	59.7	62.0	64.7	69.5	73.5	79.8	83.9	86.0
10	62.1	62.9	64.5	68.3	73.1	78.4	85.1	88.3	90.1
11	61.5	62.9	66.6	70.0	75.5	81.0	85.4	89.2	90.4
12	66.0	66.5	68.4	73.0	78.0	83.2	88.5	90.0	94.0
13	67.7	68.9	72.5	75.7	80.8	86.8	90.6	95.0	96.7
14	73.6	74.5	75.2	79.2	83.2	87.8	92.2	95.9	98.4
15	75.8	76.6	78.4	82.0	85.0	89.1	96.5	101.6	104.5
16	77.1	78.2	79.9	83.7	87.0	90.2	96.3	99.5	101.4
17	79.3	80.0	81.5	84.0	87.3	92.0	97.0	99.6	101.5
18	80.0	80.8	82.2	85.3	89.3	93.0	95.7	99.7	101.2
19	81.9	82.6	83.9	86.9	91.3	94.2	98.0	99.4	100.5
20	81.8	82.2	83.9	86.5	90.3	93.5	98.0	100.3	100.9
21	83.6	84.4	85.0	87.3	91.2	94.9	98.6	100.5	101.7
22	82.2	83.5	84.8	86.9	90.8	94.2	99.0	100.7	104.8

表 6－51 7～22 岁乡村汉族男生臀围百分位数 (cm)

年龄(岁)	P_3	P_5	P_{10}	P_{25}	P_{50}	P_{75}	P_{90}	P_{95}	P_{97}
7	55.1	56.5	58.0	60.0	62.7	66.0	70.0	72.3	73.2
8	57.6	58.5	59.4	62.0	65.0	68.4	72.9	76.1	78.3
9	58.7	60.4	62.0	64.4	67.0	71.0	77.0	80.4	83.2
10	61.0	61.8	64.1	66.7	69.5	73.7	79.2	82.8	85.6
11	64.4	65.5	66.3	69.0	73.0	78.1	82.8	85.4	88.1
12	66.1	67.1	68.4	70.5	75.0	80.8	84.7	88.6	93.1
13	69.8	70.7	72.2	76.4	80.0	84.6	89.9	92.4	96.0
14	73.1	74.3	75.8	78.8	82.5	87.2	92.8	95.9	101.3
15	76.3	77.0	78.3	81.1	84.2	88.1	92.0	98.3	99.8
16	77.9	78.5	80.6	83.5	85.7	89.7	93.7	95.0	96.3
17	78.6	79.6	81.2	83.6	87.0	90.7	94.1	97.7	99.6
18	80.0	80.4	81.3	84.2	88.1	90.8	94.1	96.1	97.0
19	81.3	81.6	83.2	85.2	88.8	91.8	94.7	96.0	97.7
20	82.0	82.9	84.1	85.8	88.6	92.2	94.6	96.7	98.4
21	81.8	82.6	84.0	86.3	88.3	91.0	94.3	95.8	97.1
22	80.3	81.3	83.2	85.7	88.9	91.2	94.8	96.6	98.6

表 6－52 7～22 岁汉族男生臀围百分位数 (cm)

年龄(岁)	P_3	P_5	P_{10}	P_{25}	P_{50}	P_{75}	P_{90}	P_{95}	P_{97}
7	55.8	57.0	58.0	60.3	63.0	67.0	72.0	75.1	77.3
8	58.0	58.8	60.5	62.2	65.5	69.7	75.3	78.1	80.3
9	59.0	60.2	62.0	64.5	68.1	72.6	78.6	82.2	85.3
10	61.5	62.5	64.3	67.1	71.2	75.7	82.3	87.0	88.6
11	63.4	64.6	66.5	69.3	74.0	79.5	84.3	88.0	89.5
12	66.1	67.0	68.5	71.5	76.8	82.0	87.2	89.8	93.2
13	68.9	70.2	72.5	76.0	80.5	85.3	90.4	93.2	96.6
14	73.1	74.5	75.6	79.0	82.8	87.6	92.6	95.9	99.0
15	76.1	76.9	78.4	81.5	84.6	88.6	94.7	98.7	102.4
16	77.5	78.3	80.1	83.6	86.5	89.9	94.3	97.0	99.5
17	79.0	79.9	81.2	84.0	87.1	91.3	95.8	98.4	100.0
18	80.0	80.5	82.0	84.8	88.3	92.0	95.3	96.8	100.0
19	81.6	82.0	83.8	85.9	89.7	92.6	96.9	98.2	99.6
20	81.9	82.8	84.1	86.2	89.3	92.8	96.8	99.4	100.0
21	82.4	83.4	84.9	86.7	89.0	93.1	95.9	98.7	100.4
22	80.7	82.3	83.9	86.4	89.8	93.0	96.8	99.4	101.2

表6-53 7～22岁城市汉族女生臀围百分位数 (cm)

年龄(岁)	P_3	P_5	P_{10}	P_{25}	P_{50}	P_{75}	P_{90}	P_{95}	P_{97}
7	56.5	57.0	58.6	61.2	64.0	67.0	72.1	74.0	75.5
8	58.0	58.5	59.7	61.7	65.0	68.7	73.8	77.8	80.9
9	59.9	61.4	62.9	64.8	68.2	72.9	77.1	80.6	83.1
10	62.3	62.7	63.9	67.1	70.3	76.6	81.0	84.4	85.7
11	63.3	65.3	67.0	70.4	75.2	80.5	84.3	87.6	90.0
12	67.2	67.8	70.0	74.0	79.0	84.6	90.0	93.3	94.3
13	70.4	72.6	74.9	79.2	83.0	86.0	91.2	94.7	95.1
14	73.3	75.6	77.1	81.0	85.3	88.8	92.1	94.4	96.0
15	78.9	79.4	80.9	83.3	86.3	89.2	94.1	95.1	96.9
16	79.7	80.4	81.8	84.0	87.2	90.5	95.5	98.0	100.7
17	78.7	79.9	81.3	83.6	87.0	90.3	94.8	98.0	101.4
18	78.7	79.8	81.3	84.0	87.1	90.0	93.0	95.0	95.8
19	80.2	81.3	83.2	85.9	88.5	91.9	95.0	97.4	99.1
20	80.0	81.3	83.0	86.0	89.0	91.4	94.0	96.0	97.4
21	79.9	80.3	82.7	85.5	88.0	91.0	94.2	97.1	98.1
22	81.2	82.0	82.6	85.1	88.1	90.7	94.7	96.7	98.3

表6-54 7～22岁乡村汉族女生臀围百分位数 (cm)

年龄(岁)	P_3	P_5	P_{10}	P_{25}	P_{50}	P_{75}	P_{90}	P_{95}	P_{97}
7	55.6	56.2	57.2	58.8	61.3	64.0	67.0	70.0	70.8
8	56.9	58.1	59.5	61.5	64.5	67.8	70.8	72.8	74.1
9	59.3	60.0	61.5	64.0	67.7	71.5	74.2	76.0	77.0
10	62.0	62.6	64.1	66.9	70.3	74.0	78.0	81.0	82.0
11	64.3	65.5	67.0	70.5	74.3	78.5	82.5	86.0	88.0
12	66.5	67.1	70.0	74.3	79.2	82.1	86.3	89.0	91.9
13	70.9	72.9	75.6	79.1	83.0	86.8	91.0	93.8	96.1
14	74.7	77.0	78.2	81.6	84.6	88.0	91.8	93.0	94.6
15	77.2	79.0	80.7	83.0	85.5	88.6	92.0	94.0	95.2
16	78.4	79.7	81.5	84.0	86.7	89.7	92.7	94.9	95.7
17	79.3	79.9	82.0	84.5	87.3	90.1	93.1	95.0	96.5
18	80.4	80.7	81.9	84.3	87.0	89.8	92.5	95.1	96.7
19	80.7	82.1	83.1	85.3	87.8	90.8	94.1	96.8	97.5
20	80.5	81.8	82.4	84.5	87.4	89.8	93.0	95.2	96.0
21	80.1	81.1	82.8	85.2	87.9	90.3	94.1	95.3	95.9
22	81.3	82.1	83.2	85.5	87.8	90.2	92.7	94.8	95.8

表 6-55　7～22 岁汉族女生臂围百分位数　(cm)

年龄(岁)	P_3	P_5	P_{10}	P_{25}	P_{50}	P_{75}	P_{90}	P_{95}	P_{97}
7	56.1	56.8	57.8	59.7	62.7	66.0	69.4	72.6	73.9
8	57.7	58.5	59.6	61.6	64.7	68.0	72.1	75.7	77.3
9	59.3	60.4	62.0	64.5	68.0	71.8	75.6	77.8	80.1
10	62.2	62.7	64.1	67.0	70.3	75.0	79.7	82.3	84.8
11	64.1	65.4	67.0	70.5	75.0	79.5	83.5	87.0	89.0
12	67.0	67.5	70.0	74.2	79.0	83.8	88.5	92.0	93.6
13	70.8	73.0	75.2	79.1	83.0	86.5	91.0	94.3	95.2
14	73.6	76.4	77.8	81.3	85.0	88.3	91.9	93.0	95.5
15	78.2	79.4	80.8	83.2	86.0	89.0	92.7	95.0	95.8
16	78.9	80.0	81.6	84.0	87.0	90.0	93.9	96.7	97.8
17	79.1	80.0	81.7	84.0	87.2	90.2	93.7	96.5	97.9
18	79.8	80.4	81.5	84.2	87.0	90.0	92.8	95.0	96.4
19	80.7	81.5	83.2	85.6	88.0	91.3	94.4	97.2	97.8
20	80.5	81.6	82.6	85.1	88.3	90.6	93.7	95.5	96.6
21	80.1	80.6	82.8	85.4	87.9	90.5	94.1	95.6	97.2
22	81.2	82.1	83.0	85.3	88.0	90.4	93.9	96.0	97.1

表 6-56　7～22 岁城市汉族男生握力百分位数　(kg)

年龄(岁)	P_3	P_5	P_{10}	P_{25}	P_{50}	P_{75}	P_{90}	P_{95}	P_{97}
7	5.0	5.3	6.5	8.6	10.0	11.7	12.9	13.7	14.3
8	7.5	8.5	9.1	10.2	12.0	13.5	15.1	16.3	17.4
9	8.6	9.0	10.1	12.1	13.9	15.7	18.3	19.6	19.9
10	10.8	11.8	12.9	14.5	16.7	18.9	21.5	23.9	25.5
11	12.3	12.8	14.3	16.6	19.1	21.3	23.6	24.8	27.0
12	14.8	15.3	16.7	19.6	22.3	25.8	29.8	33.5	35.5
13	15.7	17.6	19.5	23.1	27.4	31.7	36.8	40.0	42.9
14	22.3	23.6	25.5	29.2	34.0	38.8	43.3	45.5	46.3
15	25.8	27.4	30.4	33.9	39.0	43.3	48.9	50.7	51.5
16	29.0	30.3	32.7	37.2	42.3	45.8	48.7	51.5	52.5
17	31.3	34.0	36.3	39.3	43.6	48.2	52.4	55.0	57.3
18	33.6	35.5	37.0	40.9	44.8	48.9	53.3	56.4	58.6
19	33.8	35.6	37.5	41.6	45.9	51.0	55.4	60.8	62.9
20	36.3	37.2	38.7	41.7	45.3	50.4	54.3	56.2	58.0
21	35.0	36.8	40.1	42.5	45.7	51.4	55.1	57.4	59.0
22	35.1	36.0	39.4	42.6	46.1	49.8	54.4	56.6	59.8

表6-57 7～22岁乡村汉族男生握力百分位数 (kg)

年龄(岁)	P_3	P_5	P_{10}	P_{25}	P_{50}	P_{75}	P_{90}	P_{95}	P_{97}
7	6.8	7.2	7.8	9.2	10.7	12.3	13.7	14.3	14.8
8	8.6	9.2	9.6	10.9	12.1	14.1	16.4	17.5	18.0
9	9.6	10.1	10.6	12.0	13.7	16.4	18.5	19.6	20.2
10	10.6	11.0	12.5	14.9	16.3	18.6	20.4	22.3	23.4
11	13.0	13.4	14.7	16.1	18.4	21.1	24.8	27.5	28.2
12	14.3	15.2	16.9	18.6	21.8	25.2	31.1	33.1	34.4
13	17.4	19.5	21.1	23.8	29.5	34.1	39.2	41.7	42.6
14	21.8	22.9	24.9	29.4	33.8	39.1	43.7	46.1	48.7
15	26.2	27.0	30.3	33.2	38.7	43.8	49.4	52.5	55.4
16	31.5	32.5	35.4	39.6	43.4	47.5	51.1	53.2	55.2
17	33.6	34.9	36.9	39.9	44.6	48.7	51.7	55.7	57.0
18	33.3	36.7	38.5	41.4	45.5	49.7	54.2	56.8	57.3
19	35.6	36.8	39.0	42.8	46.4	50.0	53.7	56.6	57.1
20	35.0	36.1	39.9	42.6	46.0	50.1	54.3	57.8	59.4
21	36.3	37.1	39.0	42.0	45.4	48.9	53.7	57.2	58.3
22	37.3	38.0	39.2	42.1	45.8	49.2	53.3	55.5	56.6

表6-58 7～22岁城市汉族女生握力百分位数 (kg)

年龄(岁)	P_3	P_5	P_{10}	P_{25}	P_{50}	P_{75}	P_{90}	P_{95}	P_{97}
7	5.8	6.2	6.8	7.5	8.9	10.4	11.6	12.9	14.5
8	5.9	6.4	7.2	8.6	10.1	12.1	13.8	15.5	16.0
9	6.6	7.5	8.7	10.5	12.4	14.1	15.5	17.0	17.6
10	8.5	9.2	10.2	12.1	14.4	16.5	19.1	20.6	21.4
11	10.8	12.0	12.7	15.0	17.3	19.7	23.1	24.0	26.0
12	12.4	13.6	15.2	17.2	20.0	23.1	25.8	28.0	29.5
13	15.4	16.2	17.2	19.8	22.9	25.3	28.4	31.6	32.8
14	16.3	17.6	19.2	21.5	24.5	27.8	30.0	31.5	32.3
15	17.9	19.2	21.0	23.5	26.4	28.9	31.9	33.5	34.4
16	19.3	19.8	21.7	24.2	27.4	30.2	33.6	38.2	39.7
17	20.7	21.3	22.8	24.6	27.7	30.4	33.3	34.4	35.3
18	21.0	21.3	23.2	25.5	28.1	30.9	34.0	35.9	37.1
19	20.0	20.5	21.8	24.5	26.8	31.1	33.1	35.7	37.4
20	19.9	21.0	22.0	24.3	27.2	30.3	33.3	35.0	35.9
21	20.2	21.2	22.2	24.1	27.4	31.2	33.5	35.6	37.1
22	20.5	21.4	22.5	25.4	28.1	30.7	35.6	36.7	37.4

表 6-59 7～22 岁乡村汉族女生握力百分位数 (kg)

年龄(岁)	P_3	P_5	P_{10}	P_{25}	P_{50}	P_{75}	P_{90}	P_{95}	P_{97}
7	5.7	6.2	6.7	7.8	9.3	10.8	12.2	13.0	13.6
8	5.4	6.5	7.8	9.1	10.8	12.6	13.9	14.8	15.9
9	8.6	9.2	9.9	11.2	12.9	14.5	16.0	17.3	17.8
10	9.7	10.1	11.2	13.2	15.1	17.4	19.4	21.2	21.9
11	11.9	12.4	13.6	15.4	17.6	20.5	22.2	24.3	24.6
12	14.1	14.6	15.6	17.2	20.7	23.4	25.7	27.8	30.1
13	15.5	16.5	18.6	21.0	23.6	26.6	30.4	31.9	33.3
14	17.0	18.2	19.9	22.5	25.0	28.3	30.4	31.9	33.3
15	18.1	18.8	20.4	23.0	26.4	29.3	31.7	32.8	35.2
16	19.9	21.1	22.8	24.5	27.1	30.2	33.5	34.6	35.9
17	18.9	20.7	22.2	24.8	27.3	31.4	34.1	36.2	37.8
18	20.0	20.8	22.3	24.9	28.2	31.4	34.7	36.8	38.3
19	21.6	21.9	23.8	26.0	28.4	31.4	34.7	36.6	37.9
20	20.6	22.1	24.1	26.3	28.6	31.7	34.9	36.9	37.3
21	20.6	21.6	22.9	26.3	28.6	31.1	33.5	34.3	36.3
22	21.0	21.7	23.1	25.8	29.0	32.3	34.1	35.5	37.2

表 6-60 7～22 岁汉族男生握力百分位数 (kg)

年龄(岁)	P_3	P_5	P_{10}	P_{25}	P_{50}	P_{75}	P_{90}	P_{95}	P_{97}
7	5.3	6.2	7.2	8.8	10.2	11.9	13.3	14.0	14.5
8	8.1	8.8	9.4	10.5	12.0	13.6	15.6	17.1	17.6
9	9.1	9.7	10.3	12.1	13.8	15.9	18.4	19.5	20.1
10	10.6	11.5	12.7	14.6	16.4	18.8	21.4	23.2	24.4
11	12.6	13.2	14.6	16.4	18.8	21.2	23.8	26.8	28.0
12	14.7	15.3	16.8	19.0	22.0	25.5	30.2	33.1	35.1
13	16.7	18.3	20.2	23.3	28.4	33.2	38.1	41.4	42.4
14	22.1	23.1	25.2	29.4	33.9	38.9	43.4	45.5	48.0
15	26.2	27.2	30.5	33.6	38.9	43.5	49.0	51.3	52.4
16	29.7	31.8	34.0	38.2	42.8	46.8	49.9	52.5	54.4
17	33.2	34.6	36.5	39.5	44.1	48.3	52.3	55.5	56.8
18	33.5	35.9	37.7	41.2	45.0	49.4	53.5	56.6	57.5
19	35.5	36.1	38.6	42.1	46.0	50.6	54.4	57.4	60.7
20	35.6	37.1	39.3	42.3	45.8	50.3	54.1	56.7	58.4
21	35.6	37.1	39.4	42.1	45.4	49.3	54.5	57.2	58.5
22	36.2	37.9	39.2	42.5	46.0	49.3	53.8	55.9	57.2

表 6－61　7～22 岁汉族女生握力百分位数　(kg)

年龄(岁)	P_3	P_5	P_{10}	P_{25}	P_{50}	P_{75}	P_{90}	P_{95}	P_{97}
7	5.8	6.2	6.8	7.6	9.1	10.6	12.1	13.0	13.7
8	5.7	6.5	7.5	9.0	10.5	12.4	13.8	14.9	15.9
9	7.2	8.2	9.3	10.8	12.6	14.4	15.7	17.1	17.7
10	9.0	9.7	10.8	12.8	14.8	16.9	19.3	20.7	21.8
11	11.3	12.2	12.9	15.3	17.4	20.0	22.8	24.2	25.2
12	12.9	14.4	15.4	17.2	20.6	23.2	25.8	27.8	29.6
13	15.4	16.4	17.9	20.5	23.2	26.0	30.0	31.8	32.9
14	16.5	18.0	19.4	22.1	24.8	28.1	30.1	31.8	32.7
15	18.0	19.0	20.5	23.4	26.4	29.2	31.7	33.1	34.5
16	19.5	20.7	22.3	24.4	27.2	30.2	33.5	35.2	37.0
17	20.2	21.0	22.8	24.7	27.5	30.9	33.4	35.4	37.2
18	20.8	21.1	22.7	25.2	28.2	31.1	34.3	36.2	37.7
19	20.6	21.3	22.8	25.0	27.9	31.3	34.3	36.3	37.5
20	20.1	21.2	22.5	25.4	28.0	31.0	34.3	35.8	36.9
21	20.5	21.4	22.5	24.9	27.9	31.2	33.4	34.9	36.7
22	20.7	21.5	22.8	25.5	28.5	31.6	34.9	36.5	37.3

表 6－62　7～22 岁城市汉族男生 50 m 跑百分位数　(s)

年龄(岁)	P_3	P_5	P_{10}	P_{25}	P_{50}	P_{75}	P_{90}	P_{95}	P_{97}
7	9.6	9.9	10.2	10.5	11.1	11.9	12.4	12.7	13.5
8	9.5	9.6	9.7	10.2	10.8	11.3	11.7	12.0	12.1
9	8.7	8.8	9.0	9.6	10.2	10.9	11.3	11.6	11.8
10	8.7	8.8	9.0	9.5	10.1	10.5	10.9	11.3	11.5
11	8.1	8.4	8.6	9.2	9.7	10.4	11.1	11.5	11.9
12	7.8	8.0	8.3	8.8	9.5	10.1	10.6	10.9	11.1
13	7.5	7.6	7.9	8.2	8.6	9.2	9.6	10.4	10.7
14	7.3	7.4	7.5	7.9	8.4	9.1	9.7	10.2	10.5
15	7.1	7.2	7.4	7.7	8.1	8.6	9.2	9.8	10.0
16	6.9	7.0	7.2	7.5	7.9	8.5	10.5	11.1	11.4
17	6.9	7.0	7.1	7.4	7.7	8.1	8.6	8.9	9.0
18	6.9	7.0	7.1	7.3	7.6	8.0	8.3	8.7	8.9
19	6.5	6.7	6.8	7.0	7.5	7.8	8.1	8.3	8.8
20	6.4	6.6	6.8	7.0	7.3	7.7	8.0	8.3	8.5
21	6.7	6.7	6.8	7.1	7.4	7.7	8.0	8.4	8.4
22	6.5	6.6	6.9	7.1	7.4	7.8	8.1	8.2	8.4

表 6－63 7～22 岁乡村汉族男生 50 m 跑百分位数 (s)

年龄(岁)	P_3	P_5	P_{10}	P_{25}	P_{50}	P_{75}	P_{90}	P_{95}	P_{97}
7	9.3	9.3	9.7	10.3	10.8	11.3	11.8	12.0	12.4
8	8.8	9.1	9.3	9.9	10.5	11.1	11.6	12.4	12.7
9	8.3	8.3	8.7	9.5	10.2	10.8	11.3	11.7	12.0
10	8.4	8.5	8.7	9.2	9.8	10.5	11.5	12.7	12.9
11	8.2	8.2	8.5	8.9	9.4	9.9	10.7	11.4	12.2
12	8.1	8.1	8.3	8.6	9.1	9.6	10.2	10.6	11.1
13	7.8	7.9	8.1	8.4	8.7	9.4	9.9	10.2	10.3
14	7.4	7.5	7.7	8.1	8.6	9.3	9.9	10.4	10.5
15	7.4	7.6	7.8	8.0	8.3	8.8	9.2	9.6	9.9
16	7.1	7.1	7.3	7.6	8.1	8.6	8.9	9.3	9.7
17	6.8	7.1	7.3	7.6	7.9	8.4	8.7	8.7	8.8
18	6.7	6.8	6.9	7.3	7.8	8.2	8.5	8.7	8.9
19	6.6	6.7	6.9	7.1	7.4	7.7	8.1	8.1	8.2
20	6.5	6.6	6.8	7.1	7.4	7.7	8.0	8.2	8.4
21	6.7	6.8	6.8	7.1	7.4	7.7	8.0	8.2	8.3
22	6.7	6.8	7.0	7.2	7.5	8.0	8.1	8.2	8.3

表 6－64 7～22 岁城市汉族女生 50 m 跑百分位数 (s)

年龄(岁)	P_3	P_5	P_{10}	P_{25}	P_{50}	P_{75}	P_{90}	P_{95}	P_{97}
7	10.0	10.1	10.5	11.1	11.7	12.4	13.1	14.0	14.2
8	9.8	10.0	10.3	10.7	11.3	11.7	12.3	12.8	13.1
9	9.4	9.5	9.8	10.2	10.7	11.3	11.7	12.2	12.7
10	9.0	9.1	9.3	9.8	10.4	10.9	11.6	11.9	12.5
11	8.7	8.8	9.1	9.5	10.0	10.5	11.3	11.7	12.1
12	8.6	8.8	9.1	9.5	9.9	10.6	11.3	11.7	12.2
13	8.2	8.5	8.7	9.1	9.7	10.2	10.8	11.3	11.8
14	8.4	8.6	8.8	9.2	9.7	10.3	11.0	11.7	12.2
15	8.6	8.6	8.9	9.3	9.9	10.5	11.3	11.7	12.1
16	8.5	8.8	9.0	9.4	9.8	10.5	11.3	11.7	12.1
17	8.2	8.4	8.8	9.2	9.8	10.4	11.0	11.4	11.8
18	8.2	8.3	8.4	8.8	9.4	10.0	10.4	10.7	11.0
19	8.0	8.1	8.4	9.0	9.5	10.0	10.6	10.9	10.9
20	8.4	8.7	8.8	9.1	9.6	10.0	10.4	10.8	11.0
21	8.3	8.6	8.7	9.1	9.5	9.9	10.1	10.2	10.6
22	8.3	8.4	8.6	9.0	9.4	9.8	10.1	10.5	10.9

表6-65 7～22岁乡村汉族女生50 m跑百分位数 (s)

年龄(岁)	P_3	P_5	P_{10}	P_{25}	P_{50}	P_{75}	P_{90}	P_{95}	P_{97}
7	9.5	9.8	10.3	10.9	11.5	12.1	12.8	13.1	13.4
8	9.6	9.7	10.0	10.4	10.9	11.7	12.5	13.4	14.4
9	8.4	8.6	9.2	10.1	10.7	11.2	11.8	12.8	13.2
10	8.8	9.0	9.3	9.7	10.2	10.8	11.6	13.2	13.8
11	8.5	8.8	9.1	9.4	9.8	10.5	11.2	11.6	12.1
12	8.2	8.4	8.9	9.5	9.9	10.4	10.9	11.3	11.4
13	8.7	8.9	9.2	9.6	10.0	10.8	11.6	12.1	12.4
14	8.6	8.6	8.8	9.4	9.9	10.5	11.4	11.8	12.3
15	8.7	8.7	9.0	9.5	10.0	10.6	11.3	11.7	11.9
16	8.3	8.6	8.7	9.2	9.8	10.6	11.2	11.4	11.6
17	8.3	8.6	8.9	9.2	9.6	10.3	11.0	11.3	11.8
18	8.3	8.3	8.7	9.2	9.8	10.4	10.9	11.6	12.3
19	8.1	8.3	8.8	9.1	9.5	10.0	10.4	10.8	10.8
20	8.3	8.4	8.6	9.0	9.5	9.9	10.4	10.9	11.4
21	8.6	8.7	9.0	9.3	9.7	10.1	10.7	11.1	11.2
22	8.4	8.5	8.8	9.2	9.6	10.1	10.8	11.3	11.5

表6-66 7～22岁汉族男生50 m跑百分位数 (s)

年龄(岁)	P_3	P_5	P_{10}	P_{25}	P_{50}	P_{75}	P_{90}	P_{95}	P_{97}
7	9.3	9.5	9.8	10.4	10.9	11.5	12.1	12.5	12.7
8	9.1	9.3	9.5	10.0	10.6	11.2	11.7	12.0	12.4
9	8.4	8.6	8.9	9.6	10.2	10.8	11.3	11.6	11.9
10	8.5	8.7	8.9	9.4	9.9	10.5	11.2	11.7	12.7
11	8.2	8.3	8.6	9.0	9.5	10.1	11.0	11.4	12.1
12	8.0	8.1	8.3	8.7	9.2	9.8	10.4	10.7	11.1
13	7.6	7.7	7.9	8.3	8.7	9.3	9.8	10.2	10.4
14	7.3	7.4	7.6	8.1	8.5	9.1	9.7	10.2	10.5
15	7.2	7.3	7.5	7.8	8.2	8.7	9.2	9.7	9.9
16	7.0	7.1	7.2	7.6	8.0	8.6	9.4	10.5	11.1
17	6.9	7.0	7.2	7.5	7.8	8.3	8.6	8.8	8.9
18	6.8	6.9	7.0	7.3	7.7	8.1	8.4	8.7	8.9
19	6.6	6.7	6.8	7.1	7.4	7.7	8.1	8.2	8.3
20	6.5	6.6	6.8	7.1	7.4	7.7	8.0	8.2	8.5
21	6.7	6.7	6.8	7.1	7.4	7.7	8.0	8.2	8.4
22	6.6	6.7	6.9	7.1	7.5	7.9	8.1	8.2	8.3

表 6-67 7～22 岁汉族女生 50 m 跑百分位数 (s)

年龄(岁)	P_3	P_5	P_{10}	P_{25}	P_{50}	P_{75}	P_{90}	P_{95}	P_{97}
7	9.8	9.9	10.5	11.0	11.6	12.3	12.9	13.6	14.1
8	9.7	9.8	10.1	10.5	11.1	11.7	12.3	12.9	13.5
9	9.0	9.2	9.6	10.1	10.7	11.2	11.7	12.3	13.0
10	9.0	9.0	9.3	9.7	10.3	10.9	11.6	12.5	13.1
11	8.6	8.8	9.1	9.4	9.9	10.5	11.2	11.7	12.0
12	8.4	8.6	9.0	9.5	9.9	10.5	11.2	11.4	11.7
13	8.5	8.6	8.9	9.4	9.8	10.4	11.3	11.9	12.2
14	8.5	8.6	8.8	9.3	9.8	10.4	11.3	11.7	12.3
15	8.6	8.7	8.9	9.4	10.0	10.5	11.3	11.7	11.9
16	8.3	8.6	8.9	9.3	9.8	10.6	11.2	11.5	11.8
17	8.3	8.5	8.8	9.2	9.7	10.3	10.9	11.3	11.8
18	8.2	8.3	8.5	9.1	9.6	10.2	10.7	11.1	11.5
19	8.1	8.2	8.6	9.0	9.5	10.0	10.4	10.8	10.9
20	8.4	8.5	8.8	9.1	9.5	10.0	10.4	10.8	11.2
21	8.5	8.6	8.8	9.2	9.6	10.0	10.4	10.8	11.1
22	8.4	8.4	8.7	9.1	9.5	10.0	10.3	10.9	11.1

表 6-68 7～22 岁城市汉族男生立定跳远百分位数 (cm)

年龄(岁)	P_3	P_5	P_{10}	P_{25}	P_{50}	P_{75}	P_{90}	P_{95}	P_{97}
7	90.6	92.0	97.0	105.0	118.0	129.0	144.2	150.6	158.7
8	98.6	104.3	111.6	121.0	134.0	147.5	155.0	164.7	166.8
9	104.2	108.3	115.0	128.0	140.0	151.0	163.3	169.0	172.0
10	115.0	118.5	126.0	135.5	150.0	162.0	171.0	181.0	186.6
11	123.5	127.1	135.2	148.0	161.0	173.0	182.0	186.9	191.0
12	127.4	133.4	142.0	154.0	168.5	184.8	201.0	209.6	210.7
13	141.6	143.3	150.6	170.0	186.0	200.0	213.8	220.0	223.4
14	152.0	160.1	172.0	185.0	198.0	212.5	227.6	234.9	242.6
15	173.6	175.0	184.4	200.0	212.0	228.0	245.8	254.0	256.1
16	182.1	186.0	197.0	208.5	219.0	232.0	245.0	255.0	260.0
17	183.0	191.4	200.4	213.0	225.0	238.0	251.2	259.6	261.0
18	190.0	194.3	200.7	212.0	228.5	240.0	250.0	254.7	256.8
19	181.1	189.0	197.0	210.0	220.0	237.8	250.0	257.8	264.3
20	189.8	195.0	200.0	210.0	220.5	237.3	250.0	254.7	260.8
21	188.2	191.0	197.4	207.0	220.0	237.0	248.0	255.4	264.2
22	178.1	188.4	192.4	200.0	215.0	230.0	240.0	245.4	253.2

表 6-69 7～22 岁乡村汉族男生立定跳远百分位数 (cm)

年龄(岁)	P_3	P_5	P_{10}	P_{25}	P_{50}	P_{75}	P_{90}	P_{95}	P_{97}
7	92.3	100.4	105.0	120.0	130.0	140.0	152.0	156.0	164.0
8	99.6	103.6	110.0	120.0	135.0	150.0	163.2	170.0	171.3
9	105.6	108.8	116.6	130.0	143.0	159.0	170.0	175.6	178.4
10	116.0	118.0	122.6	138.0	152.0	168.0	180.8	191.6	197.2
11	122.6	130.4	135.8	145.0	160.0	175.0	190.2	196.0	205.0
12	129.3	134.2	146.8	160.0	175.0	189.0	200.0	207.6	214.4
13	149.0	154.0	159.4	172.0	190.0	208.0	221.0	231.8	234.5
14	155.5	165.0	170.0	189.3	205.0	221.8	234.5	245.0	248.3
15	166.2	174.0	184.7	200.0	215.0	230.0	245.0	249.3	255.4
16	190.0	194.2	201.0	212.0	225.0	236.3	250.0	257.2	262.0
17	193.0	196.1	200.0	210.8	225.0	243.3	255.0	260.0	267.6
18	194.7	200.0	203.0	218.0	232.0	246.8	259.1	268.0	272.0
19	190.7	195.9	198.0	208.0	220.0	235.0	245.0	250.1	253.3
20	195.5	197.7	200.0	212.0	222.0	234.3	248.6	252.3	255.0
21	187.2	192.0	196.0	208.0	220.0	232.0	245.0	252.0	256.8
22	183.0	195.0	196.0	205.0	215.0	228.0	243.0	253.0	260.0

表 6-70 7～22 岁汉族男生立定跳远百分位数 (cm)

年龄(岁)	P_3	P_5	P_{10}	P_{25}	P_{50}	P_{75}	P_{90}	P_{95}	P_{97}
7	91.0	93.0	100.0	110.0	124.0	136.0	148.0	155.0	161.5
8	99.1	104.6	111.0	120.8	134.0	149.0	160.0	168.0	170.0
9	105.0	108.7	115.8	128.0	142.0	155.0	167.0	172.0	176.2
10	116.0	118.1	125.0	136.3	151.0	163.8	178.0	184.9	194.0
11	124.0	128.4	135.9	146.0	161.0	174.0	186.0	193.1	199.7
12	130.0	133.8	143.0	158.0	171.0	187.0	200.0	209.0	211.7
13	143.0	148.0	158.0	171.0	190.0	204.0	220.0	226.7	232.0
14	152.0	163.0	170.0	186.0	201.0	218.0	231.4	242.7	247.0
15	168.7	175.0	185.0	200.0	214.0	230.0	245.0	251.0	255.0
16	185.4	192.0	198.0	210.0	223.0	235.0	248.0	255.0	260.6
17	191.1	195.0	200.0	212.5	225.0	240.0	253.0	260.0	261.9
18	193.0	195.8	203.0	214.0	230.0	242.3	255.0	261.5	268.8
19	186.4	190.8	198.0	210.0	220.0	235.3	245.7	251.8	258.6
20	195.0	195.2	200.0	210.0	222.0	235.0	250.0	253.7	258.6
21	188.0	192.4	197.0	208.0	220.0	235.0	247.7	252.8	257.7
22	180.0	190.0	196.0	201.0	215.0	229.3	240.9	251.4	255.3

表 6-71 7～22 岁城市汉族女生立定跳远百分位数 (cm)

年龄(岁)	P_3	P_5	P_{10}	P_{25}	P_{50}	P_{75}	P_{90}	P_{95}	P_{97}
7	86.3	90.0	91.8	101.0	110.0	122.0	132.0	136.8	140.4
8	94.3	97.5	102.0	112.0	121.0	133.0	143.2	149.6	152.3
9	100.6	103.8	110.0	118.0	127.0	140.0	150.0	159.6	165.0
10	107.7	112.0	118.0	127.0	140.0	150.3	162.9	170.3	175.1
11	108.0	113.0	125.8	135.0	145.0	156.0	170.0	177.0	182.1
12	124.4	128.0	130.0	140.0	152.0	162.0	174.0	185.0	191.3
13	126.9	131.0	137.0	150.0	161.0	173.0	185.4	192.7	196.4
14	115.0	128.3	135.3	146.8	160.0	171.0	181.0	187.0	191.0
15	129.3	133.0	142.8	154.0	168.0	180.0	190.0	194.6	199.4
16	134.2	138.0	145.0	152.8	164.5	176.0	186.0	192.0	198.8
17	129.0	135.3	142.0	158.8	169.5	180.0	190.0	192.0	195.5
18	131.0	138.5	150.0	159.0	170.0	180.8	190.0	195.0	200.0
19	122.1	125.1	132.3	145.0	153.5	160.0	175.0	180.0	184.8
20	119.3	120.0	132.0	141.0	154.0	167.3	175.9	185.9	190.3
21	125.9	129.2	135.0	142.0	156.0	170.0	183.2	192.0	200.0
22	121.3	125.6	130.8	142.0	153.0	170.0	180.0	189.0	190.0

表 6-72 7～22 岁乡村汉族女生立定跳远百分位数 (cm)

年龄(岁)	P_3	P_5	P_{10}	P_{25}	P_{50}	P_{75}	P_{90}	P_{95}	P_{97}
7	90.0	91.0	95.0	105.5	115.0	126.5	136.0	145.0	153.5
8	81.4	85.0	92.0	110.0	123.0	137.0	150.0	155.0	158.6
9	103.3	105.6	112.0	122.0	135.0	147.0	158.0	162.8	166.7
10	96.7	103.1	117.0	129.0	141.0	154.0	165.0	170.0	171.3
11	113.8	118.8	124.2	135.0	150.0	164.0	176.0	188.0	190.2
12	116.9	123.3	130.0	140.0	150.0	167.5	184.0	190.0	192.0
13	120.7	125.5	135.0	146.0	160.0	172.5	185.0	190.0	195.0
14	129.3	136.0	142.8	152.0	164.0	178.0	189.0	194.2	201.8
15	120.0	126.7	141.0	152.0	165.5	178.3	188.9	195.0	198.0
16	124.7	135.6	144.0	155.0	166.0	175.0	183.0	189.4	200.0
17	132.7	140.0	148.0	156.0	168.0	180.0	190.0	195.0	196.0
18	132.1	135.0	144.0	155.5	168.0	180.0	192.0	200.0	206.5
19	122.8	132.0	140.0	146.0	160.0	170.0	176.5	181.8	191.8
20	124.5	130.0	136.0	148.0	158.0	169.0	182.0	187.0	190.0
21	130.0	130.0	134.7	145.0	156.0	170.0	176.6	183.3	191.3
22	110.4	123.5	140.0	147.8	159.5	170.0	175.3	180.0	186.0

表6-73 7～22岁汉族女生立定跳远百分位数 (cm)

年龄(岁)	P_3	P_5	P_{10}	P_{25}	P_{50}	P_{75}	P_{90}	P_{95}	P_{97}
7	87.8	90.0	94.1	102.0	112.0	124.0	135.0	140.0	145.2
8	85.0	90.0	99.8	111.0	122.0	135.0	146.0	152.2	155.7
9	101.0	105.0	110.0	120.0	130.0	144.0	155.0	160.1	165.0
10	102.0	110.1	117.1	128.3	140.0	152.8	163.0	169.9	172.6
11	112.0	117.0	125.0	135.0	148.0	160.0	172.1	181.2	189.3
12	122.3	125.0	130.0	140.0	151.0	165.0	180.5	188.3	191.8
13	122.0	130.0	137.0	148.0	160.0	173.0	185.0	190.3	195.0
14	126.2	131.0	139.0	150.0	162.0	174.0	185.0	192.0	195.0
15	125.0	130.0	141.8	153.0	167.0	180.0	190.0	195.0	198.0
16	130.3	137.8	144.0	154.3	165.0	175.0	185.0	191.1	199.4
17	132.0	138.0	146.0	157.0	169.0	180.0	190.0	193.0	196.0
18	131.2	135.0	148.0	158.0	169.0	180.0	191.0	197.3	202.0
19	122.8	130.0	135.0	146.0	155.0	168.0	175.0	180.0	188.3
20	120.0	128.0	135.0	145.0	155.0	168.0	180.0	186.0	190.0
21	128.0	130.0	135.0	144.0	156.0	170.0	179.2	188.4	195.0
22	120.0	126.5	135.0	144.0	155.0	170.0	176.0	185.0	190.0

表6-74 7～22岁城市汉族男生肌力百分位数
(7～12岁,斜身引体;13～22岁,引体向上) (次/分)

年龄(岁)	P_3	P_5	P_{10}	P_{25}	P_{50}	P_{75}	P_{90}	P_{95}	P_{97}
7	5.0	6.0	7.0	10.0	13.0	25.0	37.4	45.0	51.1
8	7.0	8.0	9.0	12.0	16.0	27.5	40.0	52.8	59.4
9	5.0	6.0	8.0	10.0	15.0	29.0	44.3	51.7	55.6
10	5.0	7.0	10.0	14.0	22.0	37.0	53.0	62.5	72.4
11	7.5	9.1	11.0	16.0	23.0	33.5	59.0	66.9	75.0
12	8.0	10.4	12.9	18.0	21.0	35.8	56.1	72.2	80.0
13	0.0	0.0	0.0	0.0	1.0	2.0	5.0	6.7	8.0
14	0.0	0.0	0.0	1.0	1.0	3.5	5.0	6.0	7.5
15	0.0	0.0	0.0	1.0	3.0	6.0	8.0	9.0	10.4
16	0.0	0.0	1.0	1.0	3.0	5.0	8.0	10.0	11.3
17	0.0	1.0	1.0	2.0	4.0	6.0	8.0	10.0	11.0
18	0.0	0.0	0.0	2.0	4.0	6.0	9.0	10.7	11.0
19	0.0	0.0	0.0	0.0	2.5	4.0	6.0	8.0	8.0
20	0.0	0.0	0.0	1.0	3.0	5.0	6.3	9.0	10.0
21	0.0	0.0	0.0	1.0	3.0	5.0	7.0	8.0	8.9
22	0.0	0.0	1.0	2.0	3.0	5.0	8.0	10.0	10.0

表 6-75 7～22 岁乡村汉族男生肌力百分位数

(7～12 岁，斜身引体；13～22 岁，引体向上) (次/分)

年龄(岁)	P_3	P_5	P_{10}	P_{25}	P_{50}	P_{75}	P_{90}	P_{95}	P_{97}
7	6.3	8.0	9.0	12.0	16.0	28.0	45.2	52.4	62.1
8	7.6	9.0	10.6	15.0	20.0	37.0	61.4	72.7	89.0
9	7.0	9.0	12.0	15.0	21.0	39.0	60.2	71.0	76.8
10	10.0	12.0	15.0	20.0	25.0	39.0	57.0	68.4	80.0
11	11.6	13.0	14.8	18.0	24.0	42.0	60.2	68.6	81.0
12	10.0	11.0	13.0	17.0	23.0	45.0	64.0	70.0	74.4
13	0.0	0.0	0.0	0.0	2.0	4.0	6.0	8.0	8.5
14	0.0	0.0	0.0	1.0	3.0	4.0	5.0	8.8	10.0
15	0.0	0.0	0.0	1.0	3.0	4.0	7.0	10.7	11.0
16	0.0	0.0	1.0	2.0	4.0	5.0	8.9	11.0	12.0
17	0.0	0.0	1.0	2.0	4.0	6.0	9.0	10.7	15.0
18	0.0	0.0	1.0	3.0	5.0	7.0	10.0	11.6	13.3
19	0.0	0.0	1.0	2.0	4.0	6.0	8.0	10.0	11.0
20	0.0	0.0	0.0	1.3	3.0	6.8	10.0	10.0	11.5
21	0.0	0.0	0.0	1.0	3.0	5.0	8.0	10.0	14.2
22	0.0	0.0	0.0	2.0	3.0	5.0	9.0	11.0	12.0

表 6-76 7～22 岁汉族男生肌力百分位数

(7～12 岁，斜身引体；13～22 岁，引体向上) (次/分)

年龄(岁)	P_3	P_5	P_{10}	P_{25}	P_{50}	P_{75}	P_{90}	P_{95}	P_{97}
7	5.0	6.8	8.0	11.0	15.0	27.0	41.0	50.0	55.8
8	7.1	8.0	10.0	13.0	19.0	30.0	51.9	66.8	72.0
9	5.8	7.0	9.0	12.0	18.0	33.0	51.0	63.0	72.4
10	7.0	9.0	12.0	17.0	23.0	38.0	55.9	64.9	77.1
11	10.0	11.0	13.0	17.0	24.0	39.8	60.0	67.6	75.0
12	10.0	11.0	13.0	18.0	22.0	40.0	60.0	70.0	77.2
13	0.0	0.0	0.0	0.0	1.0	3.0	6.0	7.6	8.0
14	0.0	0.0	0.0	1.0	2.0	4.0	5.0	7.0	10.0
15	0.0	0.0	0.0	1.0	3.0	5.0	7.6	9.3	11.0
16	0.0	0.0	1.0	2.0	3.0	5.0	8.0	10.0	12.0
17	0.0	0.0	1.0	2.0	4.0	6.0	8.0	10.0	12.0
18	0.0	0.0	1.0	2.0	4.0	7.0	9.0	11.0	12.0
19	0.0	0.0	0.0	1.0	3.0	5.0	7.7	8.8	10.0
20	0.0	0.0	0.0	1.0	3.0	5.0	9.0	10.0	10.0
21	0.0	0.0	0.0	1.0	3.0	5.0	7.0	9.0	10.7
22	0.0	0.0	1.0	2.0	3.0	5.0	8.0	10.0	11.1

表6-77　7～22岁城市汉族女生肌力百分位数

(1 min仰卧起坐)　(次/分)

年龄(岁)	P_3	P_5	P_{10}	P_{25}	P_{50}	P_{75}	P_{90}	P_{95}	P_{97}
7	0.0	0.0	0.0	5.0	14.0	23.0	30.0	33.0	37.0
8	0.0	0.0	1.0	10.0	19.0	27.0	35.0	38.0	39.3
9	0.0	1.4	4.0	14.0	22.0	26.0	31.0	35.0	36.4
10	0.0	0.0	1.0	9.0	20.0	27.3	34.0	37.0	38.0
11	2.6	4.4	7.8	16.0	24.0	30.0	37.2	40.0	41.4
12	1.0	2.5	7.0	14.5	23.0	29.0	34.0	37.0	40.0
13	3.2	5.3	10.6	18.0	25.0	30.0	36.0	38.7	40.3
14	6.0	7.2	10.0	16.0	25.0	31.0	36.0	38.8	40.0
15	0.0	5.4	8.8	16.0	22.0	26.0	31.0	33.6	35.4
16	2.2	5.0	11.0	16.0	22.0	27.0	32.0	35.0	38.2
17	0.0	2.5	9.3	17.8	24.0	29.0	32.0	35.8	37.0
18	1.0	6.5	11.0	18.0	23.5	30.0	37.0	39.0	41.4
19	0.1	5.1	13.1	20.0	26.0	31.0	36.8	38.0	40.9
20	8.0	14.0	18.0	21.0	25.5	30.0	34.0	37.5	39.0
21	16.0	16.6	19.0	22.0	26.0	30.0	35.0	39.4	40.1
22	13.0	16.2	19.4	23.0	27.0	32.0	36.0	38.0	39.0

表6-78　7～22岁乡村汉族女生肌力百分位数

(1 min仰卧起坐)　(次/分)

年龄(岁)	P_3	P_5	P_{10}	P_{25}	P_{50}	P_{75}	P_{90}	P_{95}	P_{97}
7	0.0	0.0	0.0	3.5	13.0	20.0	25.0	29.0	31.8
8	0.0	0.0	2.0	7.0	16.0	22.0	27.0	32.0	34.0
9	0.0	0.0	1.4	8.0	17.0	26.0	29.8	31.0	34.0
10	0.0	0.0	3.0	11.0	20.0	25.0	31.0	35.0	35.0
11	0.0	1.0	6.0	12.0	20.0	26.0	30.0	33.0	34.0
12	1.2	2.3	5.0	13.0	20.0	26.0	30.0	32.0	34.4
13	0.0	0.0	5.1	13.0	20.0	25.0	30.9	33.0	35.0
14	2.3	3.0	7.0	13.0	20.0	26.0	30.0	31.6	33.0
15	1.0	2.0	6.0	15.0	21.0	26.0	31.9	34.0	36.0
16	0.0	1.6	10.0	17.0	23.0	27.0	29.9	35.0	37.0
17	0.0	2.0	7.0	15.0	20.0	27.5	32.0	35.0	37.0
18	1.7	5.0	9.0	15.0	21.0	25.5	31.0	33.0	35.3
19	3.0	5.5	12.5	18.0	22.0	26.0	30.5	34.5	36.5
20	4.9	7.0	12.0	17.5	22.0	28.0	33.0	35.0	36.4
21	5.1	6.8	11.7	16.0	22.0	27.0	30.0	33.0	34.9
22	10.4	13.0	17.0	20.0	23.0	28.0	32.3	36.0	37.0

表 6－79 7～22 岁汉族女生肌力百分位数

(1 min 仰卧起坐) (次/分)

年龄(岁)	P_3	P_5	P_{10}	P_{25}	P_{50}	P_{75}	P_{90}	P_{95}	P_{97}
7	0.0	0.0	0.0	4.0	14.0	21.0	28.0	31.9	33.3
8	0.0	0.0	1.8	8.0	18.0	24.0	32.0	35.0	37.7
9	0.0	0.0	3.0	10.0	21.0	26.0	30.1	32.1	35.2
10	0.0	0.0	2.0	10.0	20.0	26.0	33.0	35.0	37.0
11	0.4	3.0	6.0	14.0	22.0	28.0	34.0	37.1	40.0
12	1.3	2.8	6.0	14.0	21.0	27.3	31.0	35.0	37.0
13	0.0	2.0	8.0	16.0	22.0	28.0	33.4	37.0	38.0
14	3.0	5.5	9.0	15.0	22.0	28.0	33.0	36.0	38.0
15	1.0	3.9	7.8	15.5	21.0	26.0	31.0	34.0	36.0
16	0.3	3.0	10.7	16.0	23.0	27.0	31.0	35.0	37.0
17	0.0	2.0	7.6	16.0	22.0	28.0	32.0	35.0	37.0
18	1.0	5.0	10.0	16.0	22.0	28.0	34.0	38.0	39.8
19	3.0	5.5	13.0	19.0	24.0	29.0	33.5	37.0	38.0
20	6.0	11.0	14.0	20.0	24.0	30.0	34.0	36.0	38.2
21	7.1	11.4	15.0	20.0	25.0	30.0	34.0	36.0	38.9
22	12.0	15.0	18.0	21.0	25.0	30.0	35.0	37.0	38.0

表 6－80 7～22 岁城市汉族男生耐力百分位数

(7～12 岁,50 m×8 往返跑;13～22 岁,1 000 m 跑) (s)

年龄(岁)	P_3	P_5	P_{10}	P_{25}	P_{50}	P_{75}	P_{90}	P_{95}	P_{97}
7	117.8	118.7	120.8	127.3	135.4	144.5	150.8	159.8	161.9
8	111.8	113.6	115.8	122.3	131.3	139.3	152.4	166.4	175.5
9	109.0	110.5	112.4	119.4	125.5	134.8	142.6	146.8	148.5
10	105.7	107.2	109.1	115.7	122.7	129.8	135.1	140.8	143.9
11	101.7	103.9	106.2	111.5	121.5	132.5	148.6	155.7	166.8
12	96.1	100.0	103.5	109.7	119.1	130.8	136.9	141.7	150.3
13	236.0	239.6	248.6	258.9	277.4	314.7	340.0	356.8	379.4
14	220.0	224.7	239.7	254.1	267.1	291.8	318.8	340.2	348.8
15	219.3	222.5	228.1	244.9	261.9	286.7	313.7	331.5	337.1
16	217.5	220.0	226.7	242.0	255.9	270.3	289.2	302.3	322.2
17	215.1	220.8	229.6	245.1	255.5	269.6	290.5	305.7	309.6
18	202.3	207.5	215.7	232.7	253.9	269.5	289.8	297.8	311.7
19	227.5	231.0	234.9	249.1	265.7	292.4	309.1	319.4	320.7
20	217.0	220.1	231.7	248.2	262.4	282.4	303.2	310.8	312.2
21	224.4	229.3	239.0	249.5	263.2	288.8	308.6	315.1	318.8
22	229.2	236.8	244.2	256.8	274.1	293.6	308.4	317.6	320.1

表6-81 7～22岁乡村汉族男生耐力百分位数

(7～12岁,50 m×8往返跑;13～22岁,1 000 m跑) (s)

年龄(岁)	P_3	P_5	P_{10}	P_{25}	P_{50}	P_{75}	P_{90}	P_{95}	P_{97}
7	111.5	114.2	119.9	124.3	130.1	136.9	144.4	149.0	161.1
8	107.6	111.3	114.7	120.0	128.4	136.8	145.1	150.1	162.3
9	108.3	109.9	113.4	118.9	124.5	131.8	139.4	145.4	153.9
10	100.2	104.7	107.2	111.6	118.5	126.9	134.1	139.7	146.2
11	101.1	102.4	104.9	109.9	116.4	122.7	129.8	140.5	144.6
12	101.3	101.6	102.8	105.8	112.7	119.3	126.8	137.0	139.1
13	237.5	239.5	245.9	262.1	292.2	319.1	352.9	369.5	395.6
14	221.1	224.4	234.1	256.8	277.7	308.5	332.6	359.3	371.1
15	215.8	218.8	237.6	253.0	271.4	295.9	322.9	356.4	365.8
16	223.8	227.3	232.4	239.8	259.6	276.9	302.7	310.3	325.3
17	218.4	220.8	225.3	237.6	254.0	272.5	279.8	291.0	294.4
18	212.3	216.0	222.3	236.4	252.3	269.0	284.5	296.6	307.0
19	226.5	228.1	234.1	242.9	257.2	279.0	305.6	316.7	319.6
20	218.4	223.6	230.9	244.7	259.4	275.3	287.5	293.7	295.4
21	217.4	223.6	232.5	245.5	262.6	278.6	290.8	295.7	296.6
22	216.7	223.0	232.4	247.8	273.0	293.2	318.8	322.1	323.9

表6-82 7～22岁汉族男生耐力百分位数

(7～12岁,50 m×8往返跑;13～22岁,1 000 m跑) (s)

年龄(岁)	P_3	P_5	P_{10}	P_{25}	P_{50}	P_{75}	P_{90}	P_{95}	P_{97}
7	115.0	117.7	120.2	125.8	132.2	141.2	148.7	155.5	161.0
8	110.7	112.9	114.9	121.3	130.1	138.8	147.0	162.2	169.1
9	109.4	110.1	113.2	119.4	125.0	133.9	140.9	145.9	148.6
10	104.0	105.9	108.4	113.5	121.2	128.8	134.8	140.2	145.6
11	101.6	103.3	105.7	110.4	118.0	127.9	140.5	149.6	155.8
12	99.9	101.3	102.8	107.7	114.8	124.6	135.6	138.9	142.3
13	237.5	239.6	246.8	259.5	286.5	316.8	342.8	366.3	382.9
14	221.2	224.8	236.0	255.3	274.8	298.7	322.6	345.4	362.1
15	217.6	221.8	233.5	247.2	266.8	292.1	318.0	340.1	356.5
16	220.2	223.1	230.1	240.9	256.8	272.4	295.7	306.7	322.9
17	217.6	220.8	227.1	239.8	254.7	270.3	285.4	295.9	305.1
18	207.3	210.1	219.7	234.7	252.7	269.2	287.7	296.5	309.1
19	227.3	230.8	234.8	246.0	260.9	284.6	305.7	317.7	320.1
20	217.8	221.8	231.4	246.3	261.6	280.1	295.9	307.3	310.8
21	221.8	227.1	234.4	248.3	262.8	283.2	296.6	307.9	311.5
22	221.6	226.7	237.4	252.2	273.7	293.3	313.6	320.1	322.1

表 6-83　7～22 岁城市汉族女生耐力百分位数

(7～12 岁,50 m×8 往返跑;13～22 岁,800 m 跑)　(s)

年龄(岁)	P_3	P_5	P_{10}	P_{25}	P_{50}	P_{75}	P_{90}	P_{95}	P_{97}
7	123.5	125.3	127.6	132.6	139.8	146.4	153.6	159.6	162.5
8	117.4	120.5	123.3	127.3	133.7	139.5	146.5	152.0	156.0
9	115.0	118.7	120.5	124.7	129.7	136.2	141.9	146.5	151.7
10	108.0	110.3	114.5	121.1	128.4	136.7	142.3	150.0	155.7
11	103.1	106.4	110.3	114.6	120.8	129.2	138.6	145.7	150.8
12	103.7	105.7	109.8	114.1	123.4	131.4	138.0	141.3	145.6
13	202.4	206.8	213.8	228.9	244.2	266.4	297.5	325.5	329.9
14	206.9	209.4	214.6	240.1	256.8	281.4	309.7	317.0	328.6
15	206.9	209.8	216.1	230.2	244.7	258.5	289.1	307.9	313.5
16	207.3	213.5	218.9	231.6	245.0	262.4	289.1	297.7	303.5
17	216.4	219.4	224.9	231.6	250.1	262.5	289.2	310.1	328.8
18	199.0	210.7	217.5	231.1	245.3	265.1	282.0	310.3	317.5
19	225.2	230.7	236.2	248.5	265.0	284.6	296.4	302.2	304.3
20	225.6	228.8	235.1	249.8	271.9	290.2	304.1	315.1	318.5
21	230.0	232.4	237.9	248.4	266.7	282.2	292.5	298.5	300.2
22	230.4	232.5	241.2	254.2	267.3	280.0	295.3	299.7	304.7

表 6-84　7～22 岁乡村汉族女生耐力百分位数

(7～12 岁,50 m×8 往返跑;13～22 岁,800 m 跑)　(s)

年龄(岁)	P_3	P_5	P_{10}	P_{25}	P_{50}	P_{75}	P_{90}	P_{95}	P_{97}
7	119.7	121.4	123.9	130.1	135.7	142.2	150.5	158.9	164.9
8	113.5	120.3	121.7	126.9	132.4	139.1	146.9	150.3	152.4
9	109.2	114.1	118.2	123.4	130.4	136.8	145.6	148.6	153.8
10	107.5	109.6	113.2	119.2	126.9	133.5	141.2	147.5	152.9
11	102.5	106.3	110.2	114.5	122.2	126.9	134.4	141.2	144.0
12	104.3	107.0	110.4	116.3	122.1	128.6	135.5	142.2	149.6
13	225.0	231.7	238.5	252.2	263.3	283.2	302.6	313.5	316.8
14	220.1	226.5	230.5	242.4	260.3	282.9	303.0	314.2	320.0
15	228.8	231.5	236.2	247.2	261.0	277.7	300.2	315.4	323.5
16	216.5	219.3	227.1	235.0	249.5	266.7	282.1	293.4	296.5
17	218.8	222.2	227.7	239.0	252.9	275.5	289.8	300.3	313.3
18	213.7	217.5	223.2	236.7	248.6	266.7	289.3	296.0	315.0
19	229.9	231.4	236.1	243.6	258.2	274.8	291.2	304.0	306.5
20	224.8	227.6	232.1	243.0	257.4	273.8	289.2	293.3	298.6
21	221.1	225.3	236.3	247.2	264.8	279.6	296.2	300.5	306.0
22	219.3	226.9	235.9	244.1	259.2	277.3	291.3	298.8	302.6

表6-85 7～22岁汉族女生耐力百分位数

(7～12岁,50 m×8往返跑;13～22岁,800 m跑) (s)

年龄(岁)	P_3	P_5	P_{10}	P_{25}	P_{50}	P_{75}	P_{90}	P_{95}	P_{97}
7	121.3	123.5	125.8	131.0	137.9	144.8	152.8	159.1	163.3
8	116.2	120.5	122.5	127.3	133.6	139.2	146.5	150.9	153.7
9	112.1	116.4	119.6	124.0	129.8	136.3	143.4	146.9	151.5
10	107.9	110.1	113.9	120.1	127.6	135.7	141.6	148.5	153.7
11	102.9	106.7	110.2	114.6	121.5	127.5	135.7	143.4	146.2
12	103.9	106.8	110.1	115.3	122.5	130.0	137.2	141.3	146.9
13	208.1	212.3	224.4	239.6	256.3	276.9	301.4	316.5	325.5
14	209.7	212.6	226.4	242.0	258.0	281.7	306.3	316.8	324.4
15	212.7	216.2	225.6	238.6	252.5	271.4	294.2	312.3	316.4
16	211.2	216.4	222.2	233.2	247.7	265.4	283.7	293.9	299.5
17	216.8	220.3	226.9	236.1	251.3	269.3	289.3	305.1	321.6
18	209.1	213.8	220.6	234.7	246.9	265.7	286.2	298.9	315.8
19	228.8	230.9	236.3	245.9	261.9	279.8	294.3	303.1	304.9
20	225.8	228.3	233.8	247.3	262.6	282.0	299.0	304.8	311.9
21	222.9	230.7	237.1	247.9	264.8	281.4	292.9	299.1	302.6
22	225.4	231.7	238.7	248.7	264.0	278.6	293.4	299.3	302.8

表6-86 7～22岁城市汉族男生坐位体前屈百分位数 (cm)

年龄(岁)	P_3	P_5	P_{10}	P_{25}	P_{50}	P_{75}	P_{90}	P_{95}	P_{97}
7	−2.4	−0.5	1.6	4.5	8.0	10.6	12.6	15.3	16.2
8	0.2	0.8	2.3	4.9	8.0	10.8	12.9	14.5	15.1
9	−1.0	0.0	1.5	4.1	7.5	10.1	13.5	14.5	15.7
10	−0.5	0.2	1.6	3.4	6.5	9.5	12.5	13.2	14.5
11	−9.0	−6.7	−3.0	2.0	5.3	9.0	12.7	15.2	16.6
12	−7.3	−5.7	−2.8	1.5	6.4	10.5	13.6	15.6	16.4
13	−7.5	−5.4	−2.1	2.4	7.8	11.4	14.2	16.8	17.1
14	−3.5	−1.6	2.0	4.7	8.8	13.2	15.9	19.2	21.2
15	−2.9	−2.0	1.1	5.7	10.0	14.2	18.9	21.0	22.7
16	−0.9	1.3	3.5	7.5	12.0	15.4	21.1	22.8	23.7
17	−1.4	0.2	1.7	7.2	11.2	15.7	19.6	22.8	24.2
18	0.8	1.4	3.5	7.2	13.2	18.0	21.3	22.9	24.4
19	−2.9	−1.0	3.4	7.5	12.2	17.0	19.6	22.3	23.4
20	−0.1	0.4	3.5	7.2	11.0	15.4	20.3	21.6	22.1
21	−2.3	−1.5	2.4	7.2	11.3	15.0	18.7	22.6	25.1
22	−1.3	0.3	3.3	6.7	11.7	14.6	17.7	20.0	22.1

表 6-87 7～22 岁乡村汉族男生坐位体前屈百分位数 (cm)

年龄(岁)	P_3	P_5	P_{10}	P_{25}	P_{50}	P_{75}	P_{90}	P_{95}	P_{97}
7	−1.6	0.6	2.5	5.2	8.2	12.5	15.0	16.7	17.1
8	0.4	1.9	2.6	4.8	8.4	11.8	14.7	16.2	17.7
9	0.4	1.2	2.8	4.8	8.4	12.3	14.3	16.0	17.3
10	−2.8	−0.8	2.5	6.0	8.7	12.0	13.7	15.5	16.6
11	−2.6	−1.6	0.4	5.0	8.5	12.0	13.5	15.8	17.1
12	−2.2	−0.7	1.2	4.6	8.6	12.0	13.6	14.7	17.3
13	−2.1	0.0	1.7	4.5	8.7	12.2	14.0	15.9	18.8
14	−0.1	1.5	3.0	5.9	10.1	13.1	16.6	19.7	21.2
15	−1.5	−0.3	2.0	6.5	11.2	14.0	17.6	20.7	21.5
16	−1.7	−0.1	3.1	7.5	12.5	16.8	20.0	22.4	24.5
17	−1.5	1.4	3.3	9.4	12.8	17.0	20.1	22.7	23.6
18	0.9	2.7	4.6	9.7	13.2	16.7	21.5	24.2	26.3
19	−0.4	1.5	4.7	8.8	13.3	16.5	19.0	21.2	22.4
20	−0.1	2.6	4.9	8.9	12.5	17.4	22.8	24.7	27.2
21	−1.2	1.0	3.4	7.5	11.9	17.0	21.0	23.9	24.9
22	−1.5	0.0	3.0	7.4	11.5	16.7	20.5	22.8	23.6

表 6-88 7～22 岁汉族男生坐位体前屈百分位数 (cm)

年龄(岁)	P_3	P_5	P_{10}	P_{25}	P_{50}	P_{75}	P_{90}	P_{95}	P_{97}
7	−2.2	0.3	2.1	5.0	8.1	11.5	14.1	16.0	17.0
8	0.3	1.6	2.5	4.8	8.1	11.2	14.0	15.2	16.5
9	−0.6	0.4	2.1	4.5	7.8	11.3	13.8	15.5	16.1
10	−2.0	0.2	1.8	4.6	7.7	11.0	13.0	14.8	15.8
11	−6.6	−4.6	−1.2	3.2	7.2	10.5	13.2	15.4	17.0
12	−5.7	−3.4	−1.1	3.0	7.8	11.4	13.6	15.1	16.5
13	−5.5	−2.5	−0.5	4.0	8.3	11.7	14.2	16.6	18.0
14	−1.7	0.4	2.2	5.3	9.6	13.1	15.9	19.6	21.2
15	−2.6	−1.0	1.5	6.4	10.5	14.2	18.2	20.9	21.8
16	−1.0	1.0	3.5	7.5	12.5	16.3	20.0	22.5	23.8
17	−1.2	0.5	2.5	8.2	12.4	16.4	20.0	22.7	24.0
18	0.9	1.9	4.5	8.3	13.2	17.7	21.3	23.7	25.3
19	−1.7	0.9	4.1	8.1	13.1	16.8	19.1	21.6	22.6
20	0.0	1.8	4.7	8.0	11.8	16.5	20.8	23.1	24.6
21	−1.6	−0.2	2.9	7.4	11.4	16.2	20.2	23.8	24.8
22	−1.4	0.3	3.1	7.2	11.6	15.8	19.6	22.4	22.9

表6-89 7～22岁城市汉族女生坐位体前屈百分位数 (cm)

年龄(岁)	P_3	P_5	P_{10}	P_{25}	P_{50}	P_{75}	P_{90}	P_{95}	P_{97}
7	0.5	2.4	5.0	8.7	11.9	14.9	17.0	19.0	19.6
8	1.4	2.3	3.8	7.4	11.0	14.5	17.2	19.2	20.0
9	0.9	2.2	5.6	8.2	11.2	14.5	17.0	18.1	18.8
10	−1.2	1.2	3.0	6.0	10.3	14.0	18.2	19.4	20.1
11	−0.5	0.9	3.4	7.2	10.9	14.0	17.7	20.0	22.1
12	−2.9	1.1	3.0	6.1	9.6	13.8	16.9	19.3	21.0
13	−0.9	1.4	3.0	6.8	10.5	15.3	18.7	20.7	21.1
14	1.7	2.7	4.0	7.4	12.4	16.9	19.1	22.5	23.9
15	−2.4	0.5	3.1	6.9	12.3	17.0	20.8	23.1	24.4
16	−3.2	1.6	3.9	8.3	13.1	17.3	21.4	22.3	24.9
17	−0.4	2.2	6.1	10.6	13.9	18.8	21.8	23.4	25.4
18	2.5	4.6	6.4	10.0	15.6	19.4	22.1	24.2	25.6
19	2.7	3.1	5.9	9.1	13.2	17.8	20.1	25.4	26.1
20	2.6	4.1	5.9	10.6	15.2	19.6	22.5	24.1	24.9
21	2.8	5.2	6.6	11.5	14.8	19.5	23.0	25.6	27.1
22	−2.2	1.9	5.0	9.5	14.7	19.5	19.8	22.2	26.3

表6-90 7～22岁乡村汉族女生坐位体前屈百分位数 (cm)

年龄(岁)	P_3	P_5	P_{10}	P_{25}	P_{50}	P_{75}	P_{90}	P_{95}	P_{97}
7	2.1	3.4	6.4	9.4	12.6	15.6	17.3	18.6	19.6
8	1.3	2.9	4.3	7.9	10.5	13.7	17.0	18.4	19.0
9	1.1	2.8	4.2	7.3	10.5	13.5	16.3	17.1	18.3
10	1.1	1.7	3.2	7.2	10.3	13.7	16.3	17.4	18.1
11	0.0	2.5	3.6	6.9	11.2	13.7	17.3	18.8	20.0
12	−4.5	−0.7	1.5	5.2	10.5	13.8	17.2	19.7	21.1
13	−2.5	−0.8	2.0	5.2	10.2	14.8	18.3	19.9	21.8
14	1.8	3.6	5.4	8.8	12.4	15.7	19.6	21.0	21.2
15	−3.0	0.7	4.2	8.4	12.1	16.4	19.2	20.6	21.7
16	−0.5	1.8	3.2	8.2	12.8	17.2	21.5	23.0	23.4
17	−3.4	0.7	3.3	8.9	13.0	18.2	21.3	23.1	24.5
18	1.1	3.3	6.0	10.5	14.6	18.4	21.4	23.2	24.9
19	4.6	6.1	6.9	12.8	16.3	19.9	22.6	23.8	24.9
20	3.2	4.0	5.5	10.8	16.1	19.6	21.9	24.8	26.3
21	−2.2	1.4	3.5	10.4	15.5	18.7	21.8	23.0	24.9
22	−1.7	3.4	5.5	11.4	14.8	19.6	22.4	25.1	26.8

表6-91 7～22岁汉族女生坐位体前屈百分位数 (cm)

年龄(岁)	P_3	P_5	P_{10}	P_{25}	P_{50}	P_{75}	P_{90}	P_{95}	P_{97}
7	1.8	3.3	5.3	9.2	12.3	15.3	17.2	18.7	19.6
8	1.4	2.6	4.3	7.6	10.9	14.2	17.0	18.7	19.6
9	1.2	2.7	5.1	7.8	10.9	14.0	16.6	17.9	18.5
10	0.4	1.7	3.0	6.6	10.3	13.8	17.1	18.4	19.4
11	0.0	1.9	3.5	7.0	11.0	13.7	17.4	19.3	20.9
12	−3.0	0.1	2.2	5.9	10.1	13.7	17.2	19.6	20.9
13	−1.5	0.3	2.5	6.1	10.3	15.0	18.4	20.4	21.2
14	2.0	2.9	4.5	8.2	12.4	16.3	19.3	21.2	22.5
15	−2.5	0.9	3.6	7.8	12.3	16.7	19.9	21.4	23.4
16	−1.4	1.8	3.7	8.2	12.9	17.3	21.4	22.7	23.5
17	−2.0	1.7	4.5	9.7	13.6	18.3	21.6	23.2	24.9
18	2.1	3.8	6.2	10.4	15.0	18.8	21.7	24.0	25.0
19	3.0	5.0	6.7	10.6	15.5	19.4	22.3	24.2	25.3
20	2.9	4.2	5.9	10.6	15.8	19.6	22.3	24.3	25.1
21	1.1	2.5	5.8	10.6	15.5	19.0	22.2	23.6	26.1
22	−2.0	3.2	5.5	10.4	14.8	19.5	21.1	23.6	26.6